U0260641

凤凰医学
Phoenix MedPub

# Orthodontic Aligner Treatment
## A Review of Materials, Clinical Management and Evidence

# 口腔正畸无托槽隐形矫治
## ——材料分析、临床治疗与依据

主　编　[瑞士]西奥多·埃利亚德斯（Theodore Eliades）
　　　　[塞浦]阿塔纳西奥斯·E.阿萨纳修（Athanasios E. Athanasiou）

主　译　樊永杰　严　斌
副主译　赵　清
译　者（按姓氏拼音排序）
　　　　安　乐　内蒙古医科大学第四附属医院
　　　　樊永杰　内蒙古医科大学第四附属医院
　　　　刘格冰　内蒙古医科大学第四附属医院
　　　　刘佳乐　内蒙古清之美口腔门诊部
　　　　吕　欣　内蒙古医科大学第四附属医院
　　　　王秉乐　内蒙古医科大学第四附属医院
　　　　王宏远　内蒙古医科大学第四附属医院
　　　　王学功　内蒙古科技大学包头医学院
　　　　魏俊婷　内蒙古清之美口腔门诊部
　　　　严　斌　南京医科大学附属口腔医院
　　　　张　佐　宁夏回族自治区人民医院
　　　　赵　清　内蒙古科技大学包头医学院
翻译秘书　吕　欣　内蒙古医科大学第四附属医院

江苏凤凰科学技术出版社·南京

**图书在版编目（CIP）数据**

口腔正畸无托槽隐形矫治: 材料分析、临床治疗与依据 / (瑞士) 西奥多·埃利亚德斯, (塞浦) 阿塔纳西奥斯·E.阿萨纳修主编; 樊永杰, 严斌主译. —南京: 江苏凤凰科学技术出版社, 2023.10

ISBN 978-7-5713-3077-4

Ⅰ.①口… Ⅱ.①西… ②阿… ③樊… ④严… Ⅲ.①口腔正畸学—矫治器 Ⅳ.①R783.508

中国版本图书馆 CIP 数据核字 (2022) 第 137727 号

江苏省版权局著作合同登记号 图字：10-2021-437 号

**口腔正畸无托槽隐形矫治——材料分析、临床治疗与依据**

| | |
|---|---|
| 主　　　编 | ［瑞士］西奥多·埃利亚德斯（Theodore Eliades） |
| | ［塞浦］阿塔纳西奥斯·E.阿萨纳修（Athanasios E. Athanasiou） |
| 主　　　译 | 樊永杰　严　斌 |
| 责 任 编 辑 | 杨　淮　徐娅娴　蒋铭扬 |
| 责 任 校 对 | 仲　敏 |
| 责 任 监 制 | 刘文洋 |

| | |
|---|---|
| 出 版 发 行 | 江苏凤凰科学技术出版社 |
| 出版社地址 | 南京市湖南路 1 号 A 楼，邮编：210009 |
| 出版社网址 | http://www.pspress.cn |
| 印　　　刷 | 徐州绪权印刷有限公司 |

| | |
|---|---|
| 开　　　本 | 787 mm × 1092 mm　1/16 |
| 印　　　张 | 14 |
| 插　　　页 | 4 |
| 字　　　数 | 360 000 |
| 版　　　次 | 2023 年 10 月第 1 版 |
| 印　　　次 | 2023 年 10 月第 1 次印刷 |

| | |
|---|---|
| 标 准 书 号 | ISBN 978-7-5713-3077-4 |
| 定　　　价 | 188.00 元（精） |

图书如有印装质量问题，可随时向我社印务部调换。

# 中文版序

2023 年初春，万物复苏。欣闻樊永杰医生翻译了一本关于无托槽隐形矫治的书，并邀请我为之作序。我与樊永杰医生相识于 2004 年，至今已近 20 年，当时他在北京大学口腔医院进修。樊医生一直使用我发明的传动矫治器技术，并时常与我交流他在临床使用中的心得感受。在这二十年里，我见证了樊永杰医生的不断成长，技术日渐精进，我为他的积极进取和不懈努力感到欣慰和高兴。

目前，随着计算机辅助技术、5G 技术和 3D 打印技术等高新科技的飞速发展，口腔正畸学迎来了又一新的技术革命——隐形矫治技术。隐形矫治技术继承了传统的矫治理念，是现代口腔医学、计算机辅助三维诊断、个性化设计及数字化成型技术的完美结合。由樊医生主译的《口腔正畸无托槽隐形矫治——材料分析、临床治疗与依据》一书，通过无托槽隐形矫治的临床治疗、矫治技术、隐形矫治器材料学和治疗效果，阐述了其隐形矫治的原则和依据，其中还有全球多个国家和地区正畸医生及专家的相关临床手册、案例展示、青少年和成人治疗建议。本书有助于正畸医生和口腔全科医生从多角度全面地了解隐形矫治的原理，具有很好的临床参考价值。

隐形矫治技术经过不断地完善、普及和推广，已经成为正畸中的主流技术之一。随着技术日新月异，正畸医生只有不断地学习才能跟上发展的步伐。希望每个医生博采众长，在学习和探索中完善该矫治技术，为更多正畸患者提供完美的治疗效果，促进该矫治技术临床实践和研究的新发展。

林久祥

2023 年 5 月于北京大学口腔医院

# 译者序

2010 年，无托槽隐形矫治技术进入中国，发展迅猛，因其具有美观、舒适、方便、卫生等优点，受到正畸医生、全科医生和患者的广泛关注。2015 年，传统矫治技术会议期间，林久祥教授与我谈到此项技术的发展，认为可以应用于临床的拔牙矫治。由此，我开始深入学习无托槽隐形矫治技术，并运用于临床实践。

此项技术发展初期，国内相关学习资源较少，随着其在临床实践中的广泛应用，相关书籍渐多，大多数聚焦于无托槽矫治技术的使用方法。然而，从生物力学、材料特性、生物学、牙周反应、咬合等方面来评价和描述无托槽隐形矫治技术的书籍并不多见。《口腔正畸无托槽隐形矫治——材料分析、临床治疗与依据》一书满足了上述要求，主编为西奥多·埃利亚德斯（Theodore Eliades）和阿塔纳西奥斯·E. 阿萨纳修（Athanasios E. Athanasiou），前者是瑞士苏黎世大学医学院口腔生物学研究所主任、正畸学和儿童口腔医学临床教授；后者是尼科西亚塞浦路斯欧洲大学医学院口腔医学系执行院长兼口腔正畸学教授。

此书从临床、技术、材料和治疗效果的角度对无托槽隐形矫治技术进行了阐述，涉及材料特性研究、病例选择、年龄和错𬌗类型的限制，以及患者对治疗的反应，重点阐述了隐形矫治的治疗原则，不同类型错𬌗的临床依据，隐形材料特性，以及治疗效果的评估等，同时还包括全球多个国家和地区正畸医生及专家的相关临床手册、案例展示、青少年和成人治疗建议。本书内容全面、图文并茂，非常适合口腔正畸医师和正畸专业研究生及本科生的临床实践与参考。

口腔正畸专业著作的翻译，不仅需要译者具备较好的中英文语言功底，更需要具备口腔正畸专业知识与临床经验。为了保证翻译质量，满足忠实、通顺的翻译标准，我特别邀请了宁夏人民医院口腔医学中心主任张佐教授作为专家指导，翻译团队还包括内蒙古科技大学包头医学院赵清副教授、内蒙古科技大学包头医学院人文学院院长王学功副教授，以及内蒙古医科大学第四附属医院的正畸医师和正畸专业研究生团队。本书的翻译工作由以上团队成员共同努力完成。

由衷感谢南京医科大学附属口腔医院严斌院长推荐此书，以及江苏凤凰科学技术出版社在本书翻译工作中提供的帮助和支持。

此外，特别感谢我的母亲和妻子长久以来为支持我的工作的默默付出。

希望本书的出版，能够为正畸临床医生、正畸专业研究生、本科生提供帮助，更好地理解和掌握无托槽隐形矫治技术的原则和治疗依据，促进此项技术进一步发展。

对于本书翻译中存在的不当之处，敬请专家同行批评指正，以便日后改正，衷心感谢！

樊永杰

2023 年 6 月

于内蒙古医科大第四附属医院

# 主译简介

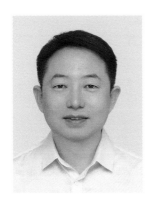

**樊永杰** 主任医师、硕士研究生导师。现任内蒙古医科大学第四附属医院口腔科副主任。中华口腔医学会口腔正畸专业委员会常务委员，内蒙古口腔医学会正畸专委会主任委员，内蒙古口腔医学会常务理事，"丝绸之路"口腔医学联盟正畸专业委员会副主任委员，内蒙古口腔医学会口腔美容专业委员会副主任委员、老年学和老年医学学会口腔保健分会专家委员会主任委员，《中华口腔正畸学杂志》编辑委员会委员。先后多次赴美国亚利桑那州"Charles H. Tweed 国际正畸培训基地"、克利夫兰市西储凯思大学牙科学院（Case Western Reserve University）、宾夕法尼亚大学牙科学院、北卡罗来纳大学牙科学院及日本东京齿科大学访问学习。

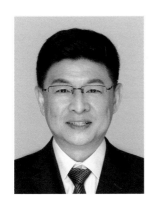

**严　斌** 二级教授、主任医师、博士生导师。现任南京医科大学口腔医学院、附属口腔医院院长，国际牙医师学院院士，国家级教学名师，国家级一流课程负责人，兼任中华口腔医学会口腔计算机专委会副主委、口腔正畸专委会常委、口腔医学教育专委会学术秘书，江苏省口腔医学会正畸专委会主委等职。主持国家自然科学基金、国家重点研发计划等课题 20 余项；发表学术论文 100 余篇；获江苏省科学技术奖二等奖和三等奖各 1 项。长期从事《口腔正畸学》理论与实践教学，承担 10 余项教研课题并发表多篇教研论文；主编教学专著 2 部；获国家级教学成果奖二等奖和江苏省教学成果一等奖各 1 项。

# 原著序

随着时间推移，正畸矫治器也在不断变化，其中有些矫治器制造商宣称发生了重大变革，并以此广泛宣传，然而许多矫治器的改进和正畸治疗策略并没有产生新的变化，并且这些变化也没有产生明显的改善，也没有经过时间的验证。但是，有些改进不仅提高了我们对正畸的认识，也改善了患者的舒适度，对正畸治疗产生了重要、显著且持久的改变。

本书突出强调了一种已经应用并正在改变正畸治疗的发明，且所有正畸医生都很欣赏这一改变，即使用一系列透明牙套完成正畸治疗。这一改进并不新颖，因为 Kesling 在 20 世纪 40 年代就首次提出一系列橡胶类的正位器可用于治疗错𬌗畸形达到目标结果。可能由于正畸医生及患者的阻碍，他的努力未对正畸治疗造成预期的改变，但是他的想法仍然存在。随着时间推移，通过 Sheridan、Hilliard、Nahoum、Ponitz、McNamara、Rinchuse、Boyd 等人的探索和完善，包括材料方面的发展（特别是热塑性材料），科技的进步［如计算机硬件及口腔扫描、计算机辅助设计和计算机辅助制作（CAD/CAM）的出现］，为正畸治疗的重大改变奠定了基础。

因此，世纪之交，Chishti 和 Wirth（曾接受过正畸治疗的患者）一起计划和研发了一种新的隐形矫治器——隐适美（Invisalign），并在 2000 年开始进行市场推广。通过使用计算机模拟，制订了一个通过一系列隐形矫治器将牙齿从初始错𬌗畸形矫治至理想目标位的治疗方案。由于这一方法不同于传统正畸治疗，正畸医生一开始反对隐形矫治。同样地，教育机构并未立即传授这项新技术；甚至有些院校禁止传授该项技术。那些采用了这项技术并展示经验的正畸医生受到了严厉的批评。此外，对这种方法进行研究的学者有时也会受到排斥。

所以，20 年后的今天，人们可能会问："现在的发展呢？"首先，已经有更多的公司生产隐形矫治器。其次，大多数院校传授这项技术，许多正畸医生已经将这项技术应用到临床中，而且，很多有着隐形矫治器专业知识和经验的医生成了很受欢迎的讲师和教师。最重要的是，公众对隐形矫治器非常感兴趣，并希望通过这种形式进行正畸治疗。

在这一点上，人们可以得出这样的结论：随着技术的不断改进和成熟，隐形矫治将持续发展，并将不断受到所有正畸医生的关注。病历汇报、期刊和教科书，会使矫治器治疗的信息更加完善。

那么，接下来的重大进步是什么呢？我认为本书就是这个接下来的重大进步。虽然已经有一些关于隐形矫治的书籍，但这些书的内容大多是"如何进行隐形矫治"；很少（如果有的话）有像这本书一样描述隐形矫治。这本书的优势是基于经验和证据来讨论隐形矫治。

这本书根据逻辑被分成几个章节，这些章节从不同方面阐述了隐形矫治的技术，作者通过全球视角，从许多方面展示了他们的调查以及经验和专业知识。作者博学、诚实、严谨，并且尊重科学。

每章的主题都涵盖了目前已知和关注的问题，讨论了隐形矫治器的优点和缺点，涉及材料、病例选择、年龄和错𬌗类型的限制，以及患者对治疗的反应，但还有更多内容需要读者在阅读时发现。

临床医生必须了解生物力学、材料学、生物学、牙周反应、咬合等才能正确使用这项技术。而且，和传统正畸治疗一样，医生做出正确诊断和制订治疗计划的能力是至关重要的。如果临床医生在使用隐形矫治器时确实具备这些能力，那么他不仅会增加对正畸的认识，改进治疗，患者也会得到更好的服务。

下一步呢？不久之后，正畸医生将在诊室扫描牙齿、完成数字化牙齿移动计划、打印矫治器等一系列操作。现在很多正畸医生已经离这一步不远了。我们都会注意到，随着时间的推移，很多事情正在发生。我们可能也会注意到一些辅助材料（比如藻酸盐）的消失，以及许多生产传统矫治器公司的减少，这都暗示着这项技术的进一步变革。如果你希望丰富知识储备，提高能力和技术，那么，阅读本书将是一笔极好的投资。关注这本书，你不会后悔的。

罗尔夫·G. 贝伦斯（Rolf G. Behrents）DDS, MS, PhD, PhD
美国密苏里州圣路易斯大学
高级牙科教育研究生正畸计划中心
《美国口腔正畸学杂志》临床主编

# 原著前言

自从20世纪80年代至今，随着成人正畸治疗需求的增长，使用可见度最低的矫治器变得非常重要，陶瓷或塑料托槽已无法满足这一要求。人们对透明或隐形正畸矫治器的需求促进了可摘热塑性矫治器的发展，这种矫治器基于预设张力向牙齿施力。该发展引入了隐形矫治器这一新的治疗理念和技术，并通过结合更多的治疗方法来处理不同年龄段的不同错𬌗，将这一矫治器的功能发挥到了极限。

最初的矫治机制是由正畸医生设计一系列不受控制的牙齿移动计划。这使得正畸医师对这些机制在临床大规模应用持怀疑态度，但另一方面，也促进了非专科医生进行治疗。随着商业专利的到期，不同公司提供给临床医生的矫治系统增加了，目前有多种类型的隐形矫治器可用，其中一些可以在诊室内制订治疗计划并制作矫治器。

隐形矫治器对具有审美意识的成年人和青少年患者的吸引力扩大了它们的应用。因此，这些系统逐渐被纳入正畸研究生培养的课程中，以弥补对即将毕业的正畸专科医生的培训缺口，这些专科医生以前主要通过口腔专业的教科书和说明书来满足他们对这项技术的需求。这反过来又需要通过一系列病例描述、临床依据、专家意见和其他低质量的科学证据来证明该治疗的必要性，并包括对结果评估、不良影响和其他治疗参数（如持续时间、口腔微生物群的变化和隐形矫治器产生的力量）等设计进行可靠的数据分析。

透明矫治领域超前、快速的发展与相关科学文献和证据的现状之间存在着差异。这本书从临床、技术、材料和治疗结果的角度对该技术进行阐述，重点强调了隐形矫治的原则和证据，同时还包括临床手册、案例展示、青少年和成人治疗的意见，以供读者使用。因此，本书提供了关于隐形矫治器不同方面的信息。它还包括最新的临床设计指南，并提供了矫治不同类型错𬌗的临床证据，从材料特性延伸到对治疗结果的评估，再到隐形矫治器产生的力和力矩。同时还包括广泛地适用于不同错𬌗类型的矫治系统的详细案例设计。

西奥多·埃利亚德斯，DDS, MS, Dr Med Sci, PhD, DSc
阿塔纳西奥斯·E. 阿萨纳修，DDS, MSD, Dr Dent

# 参编人员

**Shaima Rashid Al Naqbi, DDS, MSc (Ortho)**
Orthodontic Specialist
Fujairah Specialized Dental Center
Ministry of Health and Prevention
Fujairah, United Arab Emirates

**Athanasios E. Athanasiou, DDS, MSD, Dr Dent**
Executive Dean and Professor of Orthodontics
Department of Dentistry
School of Medicine
European University Cyprus
Nicosia, Cyprus;
Honorary Professor of Orthodontics
Hamdan Bin Mohammed College of Dental Medicine
Mohammed Bin Rashid University of Medicine and Health
  Sciences
Dubai, United Arab Emirates

**Haylea Louise Blundell, BHsc (Dent), M Dent**
Orthodontic Resident
School of Dentistry
University of Queensland
Brisbane, Queensland, Australia

**T. Gerard Bradley, BDS, MS, Dr Med Dent**
Professor of Orthodontics and Dean
School of Dentistry
Health Sciences Center
University of Louisville
Louisville, Kentucky, USA

**Eugene Chan, BDS, MDsc (Ortho), MOrth RCSEd,**
MRACDS, PhD
Honorary Associate
Department of Orthodontics
Sydney Dental Hospital
University of Sydney
Sydney, New South Wales, Australia

**Ali M. Darendeliler, BDS, PhD, Dip Orth, Certif Ortho,**
   **Priv Doc, MRACDS (Ortho), FICD**
Professor and Chair
Discipline of Orthodontics
Faculty of Dentistry
University of Sydney;
Head
Department of Orthodontics
Sydney Dental Hospital
University of Sydney
Sydney, New South Wales, Australia

**Theodore Eliades, DDS, MS, Dr Med Sci, PhD,**
DSc, FIMMM, FRSC, FInstP
Professor and Director
Clinic of Orthodontics and Pediatric Dentistry;
Director of Research and Interim Director, Institute of Oral
  Biology
Center of Dental Medicine, Faculty of Medicine
University of Zurich
Zurich, Switzerland

**Raj Gaddam, BDS**
Orthodontic Resident
School of Dentistry
University of Queensland
Brisbane, Queensland, Australia

**Sarandeep S. Huja, DDS, PhD**
Professor of Orthodontics and Dean
James B. Edwards College of Dental Medicine
Medical University of South Carolina
Charleston, South Carolina, USA

**Anna Iliadi, DDS, MSc, Dr Med Dent**
Research Associate
Department of Biomaterials
School of Dentistry
National and Kapodistrian University of Athens
Athens, Greece

**Eleftherios G. Kaklamanos, DDS, Cert, MSc (Ortho),**
   **MA, Dr Dent**
Associate Professor
Department of Orthodontics
Hamdan Bin Mohammed College of Dental Medicine
Mohammed Bin Rashid University of Medicine and Health
  Sciences
Dubai, United Arab Emirates

**Dimitris Kletsas, PhD**
Research Director
Director of the Institute of Biosciences and Applications
National Center of Scientific Research "Demokritos"
Athens, Greece

**Dimitrios Kloukos, DDS, Dr Med Dent, MAS Ortho,**
   **MSc LSHTM**
Senior Lecturer/Research Associate
Department of Orthodontics and Dentofacial Orthopedics
Center of Dental Medicine
Faculty of Medicine
University of Bern
Bern, Switzerland

**Despina Koletsi, DDS, MSc, Dr Med Dent, MSc DLSHTM**
Research Associate and Clinical Instructor
Department of Orthodontics
School of Dentistry
National and Kapodistrian University of Athens
Athens, Greece;
Visiting Scientist
Clinic of Orthodontics and Pediatric Dentistry
Center of Dental Medicine
University of Zurich
Zurich, Switzerland

**Simon J. Littlewood, BDS, FDSRCPS, MDSc, MOrthRCSEd, FDSRCSEng**
Consultant Orthodontist
St. Luke's Hospital
Bradford, UK

**Amesha Maree, BDS**
Orthodontic Resident
School of Dentistry
University of Queensland
Brisbane, Queensland, Australia

**Spyridon N. Papageorgiou, DDS, Dr Med Dent**
Senior Teaching and Research Assistant
Clinic of Orthodontics and Pediatric Dentistry
Center of Dental Medicine
University of Zurich
Zurich, Switzerland

**William Papaioannou, DDS, MScD, PhD**
Associate Professor
Department of Preventive and Community Dentistry
School of Dentistry
National and Kapodistrian University of Athens
Athens, Greece

**Raphael Patcas, Dr Med Dent, Priv Doc, PhD**
Head of Academic Unit
Clinic of Orthodontics and Pediatric Dentistry
Center of Dental Medicine
University of Zurich
Zurich, Switzerland

**Harris Pratsinis, PhD**
Senior Researcher
Institute of Biosciences and Applications
National Center of Scientific Research "Demokritos"
Athens, Greece

**Marc Schätzle, Dr Med Dent, Odont Dr, MOrtho RCSEd**
Senior Research Scientist
Clinic of Orthodonitcs and Pediatric Dentistry
Center of Dental Medicine
University of Zurich
Zurich, Switzerland

**Phil Scheurer, Dr Med Dent**
Specialist in Orthodontics
Private Practice
Fribourg, Switzerland

**Iosif Sifakakis, DDS, MSc, Dr Dent**
Assistant Professor
Department of Orthodontics
School of Dentistry
National and Kapodistrian University of Athens
Athens, Greece

**Lauren Tesket†, BS, DDS, MS**
Orthodontic Specialist
Green Bay, Wisconsin, USA

**Tony Weir, BDSc, MDS (Ortho)**
Honorary Clinical Senior Lecturer
Department of Orthodontics
School of Dentistry
University of Adelaide
Adelaide, South Australia, Australia

**Anastasios A. Zafeiriadis, DDS, MSc, Dr Dent**
Research Associate
Department of Orthodontics
Faculty of Dentistry
School of Health Sciences
Aristotle University of Thessaloniki
Thessaloniki, Greece

**Spiros Zinelis, PhD**
Associate Professor
Department of Biomaterials
School of Dentistry
National and Kapodistrian University of Athens
Athens, Greece

# 目　录

## 5 隐形矫治器的常规治疗方案（拔牙/非拔牙）········ 74

*Eugene K. Chan, M. Ali Darendeliler*

## 6 隐形矫治的注意事项 ············ 100

*Tony Weir, Haylea Louise Blundell, Raj Gaddam, Amesha Maree*

## 7 透明保持器 ············ 113

*Simon J. Littlewood*

# 第三部分　证　据

第一部分

# 简介：类型和材料特性

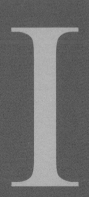

# 1 隐形矫治：概述

Lauren Teske, T. Gerard Bradley, Sarandeep S. Huja

**摘要**

近 20 年来，隐形矫治器因满足了患者对美观性正畸治疗的需求，越来越受欢迎。世界各地的公司研发制作了各种个性化隐形矫治器，旨在逐步有序地将牙齿移动到理想的位置。本章主要介绍了隐形矫治器的产生与流行，隐形矫治方法及牙齿移动方式，隐形矫治器的材料特性。我们仍须进一步研究隐形矫治器的疗效和有效性，因为对隐形矫治器的材料特性和治疗结果更深入的理解，有利于为临床应用和改进提供更多的科学证据，设计更有序的牙齿移动，达到更有效的治疗结果。

**关键词**：正畸矫治器、正畸治疗、错𬌗、患者美观性治疗需求、正畸牙齿移动、隐形矫治器的材料特性

## 1.1 简介

患者对美观性正畸治疗需求的增长促使了美观性矫治器的研发，如陶瓷托槽、舌侧矫治器和隐形矫治器[1-3]。如果患者的正畸治疗是出于美观的需求，那他们会优先选择能够满足美观需求的矫治器。据报道，相较于固定矫治患者，大多数选择 Invisalign（隐适美）的患者是为了改善外貌（Invisalign 85%，固定 67%），而固定矫治患者寻求治疗更多是因为医生推荐正畸治疗（Invisalign 3%，固定 26%）[4]。包括爱齐科技公司（美国加利福尼亚州圣克拉拉）、Allesee Orthodontic Appliance（美国威斯康星州斯特蒂文特）和 Smart Direct（美国田纳西州纳什维尔）在内的公司已经研发制作了个性化隐形矫治器，旨在逐步有序地将牙齿移动到理想的位置[5]。Invisalign（爱齐科技公司）之前已经研究过隐形矫治器在短期内的化学和物理变化，以及使用前后的结构变化及浸出[6-8]。Invisalign 在 2013 年将矫治器材料改为 Smart Track，这种材料仍然是聚氨基甲酸酯（简称"聚氨酯"）基材，但爱齐科技公司声称 Smart Track 具有更高的弹性和更精确的贴合度[9]。到目前为止，还没有研究调查 Allesee 和 Smile Direct 公司生产的隐形矫治器（包括 Simpli5 和 Red、White 和 Blue）的力学性能，后者是市场上相对较新的矫治器，亦没有研究证实其声称的疗效和治疗效率。

据报道，隐形矫治器的疗效仅为 41%~59%，因此需要对材料进行进一步的研究以改进临床疗效 [10-12]。矫治器的力传递性能受位移方向和所用材料刚度的影响。最近的一项研究发现，热塑性材料产生的正畸力与其硬度和弹性模量密切相关 [13, 14]。所以，隐形矫治器材料性能方面的任何显著差异都会影响临床医生对矫治器系统的选择 [15]。研究发现，患者佩戴硬性矫治器材料 2 周后，咬合和牙齿排列的改善值为最佳，尽管差异在统计学上并不显著，但可以认为材料性能可能影响治疗结果 [16]。

由于生物膜改性和口腔环境可能会影响材料的硬度和黏弹性，因此确定材料性能在使用后是否会发生变化也同样重要 [17]，已有研究发现，Invisalign 材料使用后发生变化，包括硬度增加、力学性能降低、牙尖处磨损、表层吸附、生物膜钙化、微裂纹、分层和透明度下降 [6-8]。

## 1.2 美观性治疗的需求

患者对美观性正畸治疗需求的增长促使了所有近乎隐形的矫治器的研发 [1-3]。矫治器的外观对患者决定接受正畸治疗起着重要作用 [18]。一项调查发现，33% 需要正畸治疗的年轻人不愿佩戴看得见的牙套。另一项研究指出，虽然 55% 的成年人认为传统的金属托槽在美观上是可以接受的，但超过 90% 的成年人更愿意接受隐形牙套 [1]。此外，在考虑为自己治疗或为子女治疗时患者对矫治器的接受程度没有差别，但他们愿意为更美观的矫治器支付更高的费用。这一现象同样可见于青少年，接受调查的 15~17 岁的青少年认为，与陶瓷托槽、自锁托槽、传统托槽等相比，隐形矫治器最容易被接受、最有吸引力 [19]。

随着越来越多的成年人寻求正畸治疗，矫治器在美观方面的改进可能是增加这类患者接受正畸治疗的主要因素。成年人的认知行为能力会受到他们的牙齿外观和正畸矫治器设计的影响：与金属或陶瓷矫治器相比，不佩戴矫治器或佩戴隐形矫治器的成年人的认知行为能力更高 [3]。这可能会影响患者对矫治器的选择。如果他们的治疗动机出于美观需求，他们可能也会喜欢更美观的矫治器。

## 1.3 隐形矫治

包括爱齐科技公司和 Allesee Orthodontic Appliance 在内的公司已经研发出一种制作个性化隐形矫治器的方法，旨在逐步有序地将牙齿移动到理想的位置（图 1.1）[5]。Invisalign 之前已经研究过隐形矫治器短期的化学和物理变化，以及使用前后的结构改变和浸出 [6, 7]。然而，Invisalign 最近将制造矫治器的材料改为 Smart Track，这种材料仍然是聚氨酯基材 [9]。爱齐科技公司表示，Smart Track 材料的初始加载力更低，改善了患者的舒适性，同时在 2 周的佩戴过程中力值保持更为稳定。此外，据报道，其具有更高的弹性和更精确的贴合度，从而改进了对牙齿移动的追踪和控

图 1.1 A. 未佩戴过的 Invisalign 矫治器；B. Simpli5 下颌矫治器

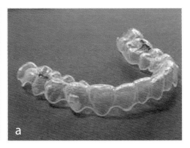
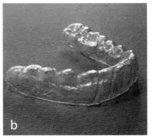

制[20]。到目前为止，还没有研究调查 Allesee 隐形矫治器的力学性能，包括 Simpli5 和 Red、White 和 Blue。这两个系统都使用该公司高度美观的专有材料来治疗轻到中度的前牙不齐，患者佩戴矫治器的数量因牙列不齐的程度而不同[21]。

这两家公司制造矫治器的生产流程也不同。爱齐科技公司使用立体光刻技术，在光活化聚合物中制作塑料树脂模型[5]。通过直接进行口内扫描或间接扫描患者的聚乙烯基硅氧烷（polyvinyl siloxane，PVS）印模得到三维数字模型，然后技师分离并移动牙齿[22]。通过立体光刻技术将每个治疗阶段的数字模型打印成实体模型，然后矫治器自动生产系统对每个塑料膜片进行加热、成形并打印激光标记。在制作完成的矫治器中可以观察到立体光刻技术形成的脊线，矫治器沿着龈缘剪切呈扇形（图 1.2）。相反，Allesee 公司用石膏模型制作矫治器，实验室技术人员手动切开单个牙齿，并用蜡重新定位[23, 24]。该方法制作的矫治器高度隐形，边缘为直线，而不是扇形（图 1.2）。两种生产系统都是在模型上制作隐形矫治器，每副矫治器对应 2~3 周的治疗周期，位移设定均为 0.25~0.5mm[25]。与 Invisalign 系统（0.25~0.33mm）相比，Clear Smilar 和 Raintree EsSix 系统每副矫治器的位移更大（0.5~1mm）[25, 26]。

隐形矫治器的优势包括美观、舒适、易保持口腔卫生和较短的诊间操作时间[27]。与使用固定矫治器的患者相比，Invisalign 成年患者报告的疼痛感和对生活的负面影响更少[4, 28]，在正畸治疗的第一周，使用固定矫治器的患者比使用 Invisalign 的患者更多地服用了止痛药[4]。青少年对隐形矫治器的态度也很积极。绝大多数人在佩戴隐形矫治器时不存在饮食限制、回避交流或感到不适等情况[29]。治疗 3 个月后，70% 的患者很少或从未感觉到不适，80% 的患者很少或从未服用过止痛药。随着治疗的进行，患者反馈的不适感更少[29]。除了舒适性改善，隐形矫

图 1.2 隐形矫治器材料。a. Invisalign 矫治器。注意立体光刻打印技术形成的脊线、前磨牙区附件压痕，以及矫治器边缘呈扇形。b. Simpli5 矫治器。与 Invisalign 相比，Simpli5 矫治器看起来更透明，矫治器边缘呈直线

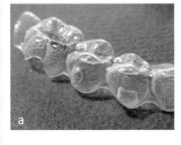
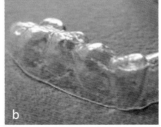

治器对牙周健康也更有利[30]。在 24 个月后，使用 Invisalign 矫治器的青少年上下颌的菌斑指数分别下降了 15.1% 和 16.6%。

正畸矫治器必须具有理想的功能改善性能和治疗效果，因此在选择矫治器时不仅要考虑外观。2005 年的一篇系统回顾表明，目前还没有足够的证据来允分评估 Invisalign 矫治器的治疗效果，需要高质量的临床证据[31]。自那时以来，已有大量研究关注 Invisalign 矫治器治疗的疗效和结果。最近有报道称，使用隐形矫治器的治疗效果在 41%~59% 之间[10-12]。虽然报道的疗效很低，但病例报告显示，Invisalign 矫治器成功地完成了中度到重度的错殆畸形病例的治疗，包括开殆、拔牙病例和正颌外科病例[32-37]。此外，Invisalign 矫治器还可以成功地解决中度的前牙拥挤[38]。

通过使用美国正畸委员会客观分级系统（American Board of Orthodontics objective grading system，ABO-OGS）对 Invisalign 矫治器的治疗结果与固定矫治器进行比较发现，与传统的矫治器相比，Invisalign 矫治器平均低了 13 分，通过率更低，为 27%[39]。虽然 Invisalign 矫治器的优势包括关闭间隙、纠正前牙旋转和边缘嵴高度，但它在纠正明显的矢状向不调和咬合接触方面的疗效有限[39]。对 Invisalign 矫治器治疗患者的牙齿模型进行评估，并将其与固定矫治器治疗结束后和治疗 3 年后的牙颌模型进行比较。结果表明，使用 Invisalign 矫治器的患者复发得更多，特别是在上颌前部。尽管 Invisalign 矫治器组复发较多，但在保持阶段前后，平均排齐效果优于固定矫治器组[40]。

## 1.4 隐形矫治器下的正畸牙齿移动

牙齿移动类型会影响隐形矫治器的疗效。研究发现，隐形矫治器在排齐前牙、改善横向不调和深覆殆方面最有效[16]，在改善后牙咬合方面疗效最低，中线和覆盖方面疗效居中[16]。一项研究报告表明，隐形矫治牙移动中舌向倾斜移动是准确率最高的移动类型（47.1%），而伸长移动最低（29.6%）[10]。此外，研究还发现，解除尖牙扭转的实现度显著低于其他牙齿，冠舌倾的实现度明显高于冠唇倾。这项研究是在没有辅助装置的情况下进行的，目的是提供只使用隐形矫治器能达到的基准值。最近的一项研究调查了 Invisalign 矫治器在较难实现的牙齿移动类型方面的治疗效果，以及附件和转矩嵴等辅助措施的影响[14]。研究发现，前磨牙去扭转的准确率最低（40%），磨牙远移最有效（87%），附件使用与否并没有统计学差异。此外，水平椭圆形附件或转矩嵴等辅助装置的使用对于切牙转矩的实现度（平均精确度为 42%）时无统计学差异。最近的一篇对 3 项随机临床试验、8 项前瞻性研究和 11 项回顾性研究进行的系统回顾得出结论，在不需要拔牙矫治的无生长潜力的轻中度错殆畸形患者中，Invisalign 矫治器可以替代传统正畸治疗[41]。这项技术擅长排齐、倾斜移动和去除某些牙齿的扭转。但在通过整体移动来扩弓、关闭拔牙间隙、改善咬合以及较严重的矢状向和垂直向问题时效果有限。

年龄、性别、牙根长度和牙槽骨高度等因素也会影响正畸牙齿的移动。研究发现，女性年龄与牙齿移动呈 U 形关系，青年和老年女性牙齿移动更快。而男性年龄与牙齿移动呈线性关系，年龄越大，牙齿移动越慢。这项研究还发现牙齿移动与根尖到旋转中心的距离呈显著负相关，但骨质与牙齿移动没有相关性[11]。这可能解释了隐形矫治器的个体治疗效果差异[42]。

与固定矫治器基于力进行牙齿移动相反，隐形矫治器的牙齿移动基于距离。最近的研究试图量化隐形矫治器的力传递特性。最初确定，在 ±0.17mm 的低激活范围内，上中切牙旋转时受到压入力的中位值在 0~-0.8N 之间，旋转为 -0.51mm，最大压入力为 -5.8N[13, 14]。几年前，有报道称对于初始平均扭矩，上颌切牙转矩控制为 7.3Nmm，牙齿远移为 1.0Nmm，前磨牙旋转为 1.2Nmm（无附件）至 8.8Nmm（带附件）[25]。最近的研究结果表明，隐形矫治器提供了牙齿整体移动和转矩控制所需的力系统，但超出了理想值（旋转和倾斜为 0.35~0.6N，压入力为 0.1~0.2N）。隐形矫治器的力传递特性不仅受位移方向的影响，也受所用材料硬度的影响[13, 14]。在较低的激活范围内，不同的化学和物理材料特性产生力的大小不同，可能与材料的局部变形和接触区域的摩擦有关。

## 1.5 隐形矫治器的材料特性

深入理解隐形矫治器的材料特性能有利于我们设计更合理的牙齿移动步骤，从而使治疗更高效[43]。研究发现，不同矫治器材料的初始力有很大的不同，高初始力矫治器的力量随后可能会变低，从而导致牙齿移动不稳定[12]。此外，随着矫治器佩戴天数的增加，与力传递相关的矫治器应变力也随之增加[44]。一项相关研究发现，热塑性材料产生的矫治力与其硬度和弹性模量密切相关。因此，隐形矫治器性能的任何显著差异都可能影响医生对矫治器的选择[15]。研究发现，患者佩戴硬度更高的矫治器材料 2 周后咬合和排齐效果的改善值最佳，尽管差异在统计学上并不显著，但也可以认为材料性能可能影响治疗结果[16]。

确定材料性能在使用后是否会发生变化也同样重要。生物膜改性和口腔环境可能会影响材料的硬度和黏弹性[17]，例如矫治器在口内佩戴期间，处于唾液酶、口腔菌群的副产物中，以及在吞咽、说话和磨牙时会使矫治器发生磨损[6]。然而体外测试不能模拟菌斑堆积等口内环境。因此，应分析在口内使用过的矫治器来获取关键信息[17]。

已有研究证明 Invisalign 材料使用后会发生变化，包括牙尖处磨损、表层吸附、生物膜钙化、微裂纹、分层和透明度消失[7, 9]。材料的分层可能导致隐形矫治器机械强度丧失[6]。透明度消失可能是由于咀嚼和磨牙症造成的[6]。此外，矫治器颊侧硬度增加和力学性能下降可能是由咀嚼诱导引起的[7, 8]。

聚氨酯虽然有生物相容性，但它不是惰性材料，热度、湿度和唾液酶的存在会使聚氨酯发生变化[6]。将 Invisalign 矫治器储存在人工唾液或乙醇老化溶液中后，没有检测到可追踪的副产物 [6, 7]。此外，在不同浓度的矫治器洗脱液中也没有发现细胞毒性或雌激素活性物质 [45]。这可能与材料的结构有关，它是由添加了亚甲基二苯基二异氰酸酯和 1, 6 己二醇的聚氨酯组成的，联苯结构提供了稳定性和足够的反应性以形成无副产物的聚合物 [7]。此外，与甲基丙烯酸缩水甘油酯中的芳香环不同，聚氨酯由短弹性链连接的短刚性段和长柔性段组成 [45]。然而，体外测试可能低估了材料的化学稳定性。

过去的研究表明，材料研究结果可以为临床提供参考。研究发现，随着矫治器佩戴天数的增加，与力传递相关的应变也随之增加 [44]。然而，另一项研究发现，较薄的材料（0.508mm）比较厚的材料（0.762~1.1016mm）能产生更大的力。因此，建议选择较薄的材料来有效移动牙齿。其他研究发现，矫治器材料在佩戴后发生了变化。在最佳传递力范围（0.2~0.5mm）内，矫治器的力传递特性在反复载荷后会发生变化，而热循环后则无明显差异 [26]。此外，热循环和反复载荷都影响维氏硬度值。这一点很重要，因为如果矫治器在使用过程中变得坚硬，它们可能会给患者带来不适，且力传递特性也会发生变化。另一项研究发现，口内老化对 Invisalign 的力学性能有不利影响。与之前的研究相反，佩戴过的矫治器硬度值明显降低，弹性指数和蠕变压痕值升高 [8]。硬度的降低表明材料的耐磨性较差，弹性指数的增加则意味着材料变得更脆。

虽然已有研究报道矫治器材料性能在临床使用后发生变化，但也有研究发现材料疲劳或硬度差异对牙齿移动率或移动量没有显著影响。同样有研究发现，2 周更换矫治器和 1 周更换矫治器的牙齿移动量没有显著差异 [43]。另一项研究发现，硬质和软质矫治器的治疗表达率没有显著差异，分别为 32% 和 27% [46]。然而，这两种材料都不同于爱齐科技公司使用的材料。硬质材料的硬度是临床使用材料的 2 倍，而软质材料的硬度是临床使用材料的 1/10。

现有研究对于隐形矫治器正畸牙移动结论并不统一，甚至互相矛盾，这也提示我们未来仍需大量研究以帮助我们进一步理解。深入理解隐形矫治器材料特性有利于我们设计更合理的牙齿移动步骤，从而使治疗更高效。然而，生产隐形矫治器的公司正在继续优化材料及其特性，未来研究中使用的材料可能与过去研究中使用的材料不同，因此比较不同时间的各研究可能仍然存在挑战。

## 1.6　结论

患者的调查回复以积极肯定为主，因为所有人对隐形矫治器的美观性、舒适性和性能都感到满意。在过去的 10 年中，隐形矫治器作为替代传统固定矫治器的第二选择，随着隐形矫治器种类和销售额的增加，这些都使隐形矫治器得到了越来越多的欢迎。我们仍须继续研究隐形矫治器的疗效及有效性，因为对隐形矫治器的材料特性和治疗结果更深入的理解，有利于设计更合理的牙齿移动步骤，从而使治疗更高效。

## 参考文献

[1] Rosvall MD, Fields HW, Ziuchkovski J, Rosenstiel SF, Johnston WM. Attractiveness, acceptability, and value of orthodontic appliances. Am J Orthod Dentofacial Orthop. 2009;135:276e1–276e12

[2] Ziuchkovski JP, Fields HW, Johnston WM, Lindsey DT. Assessment of perceived orthodontic appliance attractiveness. Am J Orthod Dentofacial Orthop. 2008;133(4, Suppl):S68–S78

[3] Jeremiah HG, Bister D, Newton JT. Social perceptions of adults wearing orthodontic appliances: a cross-sectional study. Eur J Orthod. 2011;33(5):476–482

[4] Miller KB, McGorray SP, Womack R, et al. A comparison of treatment impacts between Invisalign aligner and fixed appliance therapy during the first week of treatment. Am J Orthod Dentofacial Orthop. 2007;131(3):302.e1–302.e9

[5] Kuo E, Miller RJ. Automated custom-manufacturing technology in orthodontics. Am J Orthod Dentofacial Orthop. 2003;123(5):578–581

[6] Gracco A, Mazzoli A, Favoni O, et al. Short-term chemical and physical changes in Invisalign appliances. Aust Orthod J. 2009;25(1):34–40

[7] Schuster S, Eliades G, Zinelis S, Eliades T, Bradley TG. Structural conformation and leaching from in vitro aged and retrieved zInvisalign appliances. Am J Orthod Dentofacial Orthop. 2004;126(6):725–728

[8] Gerard Bradley T, Teske L, Eliades G, Zinelis S, Eliades T. Do themechanical and chemical properties of Invisalign applianceschange after use? A retrieval analysis. Eur J Orthod. 2016;38(1):27–31

[9] Align Technology, Inc. SmartTrack Aligner Material. [Material safety data sheet]. San Jose, CA: Align Technology, Inc.;2012

[10] Kravitz ND, Kusnoto B, BeGole E, Obrez A, Agran B. How well does Invisalign work? A prospective clinical study evaluating the efficacy of tooth movement with Invisalign. Am J Orthod Dentofacial Orthop. 2009;135(1):27–35

[11] Chisari JR, McGorray SP, Nair M, Wheeler TT. Variables affecting orthodontic tooth movement with clear aligners. Am J Orthod Dentofacial Orthop. 2014;145(4, Suppl):S82–S91

[12] Simon M, Keilig L, Schwarze J, Jung BA, Bourauel C. Treatment outcome and efficacy of an aligner technique—regarding incisor torque, premolar derotation and molar distalization. BMC Oral Health. 2014;14:68

[13] Hahn W, Engelke B, Jung K, et al. Initial forces and moments delivered by removable thermoplastic appliances during rotation of an upper central incisor. Angle Orthod. 2010;80(2):239–246

[14] Hahn W, Zapf A, Dathe H, et al. Torquing an upper central incisor with aligners--acting forces and biomechanical principles. Eur J Orthod. 2010;32(6):607–613

[15] Kohda N, Iijima M, Muguruma T, Brantley WA, Ahluwalia KS, Mizoguchi I. Effects of mechanical properties of thermoplastic materials on the initial force of thermoplastic appliances. Angle Orthod. 2013;83(3):476–483

[16] Clements KM, Bollen AM, Huang G, King G, Hujoel P, Ma T. Activation time and material stiffness of sequential removable orthodontic appliances. Part 2: Dental improvements. Am J Orthod Dentofacial Orthop. 2003;124(5):502–508

[17] Eliades T, Bourauel C. Intraoral aging of orthodontic materials: the picture we miss and its clinical relevance. Am J Orthod Dentofacial Orthop. 2005;127(4):403–412

[18] Bergström K, Halling A, Wilde B. Orthodontic care from the patients' perspective: perceptions of 27-year-olds. Eur J Orthod. 1998;20(3):319–329

[19] Walton DK, Fields HW, Johnston WM, Rosenstiel SF, Firestone AR, Christensen JC. Orthodontic appliance preferences of children and adolescents. Am J Orthod Dentofacial Orthop. 2010;138(6):698.e1–698.e12, discussion 698–699

[20] Align Technology, Inc. SmartTrack Aligner Material. [Brochure]. San Jose, CA: Align Technology, Inc;2013

[21] Allesee Orthodontic Appliances. Aligners. [Brochure]. Sturtevant, WI: Allesee Orthodontic Appliances;n.d

[22] Garino F, Garino B. The iOC intraoral scanner and Invisalign: a new paradigm. J Clin Orthod. 2012;46(2):115–121, quiz 124

[23] McNamara JA, Brudon WL. Orthodontics and Dentofacial Orthopedics. Ann Arbor, MI: Needham Press; 2001:477–479

[24] Kim TW, Echarri P. Clear aligner: an efficient, esthetic, and comfortable option for an adult patient. World J Orthod. 2007;8(1):13–18

[25] Simon M, Keilig L, Schwarze J, Jung BA, Bourauel C. Forces and moments generated by removable thermoplastic aligners: incisor torque, premolar derotation, and molar distalization. Am J Orthod Dentofacial Orthop. 2014;145(6):728–736

[26] Kwon JS, Lee YK, Lim BS, Lim YK. Force delivery properties othermoplastic orthodontic materials. Am J Orthod DentofacialOrthop. 2008;133(2):228–234, quiz 328.e1

[27] Boyd R, Miller RJ, Vlaskalic V. The Invisalign system in adult orthodontics: mild crowding and space closure cases. J Clin Orthod. 2000;34:203–212

[28] Shalish M, Cooper-Kazaz R, Ivgi I, et al. Adult patients' adjustability to orthodontic appliances. Part I: a comparison between Labial, Lingual, and Invisalign™. Eur J Orthod. 2012;34(6):724–730

[29] Tuncay O, Bowman SJ, Amy B, Nicozisis J. Aligner treatment in the teenage patient. J Clin Orthod. 2013;47(2):115–119, quiz 140

[30] Klukowska M, Bader A, Erbe C, et al. Plaque levels of patients with fixed orthodontic appliances measured by digital plaque image analysis. Am J Orthod Dentofacial Orthop. 2011;139(5):e463–e470

[31] Lagravère MO, Flores-Mir C. The treatment effects of Invisalign orthodontic aligners: a systematic review. J Am Dent Assoc. 2005;136(12):1724–1729

[32] Hönn M, Göz G. A premolar extraction case using the Invisalign system. J Orofac Orthop. 2006;67(5):385–394

[33] Womack WR. Four-premolar extraction treatment with Invisalign. J Clin Orthod. 2006;40(8):493–500

[34] Boyd RL. Surgical-orthodontic treatment of two skeletal Class III patients with Invisalign and fixed appliances. J Clin Orthod. 2005;39(4):245–258

[35] Boyd RL. Esthetic orthodontic treatment using the Invisalign appliance for moderate to complex malocclusions. J Dent Educ. 2008;72(8):948–967

[36] Marcuzzi E, Galassini G, Procopio O, Castaldo A, Contardo L. Surgical-Invisalign treatment of a patient with Class III malocclusion and multiple missing teeth. J Clin Orthod. 2010;44(6):377–384

[37] Schupp W, Haubrich J, Neumann I. Treatment of anterior open bite with the Invisalign system. J Clin Orthod. 2010;44(8):501–507

[38] Krieger E, Seiferth J, Marinello I, et al. Invisalign® treatment in the anterior region: were the predicted tooth movements achieved? J Orofac Orthop. 2012;73 (5):365–376

[39] Djeu G, Shelton C, Maganzini A. Outcome assessment of Invisalign and traditional orthodontic treatment compared with the American Board of Orthodontics objective grading system. Am J Orthod Dentofacial Orthop. 2005;128(3):292–298, discussion 298

[40] Kuncio D, Maganzini A, Shelton C, Freeman K. Invisalign and traditional orthodontic treatment postretention outcomes compared using the American Board of Orthodontics objective grading system. Angle Orthod. 2007;77(5):864–869

[41] Papadimitriou A, Mousoulea S, Gkantidis N, Kloukos D. Clinical effectiveness of Invisalign® orthodontic treatment: a systematic review. Prog Orthod. 2018;19(1):37

[42] Proffit WR, Fields HW, Sarver DM. Contemporary Orthodontics. St. Louis, MO: Mosby Inc.;2013:286–287

[43] Drake CT, McGorray SP, Dolce C, Nair M, Wheeler TT. Orthodontic tooth movement with clear aligners. ISRN Dent. 2012:(e-pub ahead of print)

[44] Vardimon AD, Robbins D, Brosh T. In-vivo von Mises strains during Invisalign treatment. Am J Orthod Dentofacial Orthop. 2010;138(4):399–409

[45] Eliades T, Pratsinis H, Athanasiou AE, Eliades G, Kletsas D. Cytotoxicity and estrogenicity of Invisalign appliances. Am J Orthod Dentofacial Orthop. 2009;136(1):100–103

[46] Bollen AM, Huang G, King G, Hujoel P, Ma T. Activation time and material stiffness of sequential removable orthodontic appliances. Part 1: Ability to complete treatment. Am J Orthod Dentofacial Orthop. 2003;124(5):496–501

# 2 隐形矫治器的材料特性

Iosif Sifakakis, Spiros Zinelis, Theodore Eliades

**摘要**

本章介绍当代隐形矫治器的组成和物理力学性能。目前，大多数制造商将聚对苯二甲酸改性乙二醇酯和聚氨酯作为隐形矫治器的基材。理想的矫治器材料应该具有较低的吸水率和足够高的硬度以承受口腔内的磨损，并在为期2周的治疗中保持透明度。此外，高弹性模量能够增加矫治器在恒定应变下的力传递特性。然而，不同材料的化学结构和力学性能不同，因此预计它们的临床表现也会有所不同。

**关键词**：隐形矫治器、力学性能、硬度、吸水率、仪器压痕测试

## 2.1 简介

笔者在与同行交流和查阅文献时发现，尽管许多临床医生对隐形矫治器的有效性仍持怀疑态度，但患者对隐形矫治器的需求在增加[1]。一部分人质疑的原因是，由于这些矫治器的材料特性不同，会影响它的临床作用和牙齿移动效果。用于制作隐形矫治器的材料是黏弹性的，其中应力和应变之间的关系会随时间而变化。传统固定矫治器的材料是金属和陶瓷，它们的黏弹性只有在接近熔点时才会体现出来。与纯弹性材料相反，黏性材料的性能在加力过程中随时间变化。

在恒定载荷下，黏弹性材料的应变随时间增加（这种现象称为蠕变）。金属在长期暴露在低于材料屈服强度的高应力下时也会发生蠕变。黏性材料中另一个与时间相关的变化是松弛，指的是在恒定应变下，应力随着时间的推移而减小，减少的程度既取决于所施加载荷的大小，也取决于材料本身的性质[2]。一般来说，这些材料对温度、湿度、佩戴时间和制作过程都很敏感[3]。因此，短期使用后，热塑性矫治器的切端和咬合面的耐磨性和持久性会变差[4]。

在谷歌上搜索隐形矫治器可以发现大约27种不同的隐形矫治器产品[5]。Invisalign矫治器仍然是使用最广泛的隐形矫治器；然而，在其专利到期后，市场上推出了其他几种矫治器系统，如Clear Smiler、Clear Aligner、All-in、F22 Aligner和Orthocaps，这些系统是使用计算机辅助设计/计算机辅助制造（CAD/CAM）技术和3D打印或通过分步移动牙齿来创建模型而制作的。如今，临床医

生可以在各种不同的扫描技术、设计软件、材料、厚度、硬度、隐形度和表达率之间进行选择[6]。这种选择应基于材料属性及其临床性能，但这并不总是可行的。理想情况下，矫治器应该施加持续的轻力。然而要想施加安全而有效的力，材料必须表现出明显的线性弹性行为，具有高屈服点，能够确保施加的力在弹性范围内。换句话说，它的松弛曲线应该是相当平坦的，这表明它能随着时间的推移施加恒定而持续的力[7, 8]。此外，这些材料应该是生物相容性的。本章的目的是回顾隐形矫治器材料特性的最新文献，并概述这些矫治器的理想特性。

## 2.2 化学成分

一般来说，矫治器材料是树脂聚合物。目前，制作商常使用苯二甲酸乙二醇酯（polyethylene terephthalate，PET）聚对苯二甲酸乙二酯 - 聚乙二醇（PETG），聚氨酯（polyurethane，PUR）、聚丙烯（polypropylene，PP）、聚碳酸酯（polycarbonate，PC）、热塑性聚氨酯（thermoplastic polyurethanes，TPU）、乙烯乙酸乙烯酯（ethylene vinyl acetate，EVA）、聚乙烯（polyethylene，PE）和许多其他材料来制作矫治器。在结构上，热塑性聚合物分为非晶态和半晶态[9]。PETG、PC 和共聚酯是非晶态聚合物，PP、PE 和 EVA 是半晶态聚合物，由于这些物质的结构差异，预计其材料性能也会有所不同[9-11]。大多数热塑性材料也广泛用于制作正畸保持器。

新一代 Invisalign 矫治器材料是 Smart Track，一种合并弹性体的热塑性聚氨酯。根据制造商的说法，这种高弹性材料可以提供持续的轻力，能够改善对牙齿移动的追踪和控制。傅里叶变换红外光谱仪[3, 12]和衰减全反射傅里叶变换红外光谱分析（ATR-FTIR）已经证实了新一代和老一代 Invisalign 矫治器的氨基甲酸酯基结构[13, 14]。最近的一项研究通过 ATR-FTIR 分析评估了 4 种不同的矫治器（图 2.1）。非 Invisalign 热塑性材料与 PETG[14]产生的光谱一致（图 2.1）[14]。混合是开发新型优良性能聚合物的有效途径。已有大量文献研究了聚酯混合和最佳混合比例：PETG/PET，PC/PP，TPU/PP，PETG/ 液晶聚合物，PC/ 丙烯腈丁二烯苯乙烯，等等。

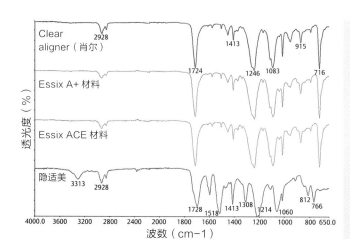

图 2.1 Invisalign 矫治器和热塑性材料的典型 ATR-FTIR 光谱

## 2.3　材料特性

### 2.3.1　力学特性

正畸矫治器的力学性能受制作材料的影响非常大。然而，由于样品量庞大，不能用传统的力学实验（如拉伸、弯曲、压缩等）来评估这些特性。与传统的力学实验相比，仪器压痕测试（instrumented indentation testing，IIT）的发展使从简单的硬度测量中获得各种力学性能（弹性模量、蠕变、松弛、不同的硬度指标及其他）信息成为可能。该方法基于连续记录 Vickers、Berkovich 与样品表面接触的时间、力值和压痕深度，并已用于描述治疗中使用的热塑性材料和粘接剂[14, 16, 17]的力学特性（表 2.1，图 2.2）。

关于硬度的研究主要涉及用于制作保持器的热塑性材料。矫治器的硬度应高到足以承受口内磨损。不同热塑性材料之间存在明显的硬度差异。研究发现，Invisalign 矫治器的硬度比其他 PETG 材料更高，预计在临床使用中耐磨性会更好[14]。这些差异的临床意义需要进一步研究[3]。Gerard Bradley 等选择了马氏硬度（Martens hardness，HM）指标，消除了传统的维氏硬度压痕测量中周围材料回弹效应的影响。

不同 PETG 热塑性材料之间也存在显著差异，可能归因于两个因素：①不同 PETG 聚合物的分子量不同；②热成型对力学性能的影响。由于热塑性材料在石膏模型上进行快速冷却，热成型可能会影响分子取向、平均分子量和残余应力[14]。

表 2.1　几种测试材料的压痕模量（$E_{IT}$）、弹性指数（$\eta_{IT}$）和压痕蠕变（$C_{IT}$）的平均值和标准差（括号内）[13, 14]

|  | Essix A+ | Essix ACE | Clear Aligner | Invisalign new |
|---|---|---|---|---|
| $E_{IT}$ (GPa) | 2256 (40)[a] | 2112 (16)[b] | 2374 (4)[c] | 2467 (19)[d] |
| $\eta_{IT}$ (%) | 35.9 (0.6)[a] | 35.7 (0.2)[a] | 34.0 (0.1)[b] | 40.8 (0.2)[c] |
| $C_{IT}$ (%) | 2.2 (0.3)[a] | 2.6 (0.4)[a] | 2.7 (0.5)[a] | 3.7 (0.3)[b] |

注：同一行内上标表示平均值无统计学差异（$P > 0.05$）。

图 2.2　典型的热塑性材料的压痕蠕变曲线，表示压痕深度随时间的变化。图示测量了 $t_1 \sim t_2$ 的压痕蠕变

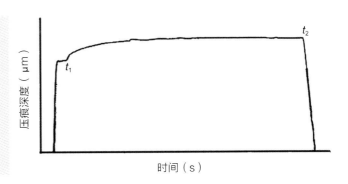

体外研究表明，PETG 材料与两种 PP 基材相比，在以滑石陶瓷磨料作为釉质替代品的反复磨损测试中表现出更高的耐磨性[18, 19]。在这 3 种广泛使用的产品中，以 PETG 作为基材的 Duran 和 Erkodur 的硬度值相似，高于以 PP 作为基材的 Hardcast[16]。

Duran（PETG）、Hardcast（PP）和 3 种聚氨酯材料热循环后，通过纳米压痕进一步测量硬度值发现，其中一些材料在 500 次热循环后硬度值出现明显的下降，而几乎所有材料的硬度值在 2500 次热循环后都出现了明显的下降[20]（表 2.2）。

聚合物材料的力学性能受结晶度影响。玻璃化转变温度（$T_g$）是一个重要参数，材料超过 $T_g$ 后会迅速软化。因此，温度的变化对 $T_g$ 低于室温的聚合物的力学性能有明显的影响。此外，聚合物的力学性能很大程度取决于分子取向。非均质材料通常具有多个弹性模量，与垂直载荷相比，平行加载的弹性模量更高[11, 21]。

非晶态聚合物具有较高的 $T_g$、弹性模量和吸水率，由于可见光可以穿过非晶态聚合物，因此大多数非晶态聚合物都是透明的。半晶态聚合物的弹性模量和吸水率较低，由于其非晶态和晶态部分的折射率不同[9-11]，因此大部分不是透明的。

正畸矫治器材料应具有较高的弹性模量，它可以增加矫治器在恒定应变下力传递特性。因此，如果需要施加同样大小的力，由弹性模量越高的材料制成的矫治器厚度越薄。Invisalign 矫治器（$E_{IT}$）的压痕模量值在正畸热塑性矫治器的范围内（2000~2500MPa）[16]，并且比其他 PETG 材料更高[14]。然而，Invisalign 矫治器材料的弹性、脆性和压痕蠕变也更高，这意味着在对颌牙施加持续的咬合力下更有可能发生变形，进而削弱了正畸力[14]（表 2.3）。

**表 2.2　几种热塑性材料口腔内老化或热循环后硬度的平均值和标准差（括号内）**

| | 马氏硬度（N/mm²） | | 硬度（纳米压痕）（GPa） | |
|---|---|---|---|---|
| | [13] | [12] 参考及口内老化 | [15] | [19] 原始材料及热循环后（2500 个循环） |
| Essix A+ | 100.0 (0.7)[a] | | | |
| Essix ACE | 91.8 (0.8)[b] | | | |
| Clear Aligner | 100.6 (0.6)[a] | | | |
| Invisalign | 117.8 (1.1)[c] | 119 ± 1[a]，110 ± 6[b] | | |
| Erkodur | | | 0.169[a] | |
| Duran | | | 0.165[a] | 0.18[a]，0.102 |
| Hardcast | | | 0.099[b] | 0.12[a]，0.01[b] |
| PUR SMP MM 3520 | | | | 0.06[a]，0.01[b] |
| PUR SMP MM 6520 | | | | 0.22[a]，0.20[a] |
| PUR SMP MM 9520 | | | | 0.25[a]，0.19[b] |

注：同一列中上标表示平均值无统计学差异（$P > 0.05$）。

表 2.3　已商业化的广泛应用于正畸治疗的热塑性聚合物的弹性模量

| | 弹性模量 |
| --- | --- |
| Essix A+, Clear Aligner, Essix ACE, Invisalign | 2100~2500[13] |
| 热成型膜片 Track A (PETG) | 热成型：743<br>口内短期和长期暴露后的热成型材料：<br>　分别为 3762 和 9351[9] |
| Duran, Erkodur, Hardcast (PETG, PP) | 1500~3000[15] |
| 全新的和口内老化后的 Invisalign 矫治器 | 2200~2500[12] |

在干燥后或浸泡在蒸馏水中，在不同温度和时间下，对 TPU 试样进行拉伸试验并绘制应力 - 应变曲线，该曲线由两个部分组成：确定材料弹性模量的初始线性部分，以及对应黏弹性行为的第二部分。未老化的热塑性聚氨酯进行干燥后由于消除了样品中扩散的水分子而改善了力学性能[22, 23]。

在室温环境和模拟口腔环境下对 8 种牙科热塑性材料的试样进行了拉伸试验，发现几乎所有材料的弹性模量都发生了变化，但 PUR 没有明显变化。在口腔模拟环境中，试验样本的拉伸屈服应力与标准膜片相比有所降低[11]。

3 种热塑性材料在热成型后的模量和最大应力都有所降低，而在唾液中浸泡后则有所增加[24]。

4 种热塑性材料热成型后撕裂强度均有所下降，但蒸馏水浸泡 2 周后撕裂强度又有所回升。断裂伸长率则相反：热成型后上升，蒸馏水浸泡 2 周后下降[25]。

## 2.3.2　吸水率

热塑性材料暴露在空气中、浸泡在水中或口腔内戴用后会吸收水分发生膨胀，并引起物理化学变化，最终造成聚合物的力学性能发生不可逆转地退化。大量研究表明，吸水可能会造成热塑性材料的应力松弛。因此，理想的矫治器材料应该具有较低的吸水率。水一般渗透至聚合物的非晶态部分[26]；但是，聚合物的晶态部分也可能受到水渗透的影响[27]。水可以通过析出可溶性物质或化学反应来发挥作用[28]。水的不可逆塑化效应可以单独或同时发生于以下情况：①氢键在链内和（或）链间断裂，以利于水 / 聚合物的结合；②由吸水而导致聚合物自由体积的改变[22, 23]。

吸水率实验包括测量热塑性材料试样在蒸馏水中浸泡后的增重率。然而，这些实验都是在体外进行的，而口腔环境要复杂得多，不仅涉及化学反应还涉及矫治器的摘戴。在浸泡的前 48 小时内，两种常见的 PETG 产品和 PETG/PC/TPU 混合物的吸水率都很高。浸泡 2 周后，重量增加了 0.5%~0.8%，随后出现了减速和平台期。结果表明，PETG/PC/TPU 混合物的吸水率随 TPU 混合比的增加而增加，在体积稳定性方面优于 PETG 产品[7]。

对 8 种热塑性材料的吸水率进行了为期 2 周的评估后发现，所有材料的吸水率均随时间的延长而增加，部分材料的吸水率在测量期间达到平台期。PUR 在第 1 天和第 14 天的吸水率最高，增重 1.5%，测量期内未达到饱和点，线性膨胀率在 100.3%~119.9% 之间。PE 的线性膨胀率最小。总的来说，非晶态材料的吸水率较高，而晶态材料的吸水率较低[11]。

进一步研究 5 种正畸热塑性材料在水浴和大气环境中的应力松弛。应力松弛曲线表明，所有材料的残余应力都随着时间的推移而降低，在 37℃的水浴中这一过程明显加快：浸泡 3 小时后，仅释放其初始力的 40%~65%[18]。

将无论是否预干的 TPU 样品在 70℃的蒸馏水中浸泡 6 个月。在浸泡的前 7 小时内，吸收率与浸泡时间的平方根呈线性关系。这与水在非晶态聚合物中的扩散相对应。在大约 48 小时后达到饱和，达到饱和的速度取决于样品的厚度、扩散动力学和温度。其中预干样品在浸泡时水分子的扩散率较高[22, 23]。

分子量在 4000 及以上的聚乙二醇是疏水的，也就是说，当暴露在相对湿度较高的条件下时，它们的吸水量最小[29]。

### 2.3.3 透明度

透明度是隐形矫治器的主要优点，它们需要在为期 2 周的治疗期内保持透明度，因此制造商建议在进食或饮水之前取下矫治器；然而，由于各类社交原因，患者不遵守这一医嘱的情况很常见。

使用国家标准局（NBS）系统来描述咖啡、红茶和红酒在体外对 3 种矫治器染色后目测颜色变化程度。它们在浸泡 12 小时后都表现出相对的颜色稳定性，然而，Invisalign 矫治器被咖啡轻微着色。浸泡 7 天后，Invisalign 矫治器颜色发生明显变化，特别是浸泡在咖啡中的样品。由于咖啡中的样品染色最明显，因此对这些样品进行了电子显微镜扫描检查和傅里叶变换红外分析。后者表明，所有被测材料在咖啡中染色 7 天后都表现出良好的化学稳定性[30]。在 PETG 和 TPU 混合物中，随着膜片厚度的增加，矫治器的透明度逐渐降低[15]。

与临床数据收集和分析所用的时间相比，各种矫治器的发展非常迅速。因此，下一代经过测试的矫治器系统可能会在本书出版后不久进入市场。实验室分析的固有局限性，使临床选择变得更加复杂。虽然实验室研究阐明了一些无法通过临床伦理或是在临床环境下非常耗时 / 耗费甚至是不可能评估的问题，但许多影响牙齿移动的临床变量相当模糊甚至未知，如唾液、口腔功能和微生物酶等无法在实验室条件下模拟。更多的临床证据特别是关于疗效的证据对于隐形矫治器得到全球正畸界的认可是必不可少的。

### 参考文献

[1] Zheng M, Liu R, Ni Z, et al. Efficiency, effectiveness and treatment stability of clear aligners: A systematic review and meta-analysis. Orthod Craniofac Res. 2017;20(3):127–133

[2] Lombardo L, Martines E, Mazzanti V, et al. Stress relaxation properties of four orthodontic aligner materials: A 24-hour in vitro study. Angle Orthod. 2017;87(1):11–18

[3] Schuster S, Eliades G, Zinelis S, et al. Structural conformation and leaching from in vitro aged and retrieved Invisalign appliances. Am J Orthod Dentofacial Orthop. 2004;126(6):725–728

[4] Thickett E, Power S. A randomized clinical trial of thermoplastic retainer wear. Eur J Orthod. 2010;32(1):1–5

[5] Weir T. Clear aligners in orthodontic treatment. Aust Dent J. 2017; 62(Suppl 1):58–62

[6] Sifakakis I, Zinelis S, Eliades T. Aligners for orthodontic applications. In: Eliades T, Brantley WA, eds. Orthodontic Application of Biomaterials. Amsterdam: Woodhead Publishing;2017:275–287

[7] Zhang N, Bai Y, Ding X, Zhang Y. Preparation and characterization of thermoplastic materials for invisible orthodontics. Dent Mater J. 2011;30(6):954–959

[8] Lombardo L, Arreghini A, Maccarrone R, Bianchi A, Scalia S, Siciliani G. Optical properties of orthodontic aligners--spectrophotometry analysis of three types before and after aging. Prog Orthod. 2015;16:41

[9] Sawyer LC, Grubb DT, Meyers GF. Polymermicroscopy. 3rd ed. New York, NY: Springer;2008

[10] Ahn HW, Ha HR, Lim HN, Choi S. Effects of aging procedures on the molecular, biochemical, morphological, and mechanical properties of vacuum-formed retainers. J Mech Behav Biomed Mater. 2015;51:356–366

[11] Ryokawa H, Miyazaki Y, Fujishima A, Miyazaki T, Maki K. The mechanical properties of dental thermoplastic materials in a simulated intraoral environment. Orthod Waves. 2006;65:64–72

[12] Gracco A, Mazzoli A, Favoni O, et al. Short-term chemical and physical changes in Invisalign appliances. Aust Orthod J. 2009;25(1):34–40

[13] Gerard BT, Teske L, Eliades G, Zinelis S, Eliades T. Do the mechanical and chemical properties of InvisalignTM appliances change after use? A retrieval analysis. Eur J Orthod. 2016;38(1):27–31

[14] Alexandropoulos A, Al Jabbari YS, Zinelis S, Eliades T. Chemical and mechanical characteristics of contemporary thermoplastic orthodontic materials. Aust Orthod J. 2015;31(2):165–170

[15] Ma YS, Fang DY, Zhang N, Ding XJ, Zhang KY, Bai YX. Mechanical properties of orthodontic thermoplastics PETG/ PC2858 after blending. Chin J Dent Res. 2016;19(1):43–48

[16] Kohda N, Iijima M, Muguruma T, Brantley WA, Ahluwalia KS, Mizoguchi I. Effects of mechanical properties of thermoplastic materials on the initial force of thermoplastic appliances. Angle Orthod. 2013;83(3):476–483

[17] Sifakakis I, Zinelis S, Patcas R, Eliades T. Mechanical properties of contemporary orthodontic adhesives used for lingual fixed retention. Biomed Tech (Berl). 2017;62(3):289–294

[18] Fang D, Zhang N, Chen H, Bai Y. Dynamic stress relaxation of orthodontic thermoplastic materials in a simulated oral environment. Dent Mater J. 2013;32(6):946–951

[19] Gardner GD, Dunn WJ, Taloumis L. Wear comparison of thermoplastic materials used for orthodontic retainers. Am J Orthod Dentofacial Orthop. 2003;124(3):294–297

[20] Iijima M, Kohda N, Kawaguchi K, et al. Effects of temperature changes and stress loading on the mechanical and shape memory properties of thermoplastic materials with different glass transition behaviours and crystal structures. Eur J Orthod. 2015;37(6):665–670

[21] Kikutani T, Ito H. Analysis of crystalline orientation by wide-angle X-ray diffraction. J Jpn Soc Polym Process. 2000;12:556–560

[22] Boubakri A, Elleuch K, Guermazi N, Ayedi HF. Investigations on hygrothermal aging of thermoplastic polyurethane material. Mater Des. 2009;30:3958–3965

[23] Boubakri A, Haddar N, Elleuch K, Bienvenu Y. Impact of aging conditions on mechanical properties of thermoplastic polyurethane. Mater Des. 2010;31:4194–4201

[24] Zhang N, Bai YX, Zhang KY. Mechanical properties of thermoplastic materials [in Chinese] Zhonghua Yi Xue Za Zhi. 2010; 90(34):2412–2414

[25] Zhang N, Fang DY, Bai YX, Ding XJ, Zhang Y. A comparative study of mechanical properties of commercialized dental thermoplastic materials [in Chinese] Zhonghua Kou Qiang Yi Xue Za Zhi. 2011;46(9):551–553

[26] Hodge RM, Edward GH, Simon GP. Water absorption and states of water in semicrystalline poly(vinyl alcohol) films. Polymer. 1996;37(8):1371–1376

[27] Iwamoto R, Miya M, Mima S. Determination of crystallinity of swollen poly(vinyl alcohol) by laser Raman spectroscopy. J Polym Sci, B, Polym Phys. 1979;17:1507–1515

[28] Hollande S, Laurent JL. Weight loss during different weathering tests of industrial thermoplastic elastomer polyurethane-coated fabrics. Polym Degrad Stabil. 1998;62:501–505

[29] Price JC. Polyethylene glycol. In: Rowe RC, Sheskey PJ, Owen SC, eds. Handbook of Pharmaceutical Excipients. 5th ed. London/Washington, DC: Pharmaceutical Press/ American Pharmacists Association;2006:545–550

[30] Liu CL, Sun WT, Liao W, et al. Colour stabilities of three types of orthodontic clear aligners exposed to staining agents. Int J Oral Sci. 2016;8(4):246–253

[31] Martorelli M, Gerbino S, Giudice M, Ausiello P. A comparison between customized clear and removable orthodontic appliances manufactured using RP and CNC techniques. Dent Mater. 2013;29(2):e1–e10

第二部分

# 临床治疗

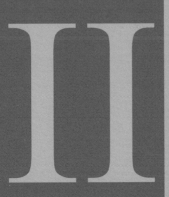

# 3 使用隐形矫治器对儿童及青少年的早期治疗

Eugene K. Chan, M. Ali Darendeliler

**摘要**

隐形矫治器一直用于成年患者和（或）具有审美意识的患者。在过去，隐形矫治器对年龄较小的患者或乳牙或混合牙列患者效果不佳。数字化软件无法区分乳牙和恒牙的牙齿移动生物学特性。牙齿替换和生长发育可能使得数字化软件对于年龄较小的患者牙齿的追踪更加困难。年龄较小的患者缺乏依从性往往导致临床效果不理想，治疗持续时间延长，治疗效率较低。生物材料算法的新进展、附件设计以及同一患者乳牙和恒牙的最佳移动速度，为一部分符合条件的年轻患者提供了一种新的治疗选择。在儿童中使用隐形矫治器进行早期 Ⅰ 期阻断治疗和综合正畸治疗已成为现实。

**关键词：**正畸、隐适美、早期治疗、混合牙列

## 3.1 简介

由于各种原因，患者可能会被转诊至正畸医生进行早期阻断性治疗。主要原因包括多生牙阻碍正常牙齿萌出、下颌发育不对称、不良习惯、乳牙早失及间隙丧失或可能阻碍对称性和（或）牙槽骨发育的前牙或后牙反𬌗，也包括外伤、软组织异常、牙齿解剖变异或牙齿移位等其他原因。

早期开始正畸治疗能够完全或部分纠正许多早期错𬌗，或者至少能阻止它们变得更加严重。阻断或早期干预一般采用简单的治疗技术，不会给年龄较小的患者带来恐惧的治疗体验，它的目标是消除或减少可能影响儿童生长、功能、美学和心理健康的牙槽骨和骨骼的发育异常[1]。

长期以来，早期的阻断治疗涉及各种固定和（或）可摘矫治器，如头帽、活动或固定的扩弓器、𬌗垫、不良习惯破除装置、功能性矫治器 [ 如双𬌗垫矫治器或单𬌗垫矫治器、局部固定预调托槽系统（片段弓）]。

最近，一直用于成年人美观性正畸治疗的隐形矫治器由于不断改进，可以考虑用于早期阻断治疗。

成功的早期阻断性治疗在于了解错𬌗畸形的原因，患者的生长潜力，正畸干预引起的乳恒牙的生物学反应，以及患者良好的依从性。早期阻断性矫治中的矫治器设计相当复杂，因为矫治器需要不断地调整和变化，来满足不同时期阻断矫治的治疗需求，以及实现阻断矫治的目的。

治疗混合牙列畸形是非常棘手的，因为虽然从牙齿情况看可以开始矫治，但患者的成熟度和心理接受情况却尚未准备好。此外，男女早期矫治的治疗窗口期有很大的差异，且针对不同性别的治疗也是有差异的。

早期阻断性矫治中的传统矫治器，大多数能解决口腔的问题，但无法解决患者的身心问题。

## 3.2　固定式扩弓器

双侧后牙反𬌗病例通常用固定扩弓器（图3.1a），矫治效果佳。所示案例通过Hyrax固定扩弓器在2个月内纠正了横向错𬌗（图3.1b）。扩弓器保持了几个月后取出，然后开始使用Invisalign矫治器进行Ⅱ期治疗。虽然这种固定扩弓器在实现Ⅰ期治疗目标方面有效，但只能纠正横向错𬌗，不能实现牙齿排齐、矢状向变化、牙弓协调和咬合的建立（图3.1c）。

## 3.3　活动式前牙𬌗垫矫治器

混合牙列中的深覆𬌗可能会加重前牙的磨耗和磨损，并可能进一步发展成更复杂的牙齿错𬌗（图3.2a），常采用的治疗方式是活动式上前牙𬌗垫矫治器（图3.2b）。该矫治器通常全天佩戴6~9个月。通过解除后牙咬合接触，结合青少年患者牙槽骨垂直向生长，刺激下磨牙萌出，从而打开垂直高度，纠正牙齿覆𬌗（图3.2c）。虽然其他辅助装置，如用于横向或矢状向矫正的螺簧、指簧和（或）Z形弹簧都可以安装到这些活动矫治器中，但除非放置片段弓，否则仍无法实现单个牙齿的移动。对于可能需要进行综合正畸治疗的患者，应密切监测至恒牙期。

## 3.4　活动式后牙𬌗垫矫治器

有吮指习惯的患儿会出现前牙开𬌗畸形，通常还会伴有上牙弓狭窄和后牙反𬌗（图3.3a）。使用活动式双侧后牙𬌗垫矫治器治疗通常需要6~9个月。在矫治器腭侧还安装了一个螺旋扩弓器（图3.3b），主要治疗目标是建立正常咬合，达到正常覆𬌗，并扩大上牙弓以矫正后牙反𬌗（图3.3c）。牙齿排齐、牙弓协调和矢状向调整通常在恒牙列后期使用隐形矫治器进行矫正（图3.3d）。

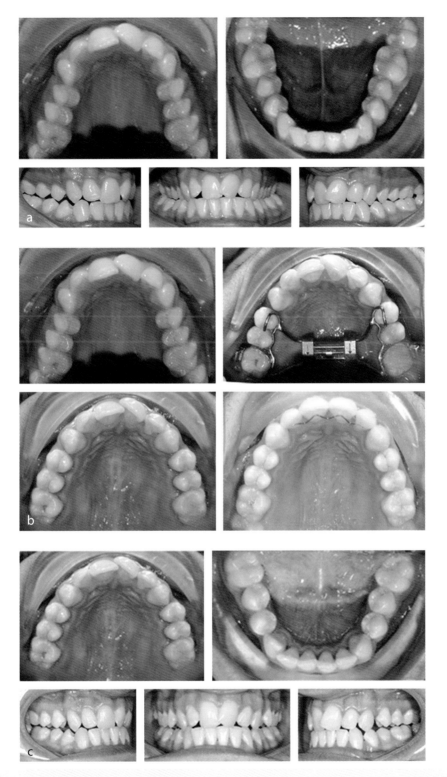

图 3.1　a. 双侧后牙反𬌗病例；b. Hyrax 扩弓器扩弓 2 个月后通过 Invisalign 矫治器进行综合正畸治疗；c. Hyrax 扩弓治疗后的𬌗面像

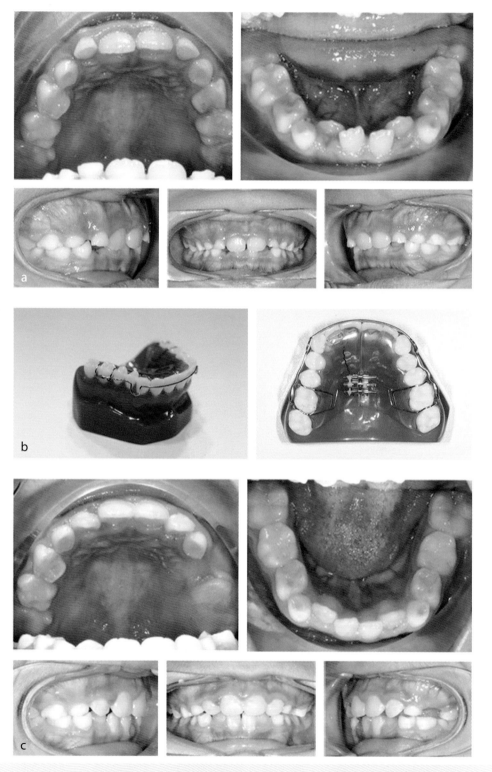

图 3.2　a. 早期混合牙列病例，伴有严重的深覆𬌗（患者 9 岁 11 个月）；b. 使用带有前牙𬌗垫和螺旋扩大的可摘矫治器进行矫正；c. 7 个月纠正深覆𬌗

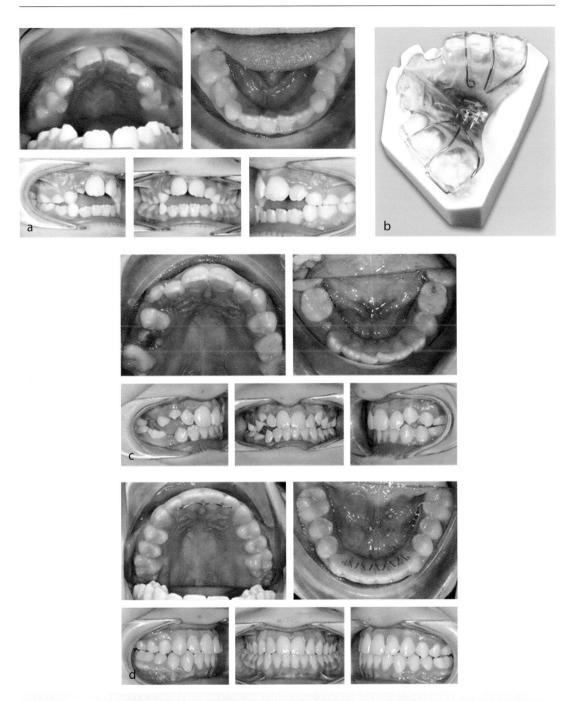

图 3.3 a. 早期混合牙列病例，伴有严重的前牙开𬌗（患者 8 岁 7 个月）；b. 使用带有后牙𬌗垫和螺旋扩大的可摘矫治器进行矫正；c. 早期干预约 12 个月；d. 使用隐形矫治器完成接下来的综合正畸治疗

## 3.5　功能性矫治器

骨性Ⅱ类错𬌗患者的早期治疗需要把握好时机。监测生长参数，如第二生长快速期的特征和头颅侧位 X 线片中颈椎的形态变化对于治疗时机的把握非常有用（图 3.4a、b）[2, 3]。严重骨性Ⅱ类生长模式的年轻患者通常在生长迸发期之前接受治疗（图 3.5a~c）。如果患者的依从性好，牙齿错𬌗通常可以在 9~12 个月内纠正（图 3.5d~g）。在这个案例中使用的功能性矫治器是 Clark Twin Block。该矫治器加螺旋扩弓器可同时矫治矢状向和横向错𬌗。在完成矢状向矫正后，选择性磨除矫治器的𬌗垫来促进垂直向生长，进一步纠正垂直向错𬌗。尽管该功能性矫治器能在三维方向纠正错𬌗，但仍然不能纠正牙齿排列问题，以及不能以完美的咬合结束病例。通常需要固定矫治器或隐形矫治器完成之后的治疗。

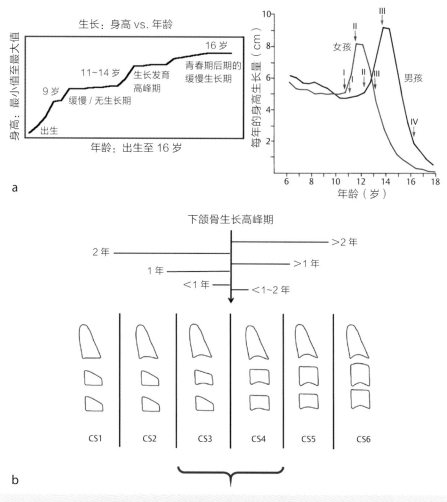

图 3.4　a. 使用可以提供生长参数相关信息的引导式提问进行生长发育评估。例如：孩子最近长得快不快？衣服和鞋子尺码是否发生变化？兄弟姐妹的性成熟发生在什么年龄？与父母或年长的兄弟姐妹相比，孩子的身高 – 体重相差多少？b. 同时注意观察颈椎，在下颌骨生长高峰期前后进行矫形治疗

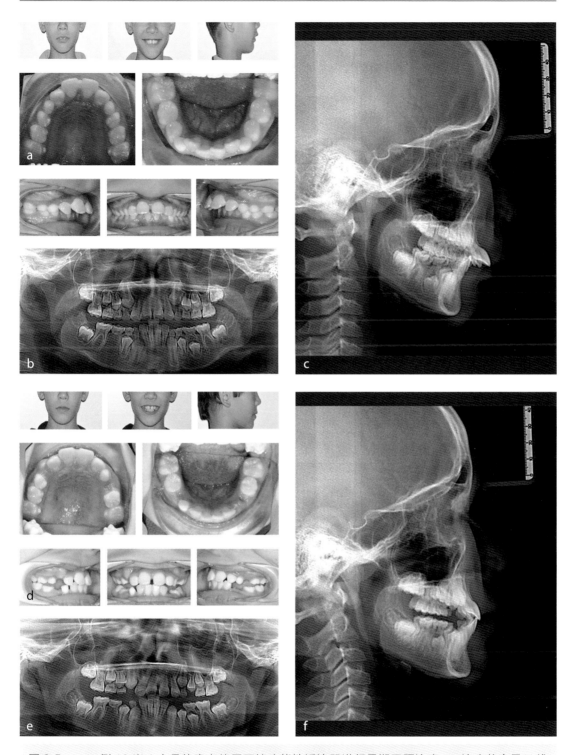

图 3.5 a. 一例 10 岁 1 个月的患者使用可摘功能性矫治器进行早期干预治疗；b. 治疗前全景 X 线片；c. 治疗前的头颅侧位测量片；d. 早期干预治疗历时 10 个月；e. 第一阶段治疗后全景 X 线片；f. 第一阶段治疗后的头颅侧位测量片

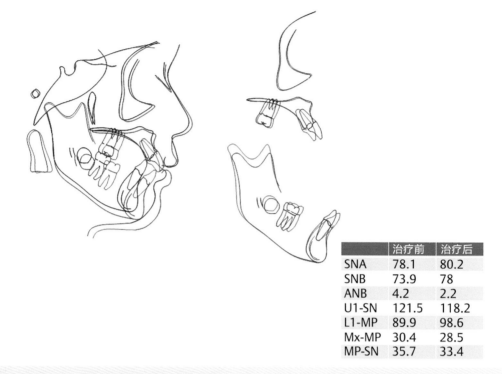

| | 治疗前 | 治疗后 |
|---|---|---|
| SNA | 78.1 | 80.2 |
| SNB | 73.9 | 78 |
| ANB | 4.2 | 2.2 |
| U1-SN | 121.5 | 118.2 |
| L1-MP | 89.9 | 98.6 |
| Mx-MP | 30.4 | 28.5 |
| MP-SN | 35.7 | 33.4 |

g

图 3.5（续） g. 整体及局部头影测量重叠图

## 3.6 Invisalign First

使用隐形矫治器对 Ⅰ 期和 Ⅱ 期进行双期矫治的想法直到最近才实现（图 3.6）。隐形矫治一直用于成年人或审美意识较高的患者，与传统矫治器相比，隐形矫治器由于其隐形的特点具有很大的优势，一直备受患者青睐。

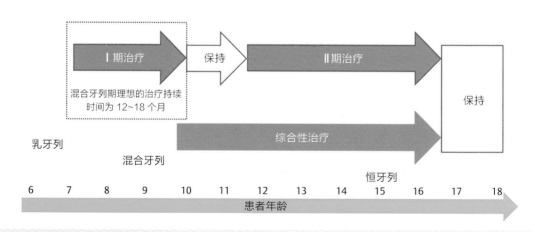

图 3.6 隐形矫治器双期矫治方案

然而，隐形矫治器要求患者每天佩戴 22 个小时，所以患者的依从性对于正畸治疗的成功至关重要。年龄较小的患者责任心和依从性可能较差，因此，大多数父母和临床医生并没有考虑选择隐形矫治器。最近在矫治器中添加的新功能解决了这一问题（图 3.7）：父母和（或）临床医生通过矫治器上的依从性指示器检查患者佩戴时间是否足够。为乳牙设计的优化附件和为混合牙列设计的分步移动方案，使得隐形矫治器也可以解决垂直向和横向问题，而且还可以设计精确的个别牙齿移动。有了密切的监测和父母积极的鼓励，这一新功能可能会解决依从性差的风险，并给了临床医生使用隐形矫治器来治疗混合牙列期患者另一个理由。

矫治器在 18 个月内可以免费无限订购，因此，可以使用 Invisalign First 矫治器治疗各种各样的病例。合并前牙殆垫、后牙殆垫、个性化的牙齿移动、扩弓、萌出补偿和矢状向弹性牵引等功能，最大化隐形矫治器 I 期治疗的范围，而不仅仅是解决一两个问题。

年龄较小的患者可能不能很好地配合获取藻酸盐牙齿印模的过程。过度敏感的呕吐反射阻碍了许多早期正畸干预。随着数字口腔内扫描仪（如 iTero Element 扫描仪）的普及，口腔内数字化模型的获取，增加了通过隐形矫治器进行早期矫治的可行性。

Invisalign First 矫治器通常适用于 6~10 岁的早期混合牙列。然而，它仅适用于第一恒磨牙完全萌出，上下牙弓各至少有 2 颗切牙萌出 2/3，至少有 2 颗不松动的乳牙（C、D 或 E），以及至少三个象限都有 1 颗部分萌出的恒牙（3、4 或 5）的患者。

Invisalign First 矫治器默认的牙齿移动速度在乳牙期和恒牙期之间没有区别。然而，对于临床医生来说，了解牙齿移动的生物力学是至关重要的。临床医生应通过现有的 X 线片来确定乳牙列牙根的吸收状态和恒牙列牙根的发育状态，并观察临床牙冠高度和牙槽骨厚度，从而调整牙齿的移动速度。

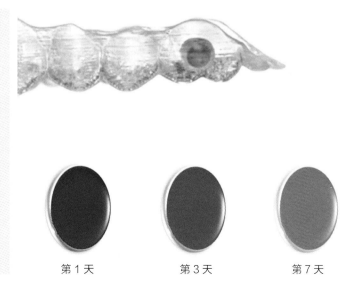

图 3.7 隐形矫治器依从性指示剂中的颜色随时间变化图

第 1 天　　　　第 3 天　　　　第 7 天

该矫治器适用于改善牙弓形态，为牙齿萌出创造空间。一般而言，它可用于解决牙弓横向发育不足、牙列拥挤／间隙、矢状向不调、牙齿前突和（或）殆干扰（包括消除功能性偏移）等问题。

该矫治器默认分步模式扩弓和牙齿移动，通常第一恒磨牙区先扩弓和移动，然后是乳牙前面的切牙区（图3.8）。这种有序的分步移动模式在乳牙移动之前先在牙弓中正确定位恒牙。因为恒切牙和磨牙牙根较宽、较长，牙齿移动的阻力更大，矫治器需要达到良好的包裹并施加足够的力才能使之移动。乳牙的临床牙冠高度一般较短，专用软件能够分析牙齿结构，测量颊部外形和近远中宽度，了解牙齿需要移动的方向和类型，并为这些乳牙设计优化附件（图3.9）。

以下是一些推荐的偏好设置：

- 乳牙不建议进行邻面去釉（interproximal reduction，IPR）。一般而言，乳牙可以良好地维持间隙，因此乳牙很少需要IPR。在扩弓的过程中，恒牙和乳牙都会颊倾。这反映了Ⅰ期治疗的目标，即改善牙弓形态，并保持或增加恒牙萌出的空间。每个牙弓可预测的扩弓范围在4~6mm之间。
- 有序的分步模式使恒磨牙在其他牙齿之前移动；此后，其他牙齿移动紧随其后。这也是利用了差动力支抗来确保恒磨牙的移动。
- 如果Bolton指数不调，乳尖牙的近远中需要留出间隙，为体积较大的恒尖牙提供足够萌出空间。

Invisalign First矫治器还可以有效治疗矢状向不调。在制订ClinCheck治疗方案中，可以使用混合牙列处方表设计Ⅱ类或Ⅲ类弹性牵引（图3.10）。舌侧扣和弹力圈在临床中也同样建议使用（图3.11）。在混合牙列期使用Invisalign矫治器，附件设计是很重要的，因为乳牙的临床牙冠高度较短，需要附件来增加矫治器的固位力。在混合牙列期过渡到恒牙列期时，在乳牙脱落而恒牙还没有完全萌出这段时间内，矫治器固位是相当具有挑战性的。为了提高短临床冠的固位力，ClinCheck软件会自动放置优化附件（图3.12）。Invisalign First矫治器中使用的附

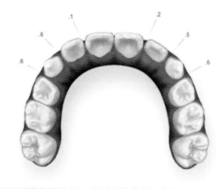

图3.8 ClinCheck方案显示了典型Invisalign First病例

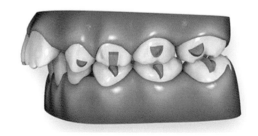

图3.9 乳牙列及恒牙列的各种附件设计

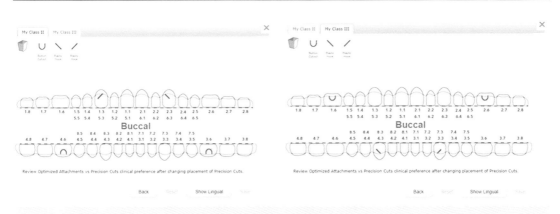

图 3.10 Invisalign First 治疗方案中设计的各种弹性牵引

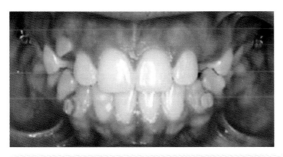

图 3.11 舌侧扣和弹力圈的临床应用

图 3.12 软件设计的各种优化附件

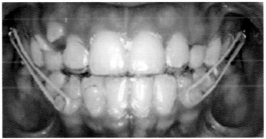

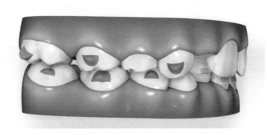

件主要用于旋转、压入、固位。这些附件在 ClinCheck 治疗方案中可视，临床医生可根据需要进行修改。压入和旋转附件默认放置在恒牙上，而固位附件默认放置在乳牙上（图 3.13）。

如果治疗开始于乳牙脱落之后，继承恒牙完全萌出之前，则会设计萌出补偿器。这些牙齿在 ClinCheck 方案上看是"隐形牙"，在临床上看是"假牙空泡"（图 3.14）。在这一阶段，矫治器的固位通常会受到影响，因此，有必要把握好治疗时机或进行良好的固位附件设计。随着治疗的进行，恒牙将萌出至空泡区。在第一批矫治器佩戴结束之后订购额外的矫治器时，须进行新的扫描或在取模后，来进一步解决牙齿压入或伸长以及扭转问题。

成功的 I 期矫治通常需要 12~18 个月。若主动治疗期间结合了传统的扩弓器（如 Hawley 扩弓器）进行扩弓治疗，在治疗结束后仍须配合晚上佩戴主动矫治器

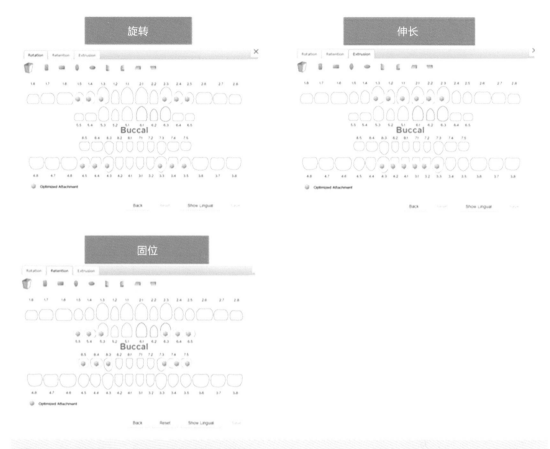

图 3.13 用于旋转、伸长、固位的附件选项

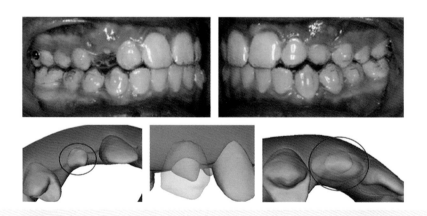

图 3.14 萌出牙列假牙空泡的临床及数字可视化效果

以保持治疗效果。然后对患者进行 3~6 个月的复诊监控，定期调整矫治器及唇弓，以适应和促进恒牙列的萌出。定期拍摄全景片来评估是否需要其他干预措施，例如拔除乳牙，以促进继承恒牙的正位萌出。临床医生通常需要监控患者至恒牙期，如果有需要，将计划进一步的 II 期治疗。

Invisalign First 矫治器由于覆盖牙列的咬合面，在主动治疗完成后不能很好地起到保持的作用。特别是 I 期治疗完成较早，而恒牙要到几年后才完全萌出的情况。临床医生需要对这一延长的保持期制订保持计划。脱落的乳牙和它们的继承恒牙在解剖学上的形状和大小并不相同，矫治器或空泡设计可能会阻碍恒牙的萌出。

因此，无论是上颌还是下颌，都建议提前放置固定保持器（图 3.15a），并设计 Hawley 保持器以便每晚佩戴（图 3.15b）。如果有必要，也可以在该保持器上设计前牙殆垫或后牙殆垫以维持垂直向高度。然后，随着患者进入恒牙期对 Hawley 保持器进行相应的调整。图 3.16 中描述了 Invisalign First 矫治器的工作流程。

## 3.7　Invisalign 矫治器导下颌向前

早期矫治 II 类错殆可有效降低 II 期矫治的难度[5]。I 期矫治开始于 6~10 岁的混合牙列，II 期矫治开始于 10~12 岁的混合牙列晚期或恒牙列早期。一些临床医生认为，早期混合牙列期的 I 期矫治可以减少或消除 II 期正畸治疗的需要（图 3.17a~d）。

矫治骨性和牙性 II 类错殆最常用的功能性矫治器包括肌激动器、Twin Block、Frankel 矫治器或 Herbst 矫治器，它们利用不同类型的斜面或斜杆将下颌导向更靠前的位置，结合良好的生长潜力、有利的生长模式和患者的配合，很容易获得满意的治疗结果。然而，矫治器是在技工室制作的，临床佩戴时可能会不合适。在矫治期间，矫治器造成的不适也可能使一些患者望而却步。

与大多数传统的功能性矫治器相比，隐形矫治器更美观、更舒适。最近，在研究和设计上的进步使隐形矫治器在混合牙列中进行牙列移动成为可能，即矫治器（图 3.18a）双颌牙弓中加入了吸引力磁铁，以及设计了 Twin Block 斜面的"精密翼托"（图 3.18b），使下颌导向更向前的位置（图 3.18a）。

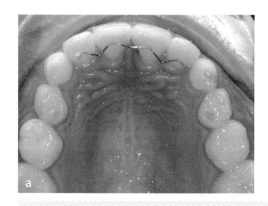
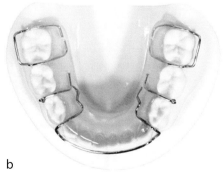

图 3.15　a. 混合牙列 I 期治疗完成后的舌侧固定保持器；b. 混合牙列治疗完成阶段的 Hawley 保持器

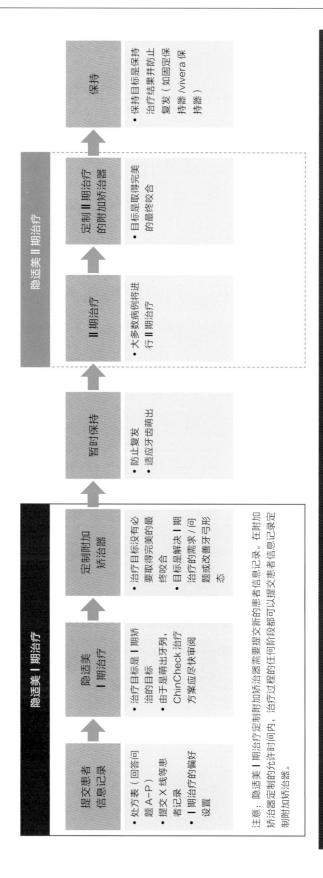

注意：隐适美 I 期治疗定制附加矫治器需要提交新的患者信息记录。在附加矫治器定制的允许时间内，治疗过程的任何阶段都可以提交患者信息记录定制附加矫治器。

图3.16  Invisalign 第一阶段矫治器的工作流程概述

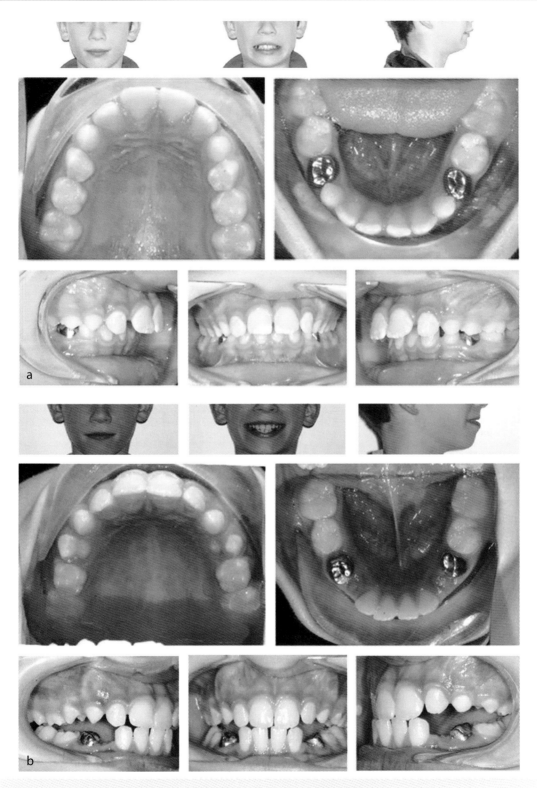

图 3.17　a. 混合牙列病例治疗前的面殆像；b. Twin Block 矫治器治疗 10 个月后

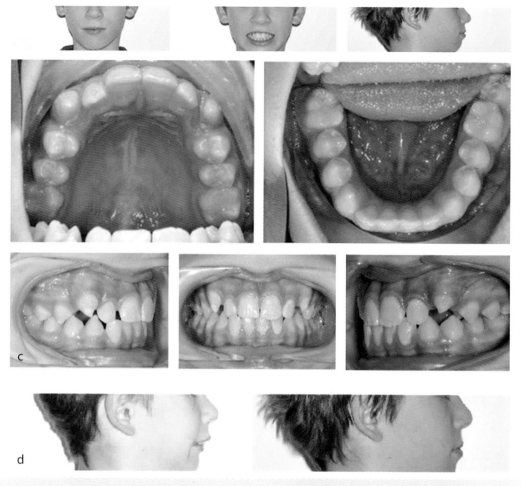

图 3.17（续）　c. 治疗 2 年后的面颌像，未做进一步干预治疗；d. 比较治疗前后的侧貌变化

### 3.7.1　隐形矫治器的精密翼托导下颌向前

传统的 Twin Block 矫治器能有效矫正矢状向不调并改善具有生长潜力的年轻患者的骨性 Ⅱ 类侧貌。虽然使用该矫治器可以矫治横向、矢状向和垂直向错𬌗，但不能实现单个牙齿三维方向的移动。该矫治器的体积也在一定程度上阻碍了它的广泛使用，并降低了患者佩戴的依从性。

具有下颌前导（mandibular advancement，MA）功能的 Invisalign 矫治器克服了传统的 Twin Block 面临的一些问题。精密翼托放置在上、下颌矫治器的颊侧（图 3.19），并模仿 Twin Block 的斜面，但是当矫治器就位时，矫治器颊侧的精密翼托（不同于传统的 Twin Block 中𬌗垫）减少了垂直向打开高度和张口度，从而提高了患者的舒适度。在激活过程中，下颌骨永远处于靠前的位置。患者每周都会更换矫治器，在制订 ClinCheck 方案时同时设计了单颗牙齿移动。

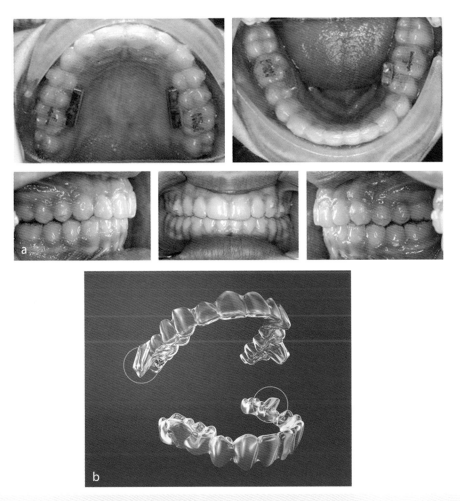

图 3.18 a. 隐形矫治器中加入磁铁可用于功能性矫正；b. 隐形矫治器模仿 Twin Block 𬌗垫斜面的"精密翼托"

结合 MA 功能的 Invisalign 矫治方法适用于混合牙列晚期到恒牙早期的患者。其中混合牙列的第一恒磨牙完全萌出，乳磨牙（D 和 E）稳固至少 1 年左右才脱落。对恒尖牙和其他磨牙没有要求，也适用于前磨牙先天性缺失的患者。

推荐使用的数字化工作流程和治疗方案如图 3.20 所示。建议每天佩戴 20~22 个小时，每周更换 1 次。在进入 MA 治疗之前一般会设计一个 pre-MA 阶段。此阶段主动矫治器不限数量，但至少 4 副。这一阶段的治疗目标主要是整平 Ⅱ 类错𬌗的 Spee 曲线、唇倾 Ⅱ 类 2 分类的上前牙或改善其他任何会影响下颌前导的错𬌗畸形。开始导下颌向前的时机很重要，患者越接近生长迸发期时，治疗结果就越好。若认为患者即将进入生长迸发期，建议设计一个较短的 pre-MA 阶段，并尽快开始 MA。另一方面，如果距离生长迸发期还有一段时间，可设计较长的 pre-MA 阶段和整平阶段。

矫治器边缘剪切线提高

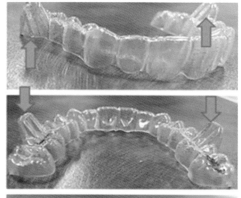

最小化牙弓间开口度

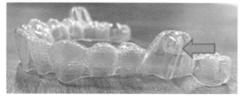

精密翼托

Invisalign 矫治器中的精密翼托

强化的精密翼托

图 3.19 Invisalign 矫治器中的精密翼托。特点：矫治器边缘剪切线提高，最小化牙弓间开口度，精密翼托强化

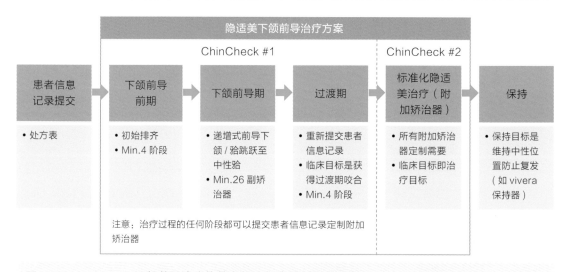

图 3.20 Invisalign 下颌前导治疗的数字化工作流程和治疗方案

　　下颌是随着精密翼托的逐渐激活而前移的。除非另有要求，否则每 8 副矫治器移动量为 2mm。主动矫治器不限量，但至少 26 副。注意，放置精密翼托的牙齿上都不能设计附件，主要是上下颌第二前磨牙、第二乳磨牙和第一恒磨牙。MA 治疗的各个阶段的概述如图 3.21 所示。MA 阶段之后还有两个后续阶段，一是咬合过渡期，此阶段不生产新矫治器，目的是维持下颌前导位置；二是完成期，此期仍然不生产新的矫治器，如有后续治疗，应订购附加矫治器。

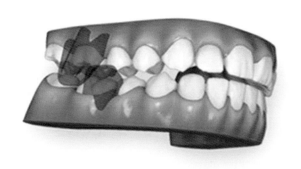

图 3.21　Invisalign 下颌前导治疗不同阶段的概述

| 下颌前导前期 | 下颌前导期 | 过渡期 |
|---|---|---|
| 目标：为了成功地在矫治器中添加精密翼托，需要矫治深覆𬌗及深覆盖或者其他的个别牙齿移动 | 目标：导下颌向前的同时进行牙齿移动（由于存在精密翼托，牙齿移动是有限的） | 目标：保持下颌前导位置，同时等待常规矫治器／附加矫治器。没有额外的牙齿移动。4 副矫治器 |
| 临床治疗：Ⅱ类 2 分类中的切牙唇倾，深覆𬌗中的前牙压入，磨牙旋转 | 临床治疗：矫治 Ⅱ 类错𬌗，协调牙弓，减小深覆盖，牙齿排齐及整平 | 临床治疗：保持下颌前导位置 |
| 矫治器种类：常规化矫治器，附件，无精密翼托 | 矫治器种类：带有精密翼托的矫治器，由于存在精密翼托，其他矫治功能受限 | 矫治器类型：带有精密翼托的矫治器 |

## 病例讨论

患者开始正畸治疗时年龄为 12 岁 6 个月（图 3.22a~c）。临床表现为安氏 Ⅱ 类 1 类牙性错𬌗，骨性 Ⅱ 类错𬌗畸形，恒牙列，CVS3（生长高峰期）。深覆盖，下牙列轻度拥挤，上牙列间隙和上下前牙唇倾。方案设计 pre-MA 阶段为 4 步：①初步内收前牙，压低下前牙；② MA 阶段为 27 步，进一步内收前牙，整平 Spee 曲线，协调牙弓形态（图 3.22d）；③经过大约 7 个月的治疗，覆盖和覆盖恢复正常，软组织侧貌也得到改善（图 3.22e、f）；④在附加矫治器阶段，利用 Ⅱ 类弹性牵引来整平 Spee 曲线，纠正后牙开𬌗，调整中线（图 3.22g）。总治疗时间为 14 个月（图 3.22h、i）。之后戴用上下颌固定保持器和 vivera 保持器（爱齐科技公司制作的隐形保持器）来保持治疗效果。

这份病例报告表明，采用 Invisalign 矫治器及其 MA 功能进行下颌前移成功地实现了良好的咬合、牙齿排列，面部侧貌也显著改善。传统的 Twin Block 可以通过磨低矫治器的𬌗垫来促进下磨牙的垂直生长／萌出（向上和向前），从而在矫正矢状向关系的同时改善垂直向关系。然而，Invisalign 矫治器由于覆盖牙列的𬌗面很难实现垂直关系的改善，因此，建议在 pre-MA 阶段尽可能整平下颌 Spee 曲线，并在 MA 后精调 / 附加矫治器来设计后牙弹性牵引以完成整平。但是，如果患者即将进入生长高峰期，应尽快开始 MA 阶段。因此，整平下颌 Spee 曲线必须在较晚的附加矫治器阶段通过后牙弹性牵引来完成。

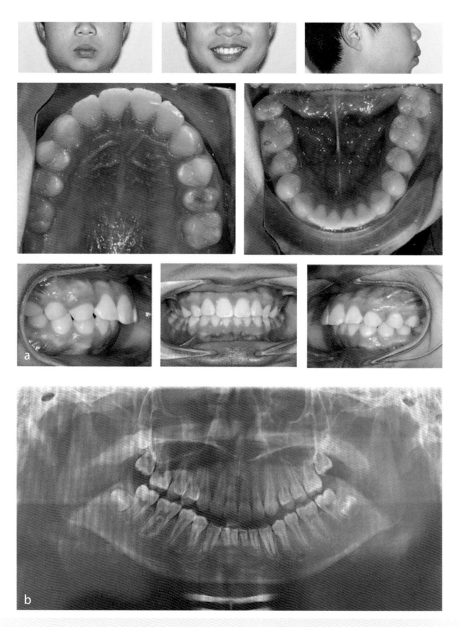

图 3.22　a. 一名 12 岁 6 个月的年轻患者治疗前的面颌像，使用具有下颌前导功能的 Invisalign 矫治器进行治疗；b. 治疗前全景 X 线片

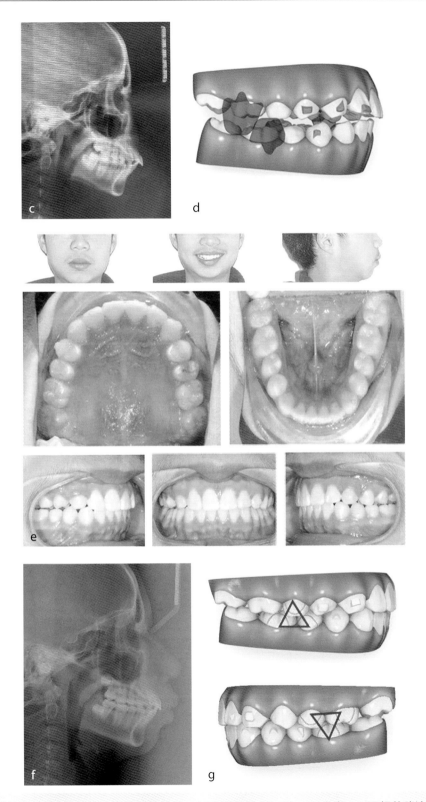

图 3.22（续）　c. 治疗前的头颅侧位测量片；d. 下颌前导 ClinCheck 方案；e. 下颌前移治疗后的面颌像；f. 下颌前移后的头颅侧位测量片；g. 完成阶段调整咬合的力学牵引

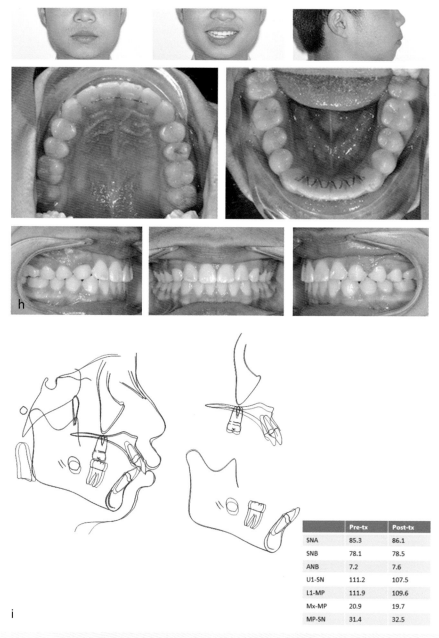

| | Pre-tx | Post-tx |
|---|---|---|
| SNA | 85.3 | 86.1 |
| SNB | 78.1 | 78.5 |
| ANB | 7.2 | 7.6 |
| U1-SN | 111.2 | 107.5 |
| L1-MP | 111.9 | 109.6 |
| Mx-MP | 20.9 | 19.7 |
| MP-SN | 31.4 | 32.5 |

图 3.22（续） h. 治疗完成后的面颌像；i. 整体及局部头影测量重叠图

### 3.7.2　磁激活式隐形矫治器导下颌向前

利用磁铁矫正生长发育中的下颌发育不足的Ⅱ类错𬌗在文献中已有报道[7]。然而，将磁铁放置于隐形矫治器中以促进下颌前移是尚未经过测试的新方法。

磁铁置于矫治器的腭/舌侧，上颌每侧2块，下颌每侧1块，即每副矫治器中共包括6个磁铁。磁体的尺寸为7mm×3mm×2mm，激活距离为2mm（图3.23）。

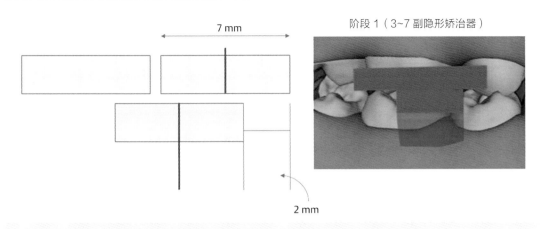

阶段 1（3~7 副隐形矫治器）

图 3.23　磁激活式隐形矫治器中的磁体配置

磁激活的优点是，当矫治器就位时，患者不需要主动前伸下颌，来自磁铁的吸引力可以引导下颌前伸。这使得患者下颌持续处于前导位，最大限度地发挥功能性矫治器的作用[8]。矫治器可以同时设计个别牙齿移动，来排齐、整平牙弓，同时获得良好的牙尖交错𬌗。

磁力的作用也会使矫治器脱离牙列，特别在临床牙冠高度相对较短的年轻患者中。因此，附件的放置对加强支抗至关重要。

### 病例报告

患者开始正畸治疗时的年龄是 12 岁 8 个月（图 3.24a）。临床表现为安氏 Ⅱ 类 2 分类牙性错𬌗，骨性 Ⅱ 类生长型和正常的生长发育方向，深覆盖，深覆𬌗，上下牙列轻度拥挤，轻度牙弓狭窄，但没有明显的后牙反𬌗。ClinCheck 计划设计改善牙弓形态，纠正覆𬌗覆盖，排齐牙齿。如上所述，磁铁的吸引力可以矫治矢状向错𬌗（图 3.24b、c）。治疗在 24 个月内完成，获得了具有理想覆𬌗覆盖和牙弓对称性的 Ⅰ 类牙尖交错𬌗（图 3.24d）。下颌后缩已纠正。保持方式为下颌尖牙之间（3-3）粘接舌侧固定保持器，同时配合夜间佩戴上下颌透明保持器。这一病例报告表明，使用磁力进行下颌前导是可行的，牙齿、骨骼和软组织都得到了改善（图 3.24e、f）。与颊侧精密翼托相比，放置在腭面和舌面上的磁铁更"隐形"。然而，这种治疗模式仍处于 β 测试阶段，还未进行市场推广。

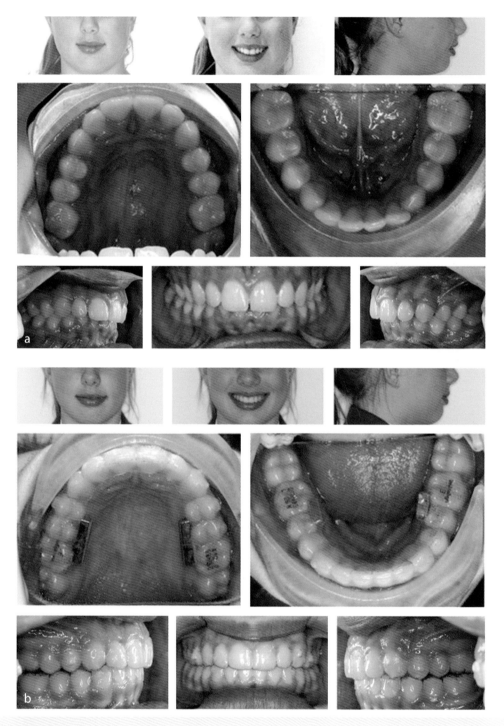

图 3.24 a. 一名 12 岁 8 个月的年轻患者正在接受磁激活式隐形矫治器下颌前导治疗；b. 磁激活式矫治器激活后

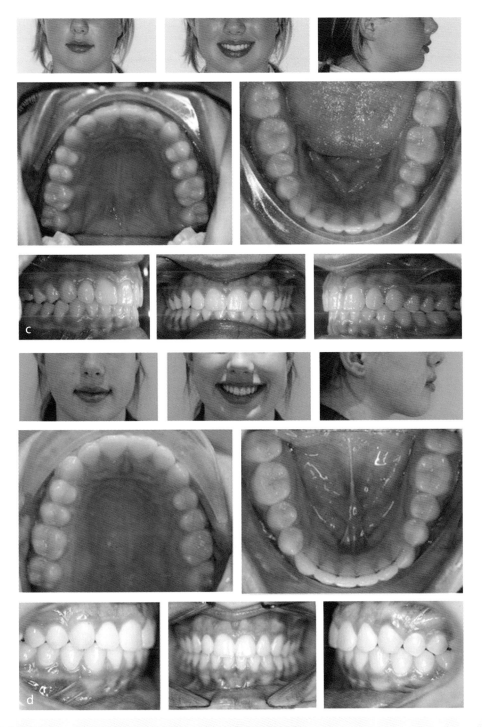

图 3.24（续） c. 下颌前导即刻面颌像；d. 治疗完成后面颌像

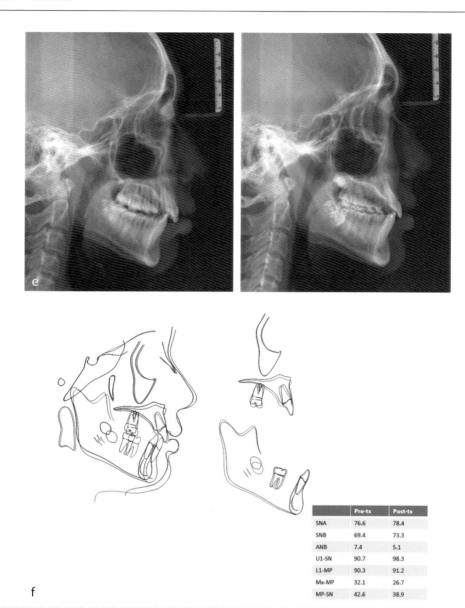

| | Pre-tx | Post-tx |
|---|---|---|
| SNA | 76.6 | 78.4 |
| SNB | 69.4 | 73.3 |
| ANB | 7.4 | 5.1 |
| U1-SN | 90.7 | 98.3 |
| L1-MP | 90.3 | 91.2 |
| Mx-MP | 32.1 | 26.7 |
| MP-SN | 42.6 | 38.9 |

图 3.24（续） e. 磁激活式 Invisalign 下颌前导病例治疗前后的头影测量对比；f. 整体及局部头影测量重叠

## 3.8　早期混合牙列治疗

　　早期 I 期矫治在患者 6~10 岁之间进行，通常是在上颌侧切牙完全萌出之后。最常见的 I 期矫治包括：①改善牙弓形态、间隙/拥挤（前牙排齐）；②骨性 II 类（下颌前移）、III 类（包括功能性反𬌗的纠正）、上颌扩弓；③破除不良习惯（吮指、伸舌）；④为提高 II 期治疗疗效的其他早期排齐和（或）矫治。早期矫治的目标基于患者的最佳利益，如果超过 5 年没有治疗，患者的问题可能会随着时间的推移而变得更加严重。例如，深覆𬌗会导致磨耗和磨损增加，深覆盖导致𬌗创伤风险增加。因此，我们可以在混合牙列晚期提前介入治疗，需要考虑间隙恢复、牙弓形态、矢状向和横向不调、反𬌗及功能性错𬌗的纠正等问题。

　　I 期矫治的目的是阻断正在发展的问题。错𬌗的诊断和病因的去除至关重要。我们的目标是引导颌面部的生长发育，并为恒牙萌出提供足够的空间。当恒牙完全萌出时，大多数患者需要 II 期治疗。

**病例讨论**

　　患儿为女性，初诊时年龄为 8 岁 10 个月，临床表现为安氏 II 类 1 分类牙性错𬌗，轻度的 II 类骨性错𬌗，深覆盖，上中切牙正中间隙，上牙弓狭窄，牙中线与面中线不一致（图 3.25a、b），全景 X 线片显示剩余的乳牙牙根仍未吸收，恒牙胚皆存在且萌出位正。

　　我们的治疗方案是使用 Invisalign First 矫治器排齐牙列，关闭正中间隙，减小覆盖，纠正 II 类咬合关系，扩弓以为恒牙正位萌出提供空间。

　　主动治疗时间为 12~18 个月。ClinCheck 如图 3.25c 所示。这一治疗的初始阶段有 21 副主动矫治器，并设计了轻力的 II 类弹性牵引。矫治器需要全天佩戴（每天至少 20~22 个小时），每周更换 1 副矫治器。在这 18 个月内，可以无限次重新扫描并生产矫治器来解决依从性差和（或）牙齿萌出变化等问题。软件默认先移动恒牙，然后移动乳牙，以最大限度地满足支抗要求。由于临床牙冠高度较短，需要放置附件以增加矫治器的固位力。因此，乳牙在这段治疗期间不发生松动或脱落，矫治器才能有效。如果预计乳牙在治疗期间会脱落，可以设计假牙空泡来为恒牙萌出提供空间。一旦牙齿萌出，在订购附加矫治器之前，重新扫描，获取牙列数据，排齐。患者对治疗的反馈非常好，治疗大约 6 个月时，覆盖恢复正常，正中间隙关闭，牙弓形状协调（图 3.25d）。患者现在佩戴临时保持器，我们将继续监测她的牙列生长和萌出情况直到她进入恒牙期。如有必要，我们会建议并设计进一步的治疗方案。

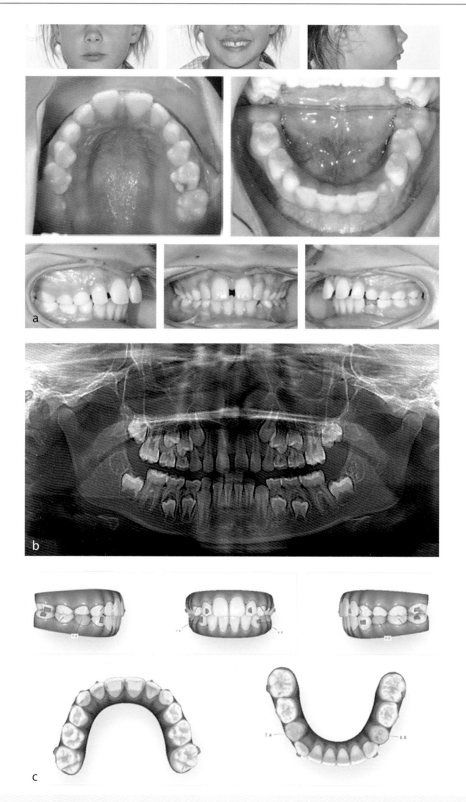

图 3.25　a. 一名 8 岁 10 个月的儿童患者通过 Invisalign First 进行治疗；b. 治疗前全景 X 线片；
c. ClinCheck 治疗方案

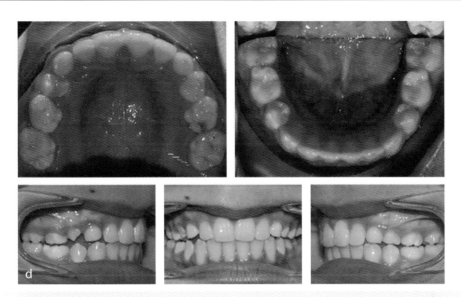

图 3.25（续） d. Invisalign 积极治疗 6 个月后

## 3.9 晚期混合牙列治疗

混合牙列晚期是指几乎所有乳牙已脱落（通常第二乳磨牙可能是唯一存在的乳牙），但恒牙尚未萌出或未完全萌出（通常是指尖牙和第二前磨牙）的时期。这一时期通常在 10~12 岁之间。由于乳磨牙都比继承前磨牙稍大，因此在第一、第二乳磨牙缺失后，通过早期干预治疗来最大限度地扩大剩余间隙解决拥挤是很有必要的，如果这些牙齿很早就缺失了，其余牙已经占据前磨牙间隙，恢复间隙让恒牙顺利萌出更加必要。Invisalign（综合套装）可以订购不限量矫治器。

**病例讨论**

这位患者开始正畸治疗时年龄为 10 岁 1 个月（图 3.26a）。临床表现为 1、3 和 4 象限牙齿萌出空间不足，分别为右上尖牙、左下尖牙和右下尖牙萌出受阻。深覆盖，上下牙弓狭窄，上下牙齿中线不一致。左上和右上的第二乳磨牙即将脱落。全景 X 线片显示牙齿数目完整（图 3.26b）。恒尖牙的垂直向位置正常，如果有足够的空间，预测它们可以正位萌出。

我们的治疗方案是排齐牙齿，打开深覆𬌗，矫正牙齿中线，在四个象限创造尖牙萌出空间，同时为左上和右上第二前磨牙的萌出保留空间。选择使用的矫治器是 Invisalign Teen 矫治器。该矫治器允许从治疗开始起 5 年内不限次数的重启。这有利于治疗期间对出现的各种生长变化和牙萌出进行调整，以及等待第一阶段目标实现后恒牙完全萌出之前的过渡期。I 期治疗由 19 副主动矫治器完成，每周更换 1 副。ClinCheck 方案如图 3.26c 所示，在侧切牙和前磨牙上设计了附件，萌出补偿帽位于计划萌出但未萌出牙齿的区域，即上颌尖牙和下颌尖牙以及上颌第二前磨牙。随着治疗的进行，尖牙和前磨牙逐渐萌出到位（图 3.26d、e）。在 19 周时我们已经创造了牙齿的萌出空间，并且初步实现了扩弓。上颌第二前磨牙和左上尖牙已经萌出。一旦获得剩余间隙，就可以等待剩余牙齿的自然萌出（图 3.26f、g）。设计临时保持器，等患者完全进入恒牙期后进一步扫描和订购矫治器，以完成 Ⅱ 期治疗。Ⅰ 期治疗获得了理想的覆𬌗和覆盖，上下牙齿中线一致，牙弓形态协调，并使 Ⅱ 期治疗变得更简单，且时间更短。

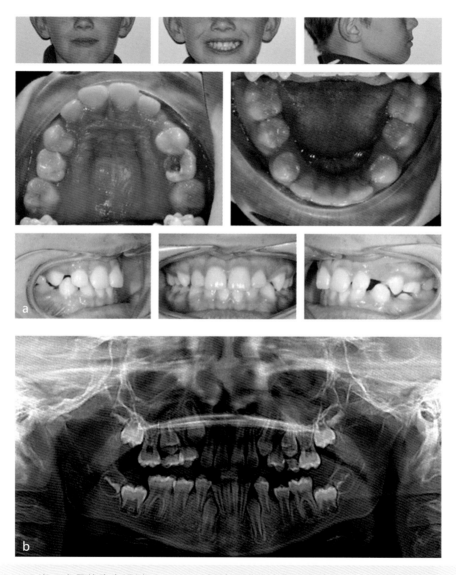

图 3.26　10 岁 1 个月的患者通过 Invisalign 矫治器进行 Ⅰ 期干预治疗。a. 治疗前面颌像；b. 治疗前全景 X 线片

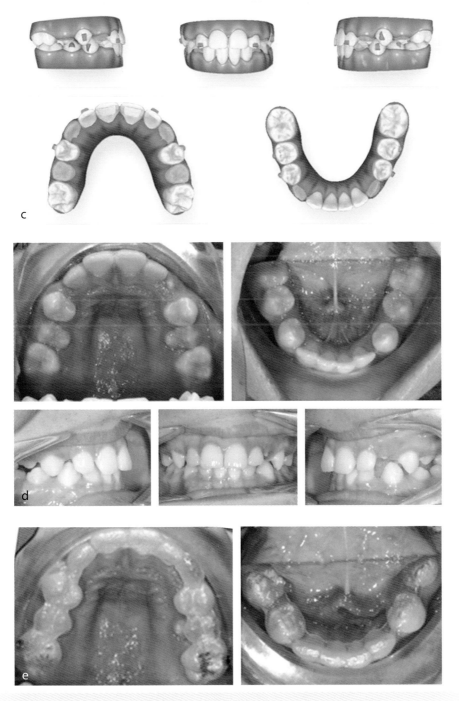

图 3.26（续） c. ClinCheck 治疗方案；d、e. 治疗中可见萌出牙列和假牙空泡

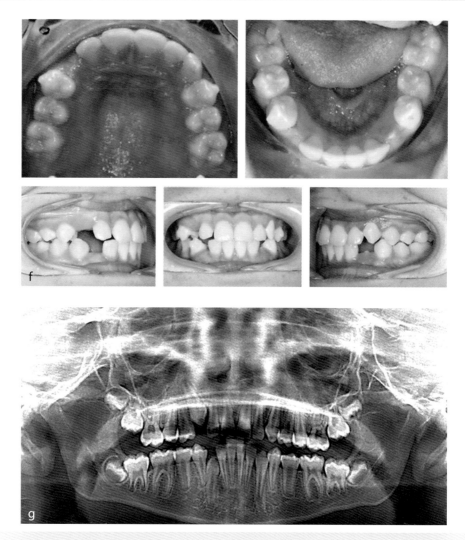

图 3.26（续）f. Ⅰ期治疗结束图像；g. Ⅰ期治疗后全景 X 线片

## 3.10　青少年恒牙列的治疗

　　传统的固定矫治长期以来一直是治疗青少年错𬌗的主流方式。固定矫治器相对于隐形矫治器仍具有许多优势。临床医生和家长们都担心隐形矫治器佩戴的依从性差和三维方向控制不足将无法获得理想的治疗结果。然而，近年来，隐形矫治技术已经取得了显著的进步，在综合正畸治疗中取得了突出的治疗效果。

**病例讨论**

**病例 1**

　　年轻女性患者，2 颗下切牙先天缺失。我们从她 7 岁开始随访观察她的牙齿萌出状况（图 3.27a、b）。目标是让下颌尖牙尽量靠近下颌中切牙的远中萌出，为尖牙替代侧切牙创造机会，而不需要种植或其他义齿修复。患者侧貌呈凸面型，面部比例正常，下颌骨轻微后缩，颏唇沟较深。患者 11 岁时临床表现为 Ⅱ 类 1 分类牙性错𬌗，伴有轻度 Ⅱ 类骨性生长型，此时准备开始综合治疗（图 3.27c）。我们给她的父母提供了多种治疗选择，其中之一是拔除 2 颗上颌第一前磨牙。最终的治疗方案是非拔牙矫治，使用设计 Ⅱ 类弹性牵引的 Invisalign Teen 矫治器。

在治疗开始时，她的临床表现为中度的上牙列拥挤，Ⅰ 类磨牙关系，完全 Ⅱ 类尖牙关系，覆盖 13mm，上下牙弓狭窄，上下中线不一致，深覆𬌗。

ClinCheck 方案（图 3.27d）采用传统和优化附件设计，在上颌尖牙和下颌第一磨牙上放置舌侧扣进行 Ⅱ 类弹性牵引，上颌磨牙序列化分步远移。我们同时在开始阶段就设计了简单的上前牙排齐，这使得患者的微笑从治疗开始就有了改善，改变了之前的分步移动模式，即在治疗的后期才看到前牙美学的改善。矫治器须全天佩戴，每 10 天更换 1 副。

在 Ⅰ 期矫治矫治器佩戴（47 副）结束时，覆𬌗和覆盖已完全纠正。订购附加矫治器来进一步排齐牙列，协调牙弓形态和牙齿中线（图 3.27e）。

总疗程为 24 个月。治疗结束后，覆𬌗和覆盖完全解决，获得了良好的排齐效果，牙弓协调性和咬合（图 3.27f）。由于尖牙替代切牙，Bolton 指数不调，不可能完全获得 Ⅰ 类尖牙关系。

治疗前后的头影测量侧位片（图 3.27g、h）显示生长发育良好，面部轮廓正常。上下切牙角恢复正常，颏唇沟深度和下唇形态得到纠正。

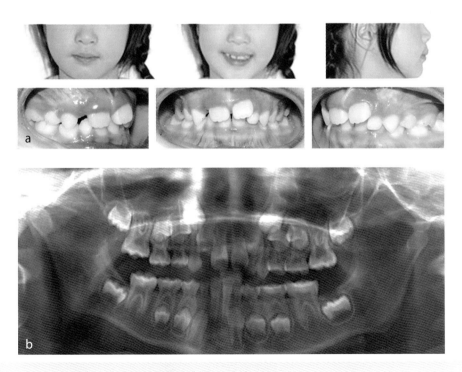

图 3.27　a、b. 治疗前 7 岁时的面颌像及全景 X 线片

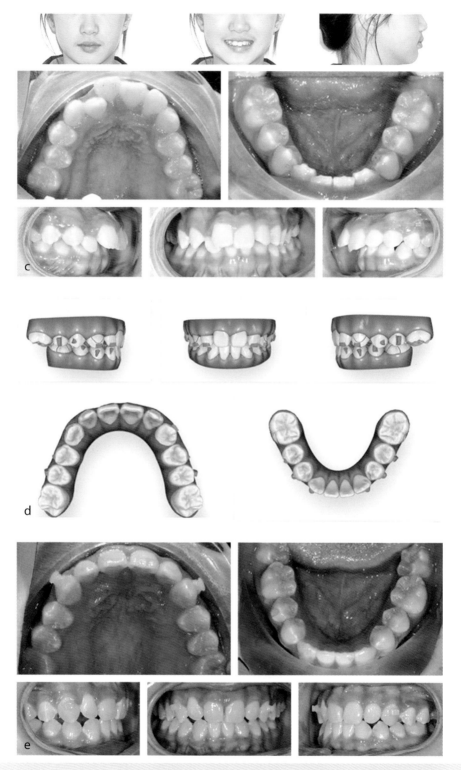

图 3.27（续）　c. 治疗前 11 岁时的面颌像；d. ClinCheck 治疗方案；e. 47 副主动矫治器之后的牙
𬌗像

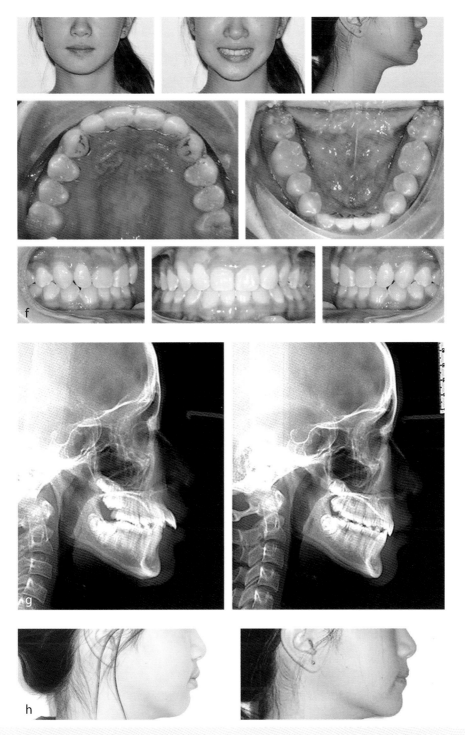

图 3.27（续） f. 治疗后面颌像；g. 治疗前后头颅侧位测量片对比；h. 治疗前后侧貌对比

**病例 2**

在拔牙矫治的病例中，使用隐形矫治器仍然是一个挑战。由于隐形矫治器对牙齿在三维方向上移动控制不足，许多临床医生在原本想使用隐形矫治器替代传统固定矫治器为年轻患者进行治疗时，改变了主意。但事实上，通过充分了解隐形矫治器的不足以及在制订 ClinCheck 方案过程中对牙齿移动进行一定的控制，仍可获得良好的治疗效果。本病例患者为一名 11 岁的女性学生，临床表现为Ⅱ类 1分类牙性错𬌗，骨性Ⅰ类生长型和正常的生长发育方向（图 3.28a），双颌前突，开唇露齿，深覆盖，上牙弓狭窄，上下牙列轻度拥挤，尖牙磨牙为远中关系。

该患者的治疗计划是拔除上颌第一前磨牙，使用 Invisalign Teen 矫治器。ClinCheck 方案能够看到各种优化和常规附件的使用，同一界面的不同视角下牙齿分步移动模式如图 3.28b 所示。过矫治可以抵消副作用，补偿三维方向控制的不足。过矫治包括：①增加上切牙舌向转矩；②增加尖牙牙根远中倾斜度；③增加前磨牙和磨牙牙根近中倾斜度；④增加下切牙的压入以达到前牙开𬌗（图 3.28c）。矫治器需全天佩戴，每 2 周更换 1 次。随着治疗的进行，可增加Ⅱ类弹性牵引来控制支抗。

治疗中的资料显示，患者笑容更为协调，咬合关系纠正为更为健康的完全远中咬合（图 3.28d）。尖牙为Ⅰ类关系，磨牙为完全Ⅱ类关系。患者恢复了唇闭合功能，并获得了正常的覆盖、排列整齐的牙齿和协调的牙弓形态。治疗完成后的 X 线片显示所有牙齿的牙根平行度良好，切牙角、覆𬌗、覆盖均有较大改善（图 3.28e、f），总治疗时间为 20 个月。

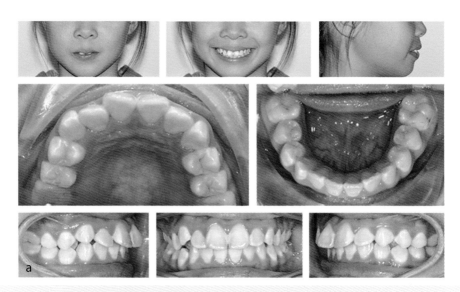

图 3.28 a. 一位 11 岁的患者接受 Invisalign 拔除前磨牙治疗

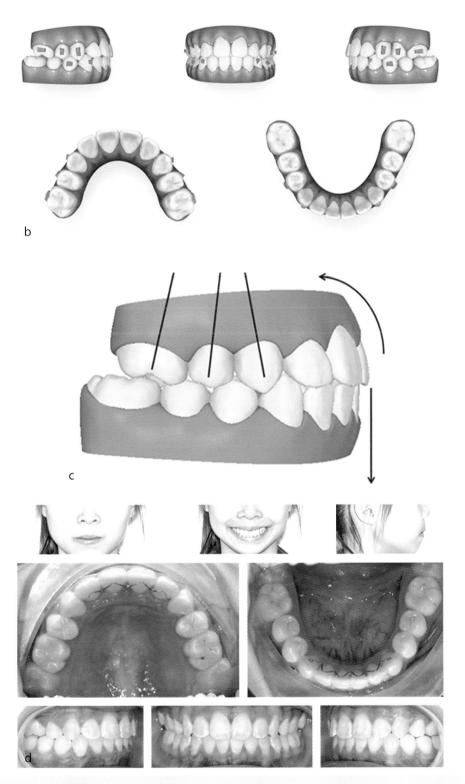

图 3.28（续） b. ClinCheck 治疗方案。c. 过矫治设计：①增加上切牙根舌向转矩；②增加尖牙牙根远中倾斜；③增加前磨牙和磨牙牙根近中倾斜；④增加下切牙压入量至前牙开𬌗。d. 治疗后面𬌗像

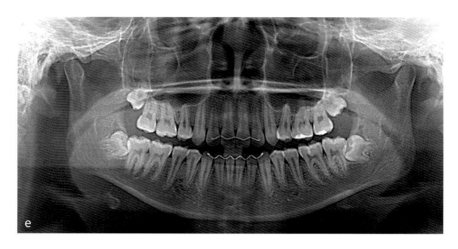

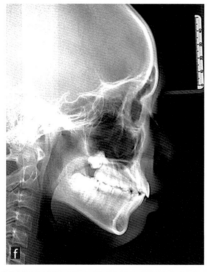

图 3.28（续） e. 治疗后全景 X 线片。f. 治疗后头颅侧位片

## 3.11 结论

使用 Invisalign 矫治器治疗儿童和青少年患者需要额外的耐心。我们首先必须通过一些引导性问题来确定孩子是否能够配合隐形治疗，例如：是否经常丢失水瓶或者铅笔盒，我们可以通过回答来确定患者是否适合 Invisalign 治疗。临床医生应该给孩子和家长清晰明确的指导，以便他们离开诊所后密切监视矫治器的佩戴和护理。由于儿童的快速生长变化，如果生长 / 变化的牙列变化超出了 ClinCheck 方案的预测范围，临床医生就必须准备进行重新扫描并订购附加矫治器。

Invisalign 矫治器扩大了其产品种类，并在多年来改进了其产品设计。随着隐形矫治的应用越来越多，临床医生的经验也在不断增加，也更有信心实现更好的预期结果。年轻患者的正畸治疗与成年人相比，不仅心理上存在差异，而且在解剖学和生理上也存在差异。

理解生理学差异，在正确的年龄治疗正确的患者，对临床医生和患者而言都是有利的。没有任何患者的错殆畸形是一样的，因此没有两个治疗方案是完全相同的。通过仔细的检查和合理的治疗方案，我们可以避免早期隐形矫治患者面临的大多数误区。

**参考文献**

[1] Patti A, D'Arc GP, Weiss JK. Clinical Success in Early Orthodontic Treatment. Chicago, IL: Quintessence; 2005:3–15

[2] Franchi L, Baccetti T, McNamara JA, Jr. Mandibular growth as related to cervical vertebral maturation and body height. Am J Orthod Dentofacial Orthop. 2000;118(3):335–340

[3] Baccetti T, Franchi L, McNamara JA, Jr. The Cervical Vertebral Maturation (CVM) method for the assessment of optimal treatment timing in dentofacial orthopedics. Semin Orthod. 2005;11:119–129

[4] Dugoni SA, Lee JS, Varela J, Dugoni AA. Early mixed dentition treatment: postretention evaluation of stability and relapse. Angle Orthod. 1995;65(5):311–320

[5] Dolce C, McGorray SP, Brazeau L, King GJ, Wheeler TT. Timing of Class II treatment: skeletal changes comparing 1-phase and 2-phase treatment. Am J Orthod Dentofacial Orthop. 2007;132(4):481–489

[6] Dugoni SA. Comprehensive mixed dentition treatment. Am J Orthod Dentofacial Orthop. 1998;113(1):75–84

[7] Darendeliler MA, Darendeliler A, Mandurino M. Clinical application of magnets in orthodontics and biological implications: a review. Eur J Orthod. 1997;19(4):431–442

[8] Darendeliler MA. Use of magnetic forces in growth modification. Semin Orthod. 2006;12:41–51

# 4 青少年隐形矫治器治疗

Phil Scheurer

**摘要**

对于青少年的正畸治疗，无论使用隐形矫治器还是固定矫治器，基本的考虑都是一样的。然而这两种矫治器在病例设计、治疗策略、支抗设计以及牙齿移动的潜力和局限性都是不同的。因此，使用隐形矫治器治疗青少年错𬌗时，要想取得成功的治疗结果，需将这些因素考虑在内。本章介绍隐形矫治器的基本问题，并指出青少年治疗与成年人治疗及与固定矫治器治疗相比的特殊性。

**关键词：**青少年治疗，正畸矫治，间隙管理，治疗策略，辅助装置

## 4.1 系统检查

隐形矫治器对于青少年和成年人各种错𬌗的治疗如固定矫治一样有效。不同的是，隐形矫治器的系统性能不同。下面的检查单根据不同的参数对这些矫治器进行比较来确定哪个矫治器系统是最合适的：
- 材料：物理特性的对比，请看本书相关章节。
- 牙齿移动应该是力驱动而不是形状驱动的，且需要特定的附件来治疗更复杂的病例。
- 每一副矫治器都应以相同方式贴合。因此，每副矫治器的制作都应基于单独的模型。
- 通过内置功能和改变矫治器形态可以进行牙齿整体移动和转矩控制，这是拔牙病例及间隙管理必须遵循的要求。
- 必须提供矢状向和垂直向矫治策略和功能。
- 可以设计辅助装置，如舌侧扣、牵引钩、动力臂及弹力牵引，否则无法治疗复杂的病例。
- 已有研究或病例库证明隐形矫治器的效率。
- 重启（midcourse correction，MCC）不需要额外的费用，这一点对于青少年病例特别重要。

隐形矫治器治疗青少年患者有哪些挑战？
- 生长发育：我们需要特别的策略来调整和（或）适应生长发育。

- 混合牙列：治疗可能会从乳牙开始，因此在治疗期间将不得不处理萌出的恒牙。几乎所有青少年病例在治疗过程中都需要 MCC（图 4.1）。
- 依从性：青少年的治疗动机可能不如成年人强烈。因此依从性指示剂和进度控制装置是非常有用的。

隐形矫治器治疗青少年患者有哪些优势？

- 卫生：使用固定矫治器很难保持良好的口腔卫生。隐形矫治器虽然也在牙齿上粘贴附件，但容易保持口腔卫生。
- 牙釉质：在许多国家，釉质发育不全的患病率正在增加。隐形矫治器对于牙釉质抵抗力较弱的患者是有益的，而且几乎可以治疗所有类型的错𬌗畸形。
- 过敏：无金属的隐形矫治器减少了过敏的风险，并可以对金属敏感的患者进行复杂的正畸治疗。
- 接受性：不仅是成年人，青少年也经常拒绝使用固定矫治器进行正畸治疗。隐形矫治器美观性强，也更舒适。

## 4.2 治疗策略

### 4.2.1 Ⅱ类错𬌗的治疗

Ⅱ类错𬌗治疗在大多数情况下包括生长改型和牙槽骨矫正。混合牙列期是生长改型的最佳时间。治疗必须尽早开始，以便从生长发育高峰期中获益。对于牙性和（或）骨性Ⅱ类患者的治疗，有以下选择。

**双期矫治**

Ⅰ期治疗通常包括激动器（任何类型）、头帽、任何类型的远移装置（Carriere、Beneslider、Pendulum、改良式钟摆矫治器）、上颌扩弓（强制/快速）、拔除前磨牙等。随后，使用隐形矫治器进入Ⅱ期治疗。

图 4.1　隐形矫治器治疗期间萌出的牙齿

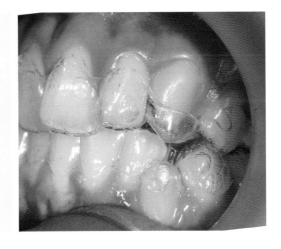

该方案具有以下优点：

- 矫正矢状向不调的同时，一些仅使用隐形矫治器难以预测的牙齿移动，如深覆𬌗、横向不调等也可以同时得到改善。这使后续的 II 期治疗更容易、可预测性更高、周期更短。
- 依从性评估更精确。会遵循医嘱佩戴头帽的患者更可能按照要求佩戴矫治器。
- 在混合牙列阶段开始 I 期治疗，在恒牙列开始隐形矫治，显著降低了 MCC 的必要性。几乎所有在混合牙列开始隐形矫治的患者都需要 MCC，而如果设计合理，在恒牙列开始矫正后很少会进行 MCC。

### 上后牙远移

隐形矫治器远移上后牙是一种具有高度可预测性的方式。研究表明，磨牙远移 2.5mm 以内都不会发生明显的倾斜移动。临床经验表明，4.5mm 以内的磨牙远移也能成功完成。建议在磨牙上放置垂直矩形附件，以防止在远移超过 2.5mm 时发生倾斜。

所有病例都必须设计有 II 类弹性牵引。标准的 II 类弹性牵引是在下颌第一磨牙上放置舌侧扣，其上的弹性牵引挂在上尖牙的牵引钩上（直接在矫治器上精密切割）（图 4.2）。在这两个位置，放置舌侧扣或精密切割都可以进行弹性牵引，无论哪种方式，都可以稳定前牙的唇倾度。决定放置舌侧扣还是进行精密切割主要是受临床牙冠的形状和高度以及个人喜好的影响。

如果是轻度骨性 II 类患者，每天佩戴 12 小时的弹性牵引就足以控制支抗。一般来说，建议从开始就全天佩戴（24 小时）II 类弹性牵引，根据矫治的进度再减少时间。治疗过程中应仔细监测牙齿倾斜度和矢状向关系。

牙齿远移必须分步进行，最多同时移动两组牙齿，其余牙齿均作为支抗。

### 单独使用 II 类弹性牵引的效果

为了矫正 II 类错𬌗，单独利用生长改型的最终结果主要依赖于佩戴 II 类弹性的依从性和生长本身。这两个因素都是难以预测的，必须谨慎持续地进行监测。

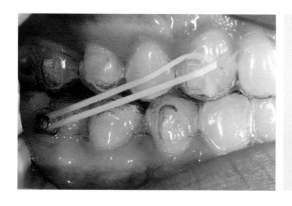

图 4.2　II 类弹性牵引（用于支抗控制和 II 类错𬌗矫治）

当下切牙的唇倾度保持非常稳定时，这个力系将产生轻微的上颌骨后旋效果（类似于 Herren-type activator）。我们推测，当把弹性牵引挂在粘接于牙齿上的舌侧扣时，前牙的唇倾度会比直接将弹性牵引挂在矫治器上时更稳定。然而，目前还没有关于这一问题的科学数据。

**上颌磨牙远移与 Ⅱ 类弹性牵引效应相结合**

对于大多数 Ⅱ 类错𬌗的患者，最好的治疗方式是结合上颌磨牙远移与 Ⅱ 类弹性牵引的骨性效应。生长的可预测性是有限的。因此，临床上我们经常可以看到 Ⅱ 类弹性牵引对生长改型的作用多于或少于 ClinCheck 治疗方案。如果弹性牵引的效果超出治疗方案，或者如果矢状向的生长多于治疗计划，则上后牙远移量可能会太多。如果是这种情况，就要进行 MCC。

建议 Ⅱ 类错𬌗患者通过上颌磨牙远移和 Ⅱ 类弹性牵引纠正的分配比为 2∶1。临床医生可以根据治疗方案灵活应用。

**拔除前磨牙**

在严重拥挤的情况下可以拔除上颌第一和下颌第二前磨牙来获得 Ⅰ 类磨牙和尖牙关系。该方案需要附件和辅助装置来防止支抗丧失，特别是在下颌（见本章的 4.3 和 4.6.1）。

**MA 的特点**

爱齐科技公司已经发布了这一新设计的治疗选项来矫治 Ⅱ 类青少年患者。矫治器的构造类似于 Twin Block 矫治器。

精密翼托（图 4.3）保持下颌骨处于前伸的位置。

优点：

- 该矫治器须佩戴 22~24 个小时（仅在进食和刷牙时才取下），这使得它比仅在夜间佩戴的同类矫治器更有效。
- 可以同时实现前牙排齐。
- 缩短治疗时间。

图 4.3  具有下颌前导功能的精密翼托（Invisalign）

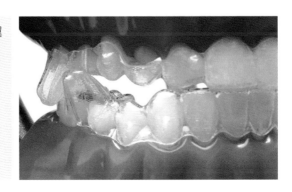

初期临床研究表明：

- 矫治矢状向不调效果良好。
- 上颌骨无后旋。
- 不会发生不希望的下切牙唇倾。
- 能很好地从三维方向控制上下颌切牙。

### 4.2.2 Ⅲ类错𬌗的治疗

几乎所有Ⅲ类错𬌗患者的矫正都包括双期治疗：Ⅰ期是青春期前的生长改型，Ⅱ期是随后的恒牙列治疗（掩饰性治疗或手术）。

Ⅰ期最常用的矫治器仍然是功能性矫治器，如 Fränkel Ⅲ、Delaire 面具、Tandem Traction Bow 矫治器、颏兜等。

治疗的Ⅰ期和Ⅱ期都可以使用隐形矫治器。

**Ⅲ类错𬌗的Ⅰ期治疗**

根据目前的骨型，无论是上颌发育不足或下颌发育过度还是两者都有，都设计了不同的矫治器。然而，在临床和头侧测量方面，很难区分矫治器（例如 Delaire 面具）对双颌的效果。临床上总是发现在上下牙弓或上下颌中均有效果。

临床上，治疗重点在于生长改型（骨性效应），避免掩饰或补偿。其中重要的是建立正常的覆盖时不应以过度唇倾上切牙为代价。

这个阶段的矫治器由一对被动矫治器组成，该被动矫治器设计有挂Ⅲ类弹性牵引的舌侧扣。在下颌，建议将舌侧扣或牵引钩直接放置于第一乳磨牙上。这可以防止下颌矫治器与牙齿脱离。在上颌，可以使用腭板。该矫治器的优点是可以同时改善上切牙的位置（主要是侧切牙去扭转），并在需要时进行一定的扩弓。Poncini 卡环足以将腭板与直接挂在卡环上的弹性牵引固定在位，为了提高依从性，可以去掉唇弓。

Ⅲ类错𬌗使用隐形矫治器进行Ⅰ期治疗具有以下优势：

- 可全天佩戴，效果更快更高。
- 需要的力值更低（4 盎司，1 盎司 =28.3495 克，而不是 Delaire 面具推荐的 12 盎司）。
- 依从性更高，因矫治器体积更小，比所有其他治疗Ⅲ类错𬌗的矫治器更隐形。
- 成本更低，即使矫治器磨损后需要更换。

**Ⅲ类错𬌗的Ⅱ期治疗**

在恒牙列中，改变生长的可能性非常有限。当开始Ⅲ类错𬌗的Ⅱ期治疗时，需要回答的第一个问题就是，根据现有的条件，通过单纯的正畸治疗是否足以矫正目前的错𬌗，还是需要进行正颌手术。在后一种情况下，直到生长发育结束才开始治疗。

**下后牙远移**

由于隐形矫治器远移下后牙较容易，因此无论是否存在生长发育，使用隐形矫治器矫治恒牙列Ⅲ类错𬌗都是一个不错的选择。与上牙弓一样，下后牙远移也是分步移动。必须使用Ⅲ类弹性牵引进行支抗控制和（或）产生骨性效果。当远移超过2.5mm时，强烈建议在磨牙上设计矩形附件。

**拔除前磨牙**

在严重拥挤的情况下，可以拔除上颌第二前磨牙和下颌第一前磨牙来获得Ⅰ类磨牙和尖牙关系。该方案需要附件和辅助装置来防止支抗丧失（见本章4.3和4.6.1）。

**拔除下切牙**

如果生长发育潜力不大，改变生长发育模式的可能性有限，这时可以考虑拔除下切牙。该方案的考虑因素与使用其他技术治疗该类病例的考虑因素相同，包括Bolton指数分析、间隙分析和上下前牙的倾斜度。当选择和使用一个能在牙齿整体移动过程中控制轴倾度和转矩的矫治器系统时，治疗就是高度可预测的。这种治疗通常持续6个月左右。

## 4.3 间隙管理

间隙管理主要指如何处理可用间隙和所需间隙之间的差异。间隙管理的第一步总是分析牙弓情况。正畸学教科书描述了各种系统和技术来测量间隙不足或多余间隙的量。这一问题是治疗方案中的一个关键因素。因此，当用隐形矫治器治疗青少年时，在制订治疗方案时应考虑以下因素。

### 4.3.1 间隙（间隙过大）

是否关闭间隙需要考虑的因素与使用其他矫治器一样，包括Bolton指数、牙弓宽度和咬合。然而，当需要磨牙近移来关闭间隙时，使用隐形矫治器治疗会更困难（图4.4）。如果上下唇位置正确，侧貌良好，最好通过牙齿远移来关闭间隙。非常成熟的方案设计功能有助于发现牙齿矢状向移动的最佳比例，并设计支抗、附件和辅助装置，以获得实际的可预测的结果。

### 4.3.2 间隙不足

基本上有两种选择：创造更多的间隙或减数减径（拔牙或邻面去釉）。

**非拔牙矫治**

在很多情况下，横向和矢状向扩弓可以创造足够的间隙来排齐牙齿。

在上牙弓，有多种矫治器用于扩弓和后牙远移来获得间隙。隐形矫治器进行远移和横向扩弓具有高度可预测性，对于创造间隙来说也是一种不错的选择。横向扩弓需要在磨牙上放置附件（水平矩形），以获得根颊向转矩。如果远移超过

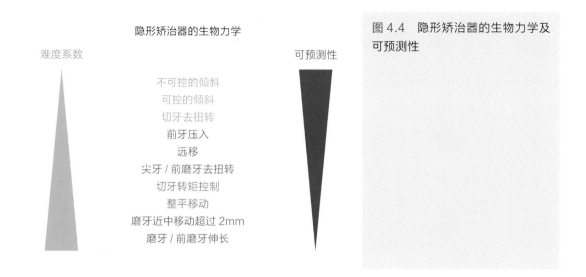

隐形矫治器的生物力学

难度系数

可预测性

不可控的倾斜
可控的倾斜
切牙去扭转
前牙压入
远移
尖牙/前磨牙去扭转
切牙转矩控制
整平移动
磨牙近中移动超过2mm
磨牙/前磨牙伸长

图4.4 隐形矫治器的生物力学及可预测性

2.5mm，建议在后牙上放置附件以避免倾斜。

在下牙弓中，解决拥挤问题最常见的方法通常包括前牙唇倾。这时可能也需要相应地唇倾上切牙，即使制订治疗方案时可能没必要设计该移动。另一个关于下前牙唇倾的问题是这些牙齿发生牙龈退缩的风险更高。这种风险在青少年中的发生率可能比成年人低，但文献中关于这方面的信息很少。此外，关于下前牙过度唇倾后牙龈高度和排齐后的长期稳定性的信息也依然很少。因此，应该避免下前牙过度唇倾，以减少牙龈退缩的风险。使用固定矫治器时，拔牙矫治可替代唇倾和扩弓。下颌拔牙通常意味着上颌拔牙，即使上颌没有间隙问题。

然而，隐形矫治器可以以一种非常可预测的方式远移下后牙。因此，对于切牙拥挤的病例，隐形矫治器是一个不错的选择。它可以使牙齿在生物学范围内移动，从而降低牙龈退缩的风险。此外，可以在不拔牙、不过度扩弓的情况下治疗更多的病例。非拔牙治疗下切牙拥挤也可以获得满意的治疗效果，同时避免上颌拔牙。

与上颌一样，下后牙也必须分步远移。同样，当远移量超过2.5mm时需要使用附件，并且应使用弹性牵引控制支抗。

**拔牙矫治**

当患者必须拔牙时，用隐形矫治器来治疗是很有挑战性的。拔牙会在牙弓内留下一个很大的间隙。即使总体上存在显著的间隙不足，但以合理和可预测的方式关闭拔牙间隙仍具有挑战性。治疗方案的第一步是确定邻牙的移动方式、移动量、近远中移动方向，以关闭拔牙间隙。当使用隐形矫治器治疗患者时，必须使用复杂的软件程序来确定矫治器的移动量、支抗装置、附件和辅助装置。

拔牙和随后的间隙关闭通常意味着需要进行较难预测的牙齿移动，特别是磨牙的近中移动（图4.4）。为了避免这种情况，较合理的设计是远移上下后牙，从而避免拔牙。拔前磨牙需要关闭间隙，因此可能会发生难以预测的牙齿移动，如果咬合和 Bolton 指数分析都倾向拔牙，那么拔除下切牙将是一个不错的选择。

然而，有些病例为了治疗效果拔除前磨牙往往是无法避免的。如果决定拔牙，那么最好尽早拔牙，例如在早期的混合牙列期拔牙，然后等到恒牙列阶段，再开始正畸治疗。这样 I 期治疗可同时解决矢状向及横向问题。牙齿的自然漂移将显著减小拔牙间隙，II 期治疗将更容易。

当拔牙间隙需要近中牙齿远移来关闭时，例如强支抗的案例，Invisalign 提供了经过精心设计的解决方案，优化附件可以加强后牙支抗，也可以整体远中移动尖牙，并且矫治器作为一个整体可以在内收过程中防止前牙伸长和舌倾。其他矫治器系统需要辅助装置来解决这些问题。

如果矫治方案在关闭间隙时发生往复运动或后牙近中移动超过 2mm，则必须使用附件和辅助装置，如动力臂和临时支抗装置（temporary anchorage device，TAD），以获得理想的治疗效果（见下文）。

作为对 II 类拔牙病例的总结，我们可以这样说，在进行隐形矫治时，为了保持高的可预测性，可选择：

- 尽早拔牙。
- 如果可能且合理，考虑非拔牙治疗，远移后牙。
- 考虑拔除下切牙。
- 使用辅助装置。

## 4.4　垂直向问题

对青少年进行正畸治疗时有一个优势，即可以同时矫正牙齿和骨骼问题，我们可以据此设计治疗方案。另一方面，青少年矫治也存在风险，意想不到的生长发育可能会以不希望的方式干扰我们的治疗方案。因此治疗期间应严格监测。当使用隐形矫治器治疗青少年患者时，一旦订购了整套矫治器，进行干预的可能性便是有限的。因此有必要在治疗过程中订购新的矫治器。

### 4.4.1　开𬌗

首先，必须通过分析明确开𬌗的原因是牙齿问题还是骨骼问题。此外，在制订治疗方案时，舌的作用很关键。一般来说，使用隐形矫治器治疗开𬌗时，会给出以下选择：

- 伸长上牙弓和（或）下牙弓的前牙。
- 压低上牙弓和（或）下牙弓的后牙。
- 两者结合。

隐形矫治器可以实现后牙的压低和前牙的伸长。

后牙的压低通过作用于矫治器的咬合力及矫治器膜片施加的压低力来实现。

因此，隐形矫治器很容易实现后牙持续的压低。

前牙由于解剖结构的原因需要放置附件（水平矩形附件，斜向牙龈的楔形附件）来进行伸长移动。当伸长前牙的同时压低后牙，每个移动都会产生反作用力，效果最佳。因此，如果前牙暴露有利于上下唇的位置，那么同时伸长前牙和压低是最有效的关闭前牙开𬌗的方法。此外，垂直颌间弹性可用于支抗控制和提高矫治器的效果（图 4.5）。

### 4.4.2 深覆𬌗

首先，分析的第一步是揭示深覆𬌗的病因，明确深覆𬌗是由于骨骼问题还是牙齿问题，还是两者都有。此外，在制订治疗计划时，舌的作用很关键。

一般来说，使用隐形矫治器治疗深覆𬌗时，会给出以下选择：

• 压低上牙弓和（或）下牙弓的前牙。
• 伸长上牙弓和（或）下牙弓的后牙。
• 两者的结合。

如何决定选择哪一种方法，应该考虑以下几个因素：

• 上颌前牙的暴露量（上颌前牙压低多少才符合美学要求？）
• 前牙的唇倾度（相对倾斜度 / 绝对倾斜度）。
• 覆盖。
• 患者年龄（后牙自然萌出时维持前牙的垂直位置）。
• Spee 曲线的深度。
• 需要的移动量。

隐形矫治器以可预测的方式压低前牙，最多可达 3mm。建议在前磨牙上放置附件来控制支抗，以提高矫治器的效果。如果计划在上下牙弓进行 3mm 的压低移动，则隐形矫治器可以很容易地矫治多达 6mm 的深覆𬌗。

矫正开𬌗时什么在发挥作用？即咬合力通过隐形矫治器产生的压入力。在深覆𬌗的病例中，如果深覆𬌗的矫正不仅要压低前牙，同时要伸长后牙，那么什么在起作用？咬合力消除了隐形矫治器伸长后牙的效果。因此，必须防止后牙接触。放置前牙𬌗垫是伸长后牙的关键；佩戴隐形矫治器时，后牙无𬌗接触（图 4.6）。

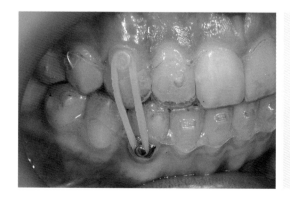

图 4.5 垂直弹性牵引（用于支抗控制或辅助牙齿伸长移动）

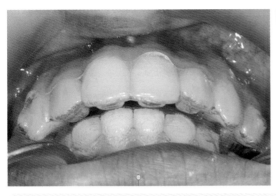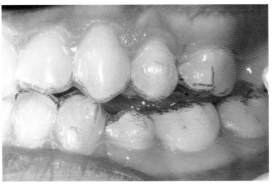

图 4.6   用于解除后牙咬合接触的前牙𬌗垫

青少年由于牙齿自然萌出更明显，因此使用前牙𬌗垫比成年人更有效，更容易纠正深覆𬌗。除了前牙𬌗垫，附件也有助于改善矫治器的伸长效果。许多情况下都需要使用Ⅱ类弹性牵引，以抵消前牙𬌗垫对下颌骨后旋的影响。

使用隐形矫治器治疗深覆𬌗时，前牙𬌗垫的使用是非常有必要的，特别是对青少年的治疗。没有这一功能的隐形矫治器的疗效是远远不够的。隐形矫治器虽然很容易实现前牙压低，但在很多情况下，单纯压低前牙不足以矫治深覆𬌗。对于患有严重骨性和牙性深覆𬌗的青少年需要双期治疗。

## 4.5   异位阻生尖牙

每位临床正畸医生对于排齐和解除异位阻生尖牙的治疗策略和方案都有个人偏好。大量文献提出了许多解决方式，许多病例报告也描述了各种合适的临床治疗步骤。当使用隐形矫治器来矫治异位的尖牙时，有以下 3 种基本方法。

- 双期治疗：手术开窗后将一个带链的舌侧扣粘接在阻生尖牙上，杠杆臂产生伸长力，固定矫治器如 Nance 弓、托槽的片段弓和微螺钉来提供支抗。一旦尖牙到达了正确的位置，剩余的其他问题在Ⅱ期治疗中由隐形矫治器解决。
- 三期治疗：Ⅰ期，第一套隐形矫治器解决局部问题，如为异位的尖牙创造足够的空间，以便进行手术和前面所述的方案。Ⅱ期，随着杠杆臂牵引尖牙到正确的位置后，必须佩戴隐形保持器。最后，第二套隐形矫治器完成治疗。
- 单独使用隐形矫治器治疗：手术暴露尖牙，即移除覆盖牙龈并将舌侧扣粘接于尖牙上。患者将弹力圈从舌侧扣挂到矫治器上。正畸医生指导并监测弹性牵引的力值大小和方向（图 4.7）。在此期间，尖牙在到达正确位置的过程中，仍可以定期更换矫治器，正畸治疗可以照常进行。一旦尖牙达到不仅可以被牵引也可以被矫治器包裹的位置，这时应重新扫描并订购新的矫治器来排齐尖牙。

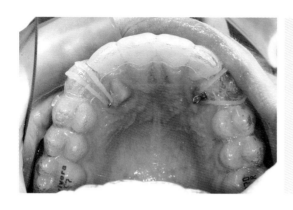

图 4.7 治疗阻生尖牙

## 4.6 跨学科治疗

隐形矫治器系统已经十分成熟,可以进行所有需要的牙齿运动,这是获得功能上和美学上完美的正畸治疗效果所必需的。这些精心设计的系统通常还有设计工具,在牙齿形态异常或缺失的病例中,这些工具可以明确和可视化所有牙齿的最终位置。当治疗计划正确时,可以准确预测牙齿移动和治疗结果(图 4.8a、b)。这样,正畸医生和修复医生的临床合作就变得更加容易,患者也可以从中明显受益。

### 4.6.1 辅助装置

使用隐形矫治器治疗复杂病例,首先需要高性能的矫治系统:
- 材料有着平坦的载荷变形曲线。
- 一个独特的力系产生明确的力矩,即牙齿移动是力驱动而不是形状驱动。
- 特定的("优化的")附件。
- 内置生物力学,如切牙内收时代偿性压入并施加根舌向转矩。

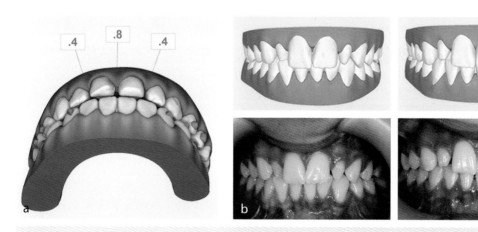

图 4.8 修复前的精确方案

其次，需要辅助装置。在复杂的正畸病例中，矫治器单独作用不可能实现所有所需的运动。辅助装置可以提高高难度移动的可预测性（图 4.4）。固定矫治器也一样，单独使用托槽和弓丝，并不能解决错𬌗畸形——使用辅助装置是必要的。弹性牵引、TAD、动力臂、舌侧扣和弹簧是两种技术中最常用的辅助装置。为了放置辅助装置，如舌侧扣或动力臂，矫治器的边缘不应与牙龈边缘重叠。一些矫治器系统可以订购特定位置的精密切割，使得这些辅助装置的应用更容易。

### 4.6.2　弹性牵引

颌间弹性牵引用于矢状向矫正和控制支抗（见上文）。这些是目前为止最普遍和最常见的使用弹性牵引的原因。弹性牵引也可用于解决局部问题，如单颗牙齿伸长或牙齿去扭转（图 4.9a、b），与固定矫治器使用弹性牵引进行牙齿局部移动相似。

### 4.6.3　TAD

当牙齿必须近中或远中移动较长的距离（对于磨牙，近中移动的临界量低至 2mm；图 4.4）时，在上牙弓植入腭种植体或微型螺钉可作为有效的支抗（图 4.10a）。

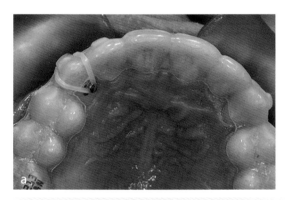
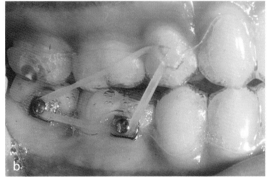

图 4.9　辅助装置：弹性牵引

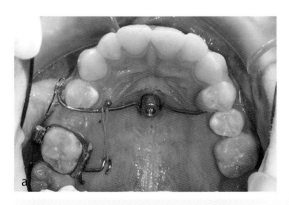
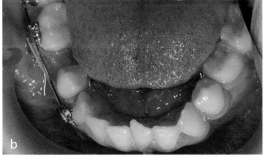

图 4.10　辅助装置：微种植钉（TAD）

在下牙弓，出于同样的原因建议植入微型板或微型螺钉。当使用隐形矫治器系统时，矫治器的边界不应与牙龈边缘重叠，在需要 TAD 的移动或者其他移动中，TAD 的存在不会干扰矫治器和牙齿运动，且可以与两者结合使用。例如，Beneslider 可与标准的隐形矫治器联合使用。TAD 还可以与其他辅助装置一起使用，如片段弓，以便在隐形矫治器治疗前关闭间隙（4.10b）。

### 4.6.4 动力臂 / 杠杆臂

使用隐形矫治器很难实现磨牙直立。必须适当地应用附件（水平楔形，斜向牙龈），但附件仅对小范围的移动有效（最多 5°）。近中倾斜的尖牙或磨牙近中移动时，需要动力臂产生直立力矩（图 4.11）。动力臂应足够长，以达到尖牙旋转中心水平。根据所需的直立力矩，可以将其弯曲得更近中倾斜，以获得更好的效果。这个力是由弹力链 / 线施加的。在 II 类错𬌗的情况下，这些牵引可以挂在上尖牙上（精密切割或舌侧扣上），而在 I 类错𬌗的情况下，这些牵引可以挂在下尖牙上的舌侧扣上（4.12a、b）。使用这种技术，可以在没有明显倾斜的情况下在双颌中完成最多 4mm 的磨牙近中移动。在下牙弓中，矫治器的作用可以抵消我们不期望的旋转力矩（近中），因此可以忽略不计。在上牙弓，由于牙根的解剖结构，需要额外的过矫治。

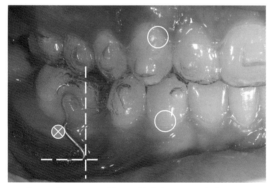

图 4.11 动力臂的生物力学

力：F 靠近 / 低于前牙阻抗中心不少于直立力矩

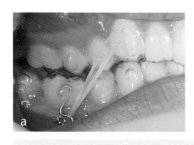
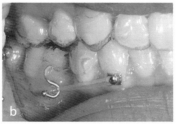
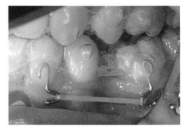

图 4.12 下磨牙在辅助装置下的近中移动

### 4.6.5 托槽，片段弓

不希望的牙齿倾斜仍然可能发生。这种情况最常发生在拔除前磨牙后关闭间隙时。尖牙前磨牙或磨牙的直立可以通过杠杆臂或片段弓来实现（图4.13a、b）。托槽可以用来解决局部不可预测的问题，但通常不会从一开始就计划使用片段弓。

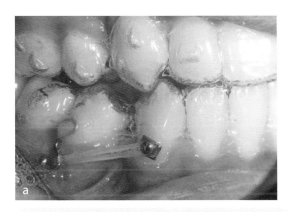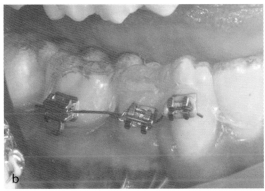

图4.13　前磨牙在辅助装置下的直立移动

## 4.7　保持

正畸治疗结束时必须进行长期有效的保持。青少年尤其如此。即使达到了最终计划的结果，生长发育仍然可能改变咬合。保持不仅意味着保持排齐的稳定性，而且还必须保持咬合的矢状向、垂直向和横向的稳定。此外，当"一切看起来都很好"的时候，患者保持良好的积极性和依从性会变得更加困难。

隐形矫治器是最合适的保持器，患者已经习惯了使用它们。如果需要，仍然可以简单地应用矢状向弹性牵引。当后牙咬合接触建立时，隐形矫治器能更好地防止垂直向的复发，因为固定保持器没有覆盖牙龈的咬合面。另一方面，当严重的深覆𬌗或横向问题得到矫正时，上牙弓可以使用Hawley保持器。许多医生默认为在尖牙之间（3-3）粘接固定舌侧保持器，与透明保持器或任何其他保持器结合使用。

# 5 隐形矫治器的常规治疗方案（拔牙/非拔牙）

Eugene K. Chan, M. Ali Darendeliler

**摘要**

隐形矫治器已成为一种常见的正畸矫治器，从简单的Ⅰ类错𬌗到复杂的Ⅱ类错𬌗和Ⅲ类错𬌗，拔牙或非拔牙矫治都可以通过隐形矫治器完成。尽管计算机辅助设计和数字化治疗方案在许多方面帮助我们提高了使用这种新技术的能力，但它仍然不是万无一失的。本章重点介绍各种类型错𬌗的常规治疗程序的实质，简要概述了分步模式、弹性牵引及其各种辅助装置的构造、附件设计和其他重要的考虑因素。

**关键词：**正畸治疗、隐适美、复杂病例、拔牙

## 5.1 简介

正畸治疗的方式在过去的10~15年里发生了很大变化。随着数字化技术、高速网络和各种数字化移动平台的出现，现代正畸治疗的方案和执行从未像现在这样触手可及。然而，虽然技术在发展，但牙齿移动的生物力学没有改变，因此不可轻视正畸治疗的复杂性。隐形矫治拓宽了正畸矫治器的选择范围，尤其是有美观要求的成年人和（或）青少年患者有了另外一种可行的选择，这些患者可能从未考虑过使用传统固定矫治器进行正畸治疗。对于临床医生来说，了解数字化治疗计划的复杂性及其存在的不足是很重要的，这样才能将这些技术应用到日常正畸实践中。

## 5.2 初诊和知情同意

ClinCheck 虚拟治疗计划并不能绝对转化为临床结果。数字化操作不能完全模拟牙齿移动，至少现在还不能。正畸牙齿移动的生物学非常复杂，涉及生化物质、激素前体和酶的一连串交换[1]。支持牙齿移动的牙周组织具有不同的物理特性，而这个系统的动态性质，即牙周膜内应力/应变的不断变化，使得它很难在体外被

还原。

因此，对于年轻的临床医生来说，在初诊时给患者提供一个现实的治疗目标是至关重要的。如果没有充分考虑患者牙齿移动的生物力学，没有研究解剖结构，没有了解隐形矫治器力学疗法的复杂性就认为虚拟的治疗结果很容易实现是不明智的。

一般来说，最重要的是记录患者的主诉，临床医生应将可实现的主诉加入治疗方案中。还需要与患者深入讨论总体的治疗时间、佩戴矫治器的绝对依从性（包括用于支抗控制的弹性牵引）、是否需要放置附件和（或）其他辅助装置。另外，还需要仔细分析导致错𬌗的骨性和牙性病因及其各占的比重。也需要告知患者可能需要订购附加矫治器、需要重新获取印模或口内扫描并重新设计方案，结束后需要佩戴保持器及注意事项。

## 5.3 非拔牙方案（Ⅰ类、Ⅱ类和Ⅲ类错𬌗）

非拔牙治疗并不总是意味着治疗时间更短、更容易。在Ⅰ类、Ⅱ类和Ⅲ类牙齿错𬌗中有不同的考虑因素。

### 5.3.1 Ⅰ类错𬌗的考虑因素

以牙齿拥挤为特征的Ⅰ类错𬌗获得间隙的要素包括：①扩弓；②牙齿唇倾；③邻面去釉（interproximal reduction，IPR）。

#### 扩弓

扩弓时要仔细监测牙槽骨，以确保扩弓不超出牙槽骨的宽度。应严格避免出现颊侧牙龈退缩和（或）骨开窗/开裂。磨牙颊尖舌倾的病例（图 5.1）最适合扩弓。无功能移位的双侧后牙反𬌗病例并不一定需要纠正（图 5.2a、b）。

扩弓时必须考虑软硬组织阻力。虽说牙弓每扩张 1mm，牙弓周长增加约 0.7mm[2]，但临床上由于软硬组织的阻力而无法达到这样的结果。因此，在 ClinCheck 治疗方案中，应设计一定程度的过矫治。通常情况下，扩弓过矫治设计大约多 50%，或者每侧大约多 2mm。然而，由于矫治器在末端磨牙处缺乏刚性，因此与前磨牙区相比，末端磨牙的扩弓应设计得更大。在上颌扩弓时，上颌骨的旋转中心位于腭穹隆的上方，由此不可避免地将造成后牙颊倾，这又会导致后牙舌尖下垂，增加垂直高度。这在垂直生长型或开张生长型，或有前牙开𬌗倾向的病例中，会使矫治变得极其困难。因此，在 ClinCheck 治疗方案中，需要考虑过矫治，包括增加根颊向转矩和后牙压入（图 5.3a~c）。

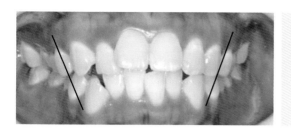

图 5.1 适合扩弓治疗的牙弓颊侧段舌倾病例

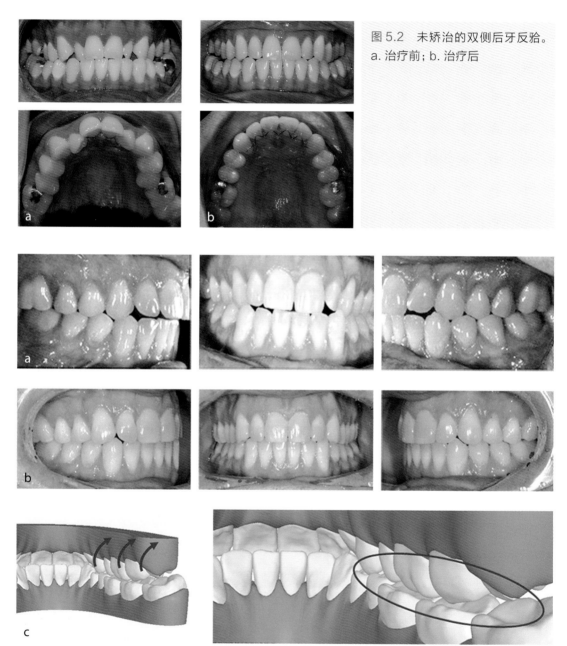

图 5.2 未矫治的双侧后牙反𬌗。a. 治疗前；b. 治疗后

图 5.3 在前牙开𬌗病例中。a. 治疗前；b. 治疗后双侧后牙扩弓𬌗像；c. ClinCheck 治疗方案，增加上颌后牙根颊向转矩，且上后牙舌尖和下后牙中央窝没有咬合接触

**唇倾前牙**

前牙唇侧牙龈退缩、牙龈附着低和牙槽骨吸收是前牙唇倾的禁忌证。其他情况下，在前牙拥挤的病例中唇倾前牙是获得间隙非常有效的方法。隐形矫治器可以有效地唇倾内倾的前牙。切牙每唇倾 1mm，牙弓周长增加约 2mm。由于前部牙槽骨组织阻力较小（图 5.4a~c），这种数字化方案可以绝对转换成临床结果。在下前牙拥挤伴有深覆𬌗的病例中，唇倾下前牙可以缓解下前牙拥挤、有助于打开深覆𬌗，同时有效地为前牙压入提供了空间。相对于绝对性压入，这种相对性压入（唇倾和压入）在临床上更容易实现（图 5.5a~c）。

**邻面去釉**

在提交处方表时，如果我们在非拔牙病例选择三种方式创造间隙，IPR 将是默认的最后一种方式。如果扩弓和唇倾间隙仍不足，将提示 IPR（图 5.6a~c）。这是一个不可逆转的临床操作，必须小心应用。使用固定矫治器的传统正畸治疗很少进行 IPR，通常只有在 Bolton 指数明显不调的情况下才需要。禁止在已进行过 IPR 的病例中再次进行 IPR，牙齿解剖结构细长，或者在口腔卫生状况不佳或其他釉质缺陷（如牙齿结构不完整）也是 IPR 的禁忌证。

图 5.4　非拔牙病例通过前牙唇倾获得排齐空间。a. 治疗前；b. 治疗后；c. ClinCheck 治疗方案，治疗前后重叠网格图显示了前牙内收量，一网格等于 1mm

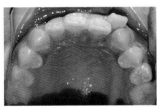
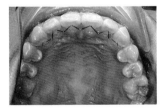
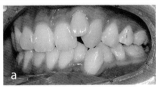
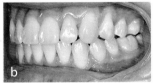
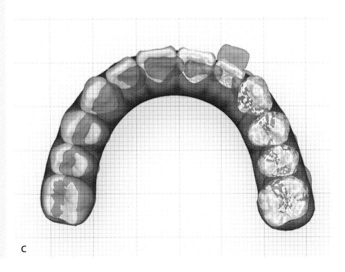

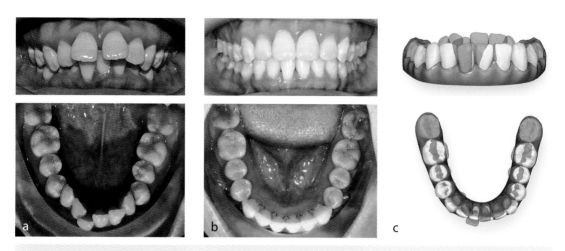

图 5.5　严重的深覆盖深覆𬌗病例。a. 治疗前；b. 治疗后图像；c. ClinCheck 治疗方案显示了下切牙通过倾斜获得的压入量

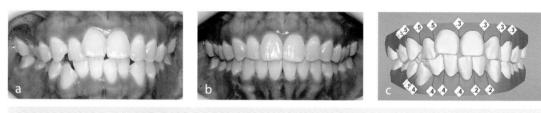

图 5.6　通过 IPR 为牙齿排齐获得足够空间的非拔牙病例。a. 治疗前；b. 治疗后；c. ClinCheck 治疗方案显示排齐牙齿所需的 IPR 范围

### 5.3.2　Ⅱ类错𬌗的考虑因素

矫治非拔牙Ⅱ类错𬌗病例有许多不同的方案，关键是如何进行矢状向矫正。这个决定在很大程度上取决于患者的年龄和错𬌗的严重程度。

**分步模式**

Ⅱ类错𬌗矫治中的分步模式可以分为：①序列分步模式；②同步分步（弹性牵引）；③同步分步（整体移动）。

- 序列分步模式是使用 Invisalign 矫治器矫正Ⅱ类牙性错𬌗时远移上磨牙的默认分步模式。即先移动末端磨牙，然后依次移动前磨牙、尖牙和前牙（图 5.7a、b）。虽然这种分步模式是相当可预测的，但临床上仍需要口内Ⅱ类弹力牵引来支持。这种分步模式也很耗时：虽然后牙正在远移，但前牙拥挤通常要到治疗后期才能纠正。这可能会与患者的主诉——前牙拥挤相矛盾。为了克服这一问题，可以在 ClinCheck 治疗方案中选择"美观优先"，在末端磨牙和前磨牙远移的同时开始简单地排齐前牙（图 5.8）。

图 5.7 a. 一例安氏 II 类错殆，上颌磨牙远移的治疗中图像，后牙的序列远移由 II 类弹性牵引提供支抗。b. ClinCheck 治疗方案显示 "V" pattern 远移模式

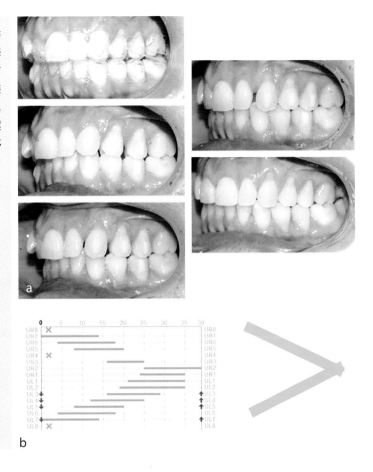

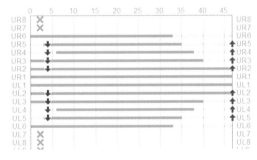

图 5.8 磨牙远移的 II 类错殆病例，ClinCheck 治疗方案显示 "美观优先" 的改良式远移模式

- 青少年的 II 类错殆矫治中的支抗要求没那么高，因为垂直向生长也会帮助改善矢状向不调，使用生长发育峰值图表作为指导（图 5.9a、b），并在咨询期间提引导性问题。比如，孩子最近长得有多快？衣服和（或）鞋子的尺码是否变了？年龄较大的兄弟姐妹的性成熟年龄？将孩子的身高、体重与父母 / 较年长的哥哥或姐姐进行比较。在患者的生长发育迸发期进行主动的正畸治疗，通常会使治疗更有效 [3, 4]。

矫治器和 II 类弹性牵引通常可以矫治轻度 II 类磨牙关系，有时在理想的情况下也可以矫治完全 II 类磨牙关系（图 5.10a、b）。理想的情况包括良好的临床牙

冠高度、良好的生物学反应，以及依从性好。年轻患者使用的 Invialsign 矫治器（Invisalign Teen 或 Invisalign First）有依从性指示器、免费更换矫治器和萌出补偿等功能，这有助于克服青少年治疗中的一些问题。最近发布的带有精密翼托的前导下颌的矫治器（图 5.11）也尝试矫治生长发育中的 Ⅱ 类错𬌗患者。

弹性牵引分步模式在青少年 Ⅱ 类错𬌗矫治中非常有效，是首选的分步模式。良好地配合弹性牵引，很容易实现轻度 Ⅱ 类错𬌗的矫治（图 5.12a~c）。

- 完全 Ⅱ 类错𬌗矫治需要更多的支抗，可以在弹性牵引的同时放置临时支抗装置（TAD）来增加支抗（图 5.13a、b）。

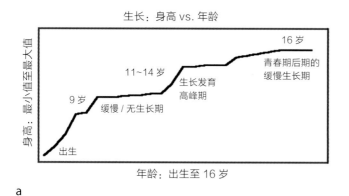
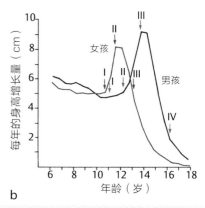

图 5.9 青少年的生长发育高峰期

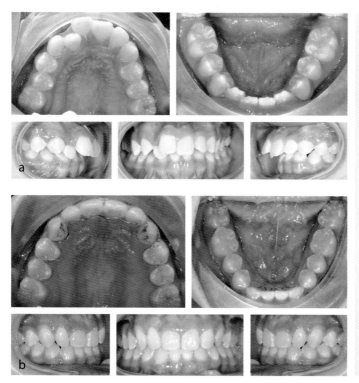

图 5.10 Invisalign 矫治器和 Ⅱ 类弹性牵引矫治一例完全 Ⅱ 类错𬌗的青少年。a. 治疗前；b. 治疗后的图像

图 5.11 Invisalign 矫治器中加入精密翼托进行下颌前导治疗

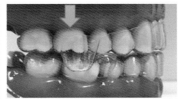
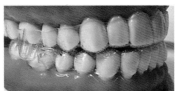
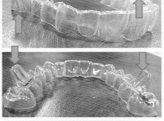
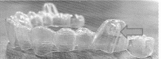

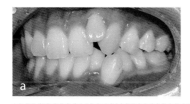
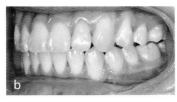
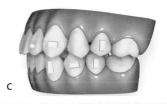

图 5.12 一个轻度 Ⅱ 类错𬌗的青少年病例。a. 治疗前；b. 治疗后的图像；c. ClinCheck 方案显示了"弹性牵引模拟"结果

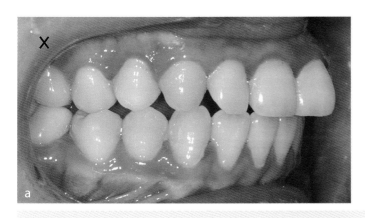
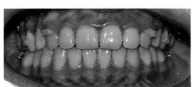
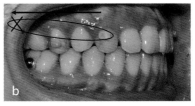

图 5.13 a. 治疗中图像，采用整体内收和上牙弓远移，并在上后段放置 TAD，"X"代表 TAD 放置位置，弹性牵引挂于尖牙的美观扣上；b. 尖牙上放置附件来消除弹性牵引的副作用

### 弹性牵引的佩戴和类型

传统固定正畸治疗中弹性牵引是很常见的，它的佩戴有许多不同的方式，以实现我们想要的牙齿移动（图 5.14a~c）。同样，在隐形矫治中，弹性牵引有助于协调牙弓形态以及矢状向关系（图 5.15a、b）。在 ClinCheck 方案中设计精密切割将有助于在治疗过程中进行弹性牵引（图 5.16a、b）。这些精密切割可以在治疗早期使用，也可以在治疗中任何需要弹性牵引的阶段使用。任何形式的精密切割都会减少矫治器对牙齿的包裹性，从而潜在地降低了矫治器对牙齿移动的控制能力。

因此，在临床牙冠高度较短的情况下，只有在需要弹性牵引的情况下才设计这些精密切割。

由于隐形矫治器本身存在力量衰减的情况，治疗中使用的弹性强度通常略强于传统的固定矫治器，以达到相似的预期效果。弹性牵引挂在精密钩上往往会使矫治器脱离牙列，从而降低了矫治器对牙齿移动的控制力。因此，如果使用力量更大的弹性牵引，它应该挂在粘接于牙齿的舌侧扣上，可能还需要附件（放置于颊侧或舌侧）来增加固位力。

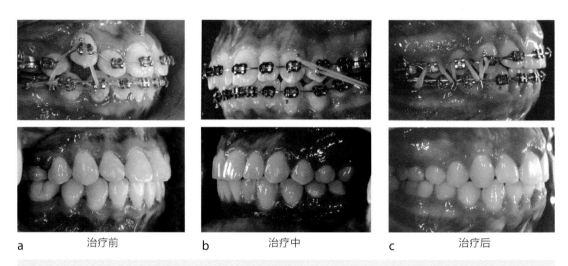

a     治疗前      b     治疗中      c     治疗后

图 5.14 传统固定矫治器通过弹性牵引进行牙齿伸长、矢状向矫正和咬合定位的治疗前和治疗后图像（a~c）

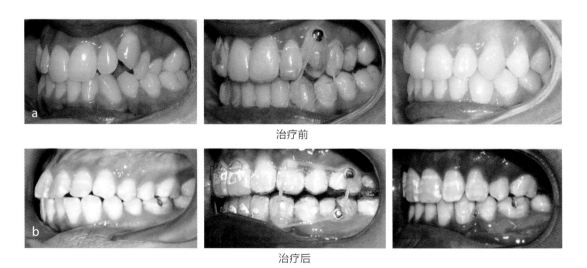

治疗前

治疗后

图 5.15 Invisalign 矫治器利用弹性牵引伸长尖牙病例。a. 治疗前；b. 治疗后

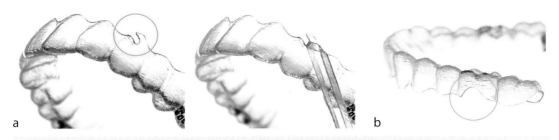

图 5.16　在矫治器上带有精密钩（a）和舌侧扣（b）开窗的精密切割

在临床牙冠高度较短的病例中，矫治器的固位力往往会降低。因此，弹性牵引通常是挂在舌侧扣上的，而不是精密钩上。如果上颌尖牙需要复杂的移动，如垂直移动的同时需要去扭转，最好将弹性牵引改为从上颌第一前磨牙到下颌第二磨牙（图 5.17）。为了改善美观和患者的舒适性，我们还可以考虑在上颌尖牙的腭侧放置舌侧扣，前提是它们不会造成咬合干扰（图 5.18a、b）。

图 5.17　蓝色线条表示的精密切割（精密钩），从上颌第一前磨牙到下颌第二磨牙之间进行 Ⅱ 类弹性牵引

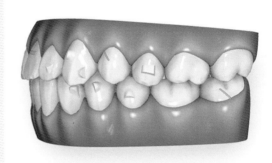

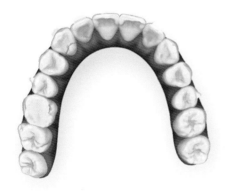

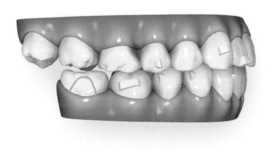

图 5.18　用蓝色线条表示精密切割（舌侧扣开窗），从右上尖牙舌侧到右下第二磨牙之间进行 Ⅱ 类弹性牵引

### 5.3.3　Ⅲ类错𬌗的考虑因素

在传统的正畸治疗中，非拔牙Ⅲ类牙性错𬌗常很难解决。因此，在制订确切的治疗方案之前，正确的诊断是至关重要的。

#### 功能性移位

前牙早接触和功能性移位的Ⅲ类病例很容易处理。使用传统的方法，诸如"Dawson双手操作技术"来定位患者早接触的位置，并解决功能性移位。如果患者能够从反𬌗退到对刃𬌗，治疗成功的概率将会高得多（图5.19a、b）。治疗前要确保上下前牙周围的牙周组织，如牙槽骨厚度等，以允许上前牙的唇倾和下切牙的舌倾。

#### Ⅲ类弹性牵引

即使可以预测这些功能性Ⅲ类牙齿错𬌗在矫治过程中的牙齿移动，但是，按照ClinCheck治疗方案，Ⅲ类弹性牵引用于矢状向矫正也是至关重要的。如上所述，在这种情况下使用Ⅲ类弹性牵引原则与Ⅱ类弹性牵引相同——特别是在弹力的大小以及精密钩和粘接舌侧扣的选择上（图5.20a、b）。

#### IPR

Ⅲ类弹性牵引配合IPR能更大范围地内收下牙列，以便矢状向矫治有更大的效果。如上所述的IPR所有利弊也适用于这些情况（图5.21a~c）。

#### 增加上牙列的牙弓长度

先天缺牙或前牙Bolton指数异常的患者通常会呈对刃咬合，甚至是反覆盖。上前牙段通常后缩或舌倾，上中线经常偏向缺牙一侧，这时可以设计Ⅲ类弹性牵引和（或）下前牙IPR，创造间隙进行修复（种植义齿、悬臂桥、全贴面桥、粘接桥，甚至单个义齿——取决于病例的情况），恢复牙齿的功能和美观并同时矫治牙齿中线偏斜、反覆𬌗和切牙角（图5.22a~d）。

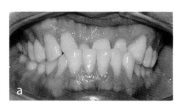
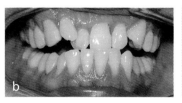

图5.19　通过使下颌向下和向后移动来解决前牙功能性反𬌗

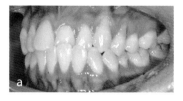
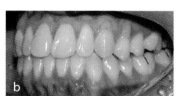

图5.20　成年人Ⅲ类病例。a.治疗前；b.治疗后图像，Ⅲ类弹性牵引辅助纠正前牙功能性反𬌗

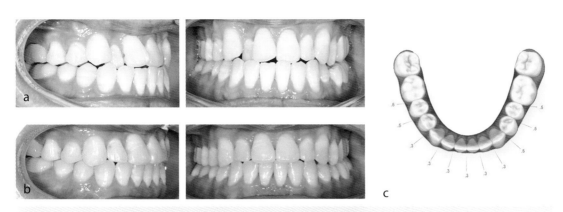

图 5.21 成年人Ⅲ类错𬌗病例。a. 治疗前；b. 治疗后图像，临床采用Ⅲ类弹性牵引和下牙弓 IPR 解决反𬌗；c. ClinCheck 方案显示了 IPR 量

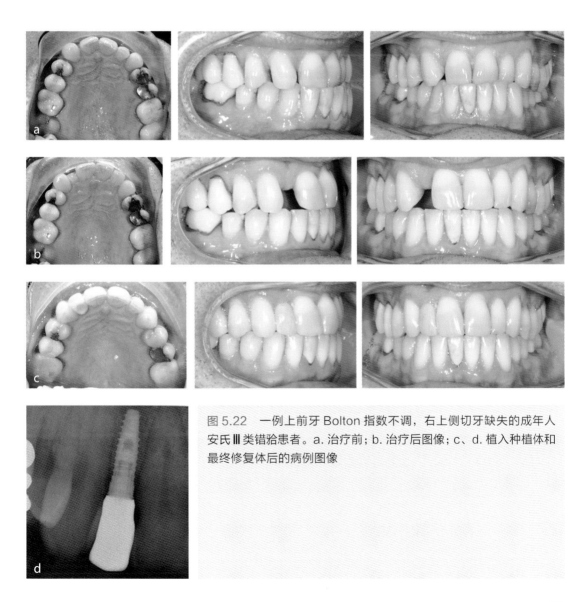

图 5.22 一例上前牙 Bolton 指数不调，右上侧切牙缺失的成年人安氏Ⅲ类错𬌗患者。a. 治疗前；b. 治疗后图像；c、d. 植入种植体和最终修复体后的病例图像

### TAD 和下磨牙远移

通过磨牙远移来矫治矢状向不调时，Ⅲ类错𬌗不如Ⅱ类错𬌗显著。然而，在拔除下颌第三磨牙并植入 TAD 的情况下，仍然可以尝试远移磨牙。弹性牵引可以从 TAD 直接佩戴到矫治器前磨牙区的精密钩上，以便在内收下颌时进行支抗控制（图 5.23a~e）。

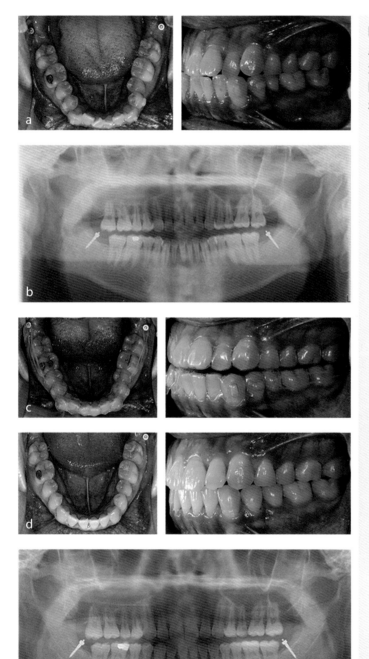

图 5.23　a. 治疗前；b. 放置 TAD 后的全景 X 线片；c. 在 TAD 与矫治器之间放置弹性牵引；d. 治疗后图像；e. 全景 X 线片（图片由 Tsai SJ 博士提供）

## 5.4 拔牙方案（支抗控制、过矫治）

使用隐形矫治器进行拔牙矫治仍是具有挑战性的，在隐形矫治器治疗方案内的所有治疗方式中，拔牙矫治是最难预测的。Invisalign 矫治器通过表面积接触点来"包裹"牙列表面（形状记忆），患者戴入主动矫治器后，矫治器发生变形后，对牙齿施加正畸力。隐形矫治作为一种活动矫治器，与牙列之间没有直接粘接，因此很难实现牙齿移动的三维控制。为确保隐形矫治器施加最佳的持续轻力，需要患者绝对遵循矫治器佩戴要求。任何不理想的情况都将导致治疗目标无法实现。

### 5.4.1 拔牙方案的考虑因素

治疗方案的复杂性取决于病例本身，例如，不同年龄、性别和种族的新陈代谢、细胞代谢以及骨质密度各不相同，这些都是影响骨代谢的因素，是我们作为临床医生无法控制的[6]。牙列的大小和解剖结构，包括牙冠和牙根，也影响牙齿的移动方式。因此，初诊时选择病例是很重要的。在这一阶段，需要绝对依从性，并向潜在患者解释清楚隐形矫治器的优缺点。合适的附件选择、治疗步骤和牙齿分步移动是制订 ClinCheck 治疗方案过程中的重要部分，可能还需要辅助装置的配合，例如弹性牵引、TAD 和（或）片段弓。

### 5.4.2 ClinCheck 治疗方案

ClinCheck 治疗方案能够设计和可视化治疗进展和治疗结果。但是，它受到软件默认设置的限制，即使是专业的 ClinCheck 技师也不了解患者牙齿移动的生物学、所涉及的生物力学以及其他临床限制和（或）变异。在已批准的 ClinCheck 方案中，牙列的最终位置不能全部转换为实际的治疗结果。常见的问题有：①扩弓量不足；②拔除前磨牙治疗过程中，前牙转矩不足；③无法完全纠正深覆𬌗；④如果不进行多次精调或订购附加矫治器，则无法解决严重的牙齿拥挤（包括前磨牙扭转）。因此，人们提出了辅助装置来克服这些情况，例如：通过片段弓或全牙弓固定矫治器、固定粘接式动力臂与弹性链圈和（或）弹簧、舌侧扣和弹性牵引等来纠正这些问题。这样，临床医生就不得不花费更多的时间和费用来为这些情况做准备和计划。为了达到完美的治疗效果，可能会放置影响美观的矫治器、延长治疗时间、增加额外费用，若未提前告知患者以上情况，可能会降低患者满意度。为实现可预测的、可重复的、完美的治疗结果，我们可以回到基本问题上来努力避免这种情况：了解牙齿移动的生物学，并将其与隐形矫治器和生物力学联系起来。

### 5.4.3 治疗方案和实施

随着口腔领域的市场越来越广阔，隐适美使大众更容易接受正畸治疗了。但随着产品发展到美容领域，牙齿移动背后的科学性也在慢慢遭到破坏。

### "Invisalign 是正畸治疗吗？"

新的临床医生可以使用 ClinCheck 软件中的默认值，通过技师指导临床治疗而进行简单 I 类错𬌗病例的治疗。然而，当面临更复杂的病例时，一个由来已久的争论就来了："在使用 Invisalign 矫治器之前，尤其是在拔牙矫治时，你应该了解多少正畸知识？"

决定是否拔牙以及拔哪颗牙在很大程度上取决于几个因素。选择拔除的牙齿与支抗控制相关，也有助于口内牙齿的预后和使用寿命。注意有龋齿、大面积填充物、存在解剖缺陷的牙齿（例如，牙内陷）、既往外伤史、牙周支持组织减少，甚至磨损增加的牙齿。其他重要的考虑因素包括：①上切牙相对于上唇的最终位置；②牙齿拥挤度；③所需内收量；④中线调整和（或）保留；⑤目前覆盖和覆𬌗的大小。

Invisalign 系统更喜欢强支抗。由于后牙伸长和近中移动是不可预测的，因此 Invisalign 系统不支持该移动，除非使用 TAD 和片段弓等辅助装置加强支抗（图 5.24a~c）。

例如最常见的双颌突出、牙齿拥挤的病例，需要拔除 4 颗前磨牙。拔牙间隙用于牙齿内收或解决拥挤，或两者兼而有之。临床医生将治疗方案与诊断结合起来是至关重要的。头影测量分析、软组织分析和患者主诉都应该得到相应的重视并给出解决方案。拔除 4 颗第一前磨牙常见于严重的牙齿拥挤与唇功能不全，扩弓和（或）IPR 不可行或无法获得足够的间隙的病例。在需要维持侧貌，但 IPR 是禁忌证或不足以提供内收间隙时，可以考虑拔除 4 颗第二前磨牙。

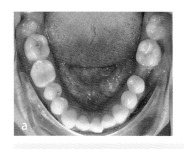
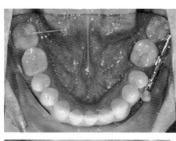
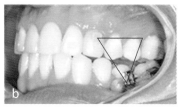
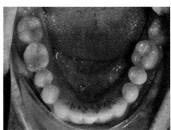
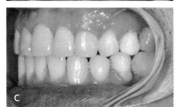

图 5.24 隐形矫治器以 TAD 作为支抗近移左下第二和第三磨牙来关闭左下第一磨牙间隙。治疗前（a）和治疗后（c）的图像。b. 隐形矫治器治疗同时，在矫治器与片段弓之间增加三角弹性牵引

### 5.4.4　以形状为导向的正畸治疗

正畸治疗的主要手段是施加力和力系来改变牙齿位置或骨的生理改建。生物力学的科学应用提高了治疗质量和治疗效率。

从历史上看，正畸矫治器的发展、报告和教学都是以形状为导向的。在形状为导向的矫治器时代，我们被教导如何弯制弓丝，或者如何正确定位托槽。最好的方法是首先确定我们的正畸目标，想要达到的结果，然后确定产生这种结果所需的力系。这样我们就可以设计矫治器了。形状固然重要，但更重要的是形状能产生所需的力系，因为矫治器的最终形状通常不是理想的结果。

### 5.4.5　过矫治

了解矫正器系统的副作用和不足之处，对于治疗复杂病例（如拔牙病例）极其重要。由于 Invisalign 是一种可摘矫治器，隐形矫治器与牙列的相互作用程度会影响矫治器的实际效果。在使用任何隐形矫治器关闭牙齿间隙的过程中，都会造成前牙伸长和舌倾，导致覆𬌗增加和 Spee 曲线加深，最终导致前牙干扰和后牙开𬌗。在间隙关闭期间牙齿整体移动的轴向倾斜也很难控制（图 5.25）。因此，在治疗拔牙病例时，ClinCheck 计划中需要进行过矫治。常见的过矫治包括：

- 增加上切牙根舌向转矩，进一步压入下切牙。因此，常在 ClinCheck 的最终方案中出现前牙开𬌗。这两个过矫治将防止前牙在间隙关闭时舌倾。G5 也可以在上前牙放置𬌗垫，以帮助矫治器在内收前牙时对垂直方向进行控制。
- 拔牙间隙近中的牙齿需要增加近中倾斜移动，而拔牙位置远中的牙齿需要增加远中倾斜移动。本质上，当关闭间隙时，我们试图抵消牙冠向拔牙间隙的倾斜移动。由于矫治器系统的衰减效应，牙齿离拔牙间隙越远，需要增加的倾斜量就越少（图 5.26）[7]。

图 5.25　一例拔除 4 颗第一前磨牙病例。图中显示了隐形矫治器的不足之处，例如咬合加深（Spee 曲线加深），导致前牙𬌗干扰和后牙开𬌗，以及后牙轴向支抗丢失（通常称为"倾倒"）

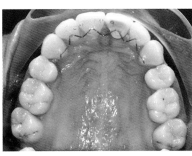
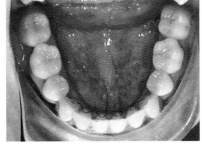
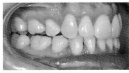
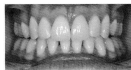
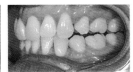

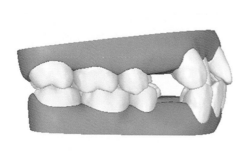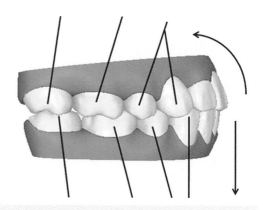

图 5.26　ClinCheck 方案中拔除 4 颗第一前磨牙病例的过矫治设计

不过，在拔牙病例中，并没有计算过矫治量的公式。每个病例都是不同的，过矫治的程度取决于影响骨密度、基础代谢率和患者牙齿解剖的各种因素（如年龄、性别、种族、牙冠高度与牙根长度）以及其他因素（如妊娠及患者是否正在服用任何可能影响细胞代谢和其他新陈代谢的药物）。上下颌的支抗控制常不同。在同一患者的同一牙弓内，左侧和右侧也可能不同。在本身就不对称的病例中可以使用不对称的力学机制（例如，一侧的弹性牵引力值比另一侧更大）或不对称拔牙模式。

在考虑拔除第一前磨牙和第二前磨牙的 ClinCheck 方案中，第二前磨牙拔除病例中为抵抗磨牙前移，增加了对支抗的需求，因此拔牙间隙远中的牙列必须增加更大的过矫治，ClinCheck 需要进行相应的调整。

### 5.4.6　附件设计

附件由复合树脂材料组成，粘接于牙齿表面，以增加矫治器和牙列之间的接触面积，从而对牙齿移动进行更好地三维控制。附件一般用于：①压入；②固位；③旋转；④直立牙齿；⑤关闭较大的间隙。

附件分为被动和主动两种。被动附件用于间接支抗（例如，用于压低前牙时后牙上的附件）（图 5.27）或固位（例如，当弹性牵引直接挂到矫治器上的精密钩时防止矫治器脱位）（图 5.28）。主动附件放置于治疗期间实际移动的牙齿上（例如，圆柱形牙齿的旋转、倾斜和（或）整体移动中的牙根控制，以及牙齿压低）。

传统附件包括椭圆形、矩形和楔形附件。随着数字化设计的不断改进，优化附件是通过计算机辅助为每颗牙齿设计的，以进行不同类型的牙齿移动。它们主要基于 3 个参数：①牙齿近远中宽度；②牙齿长轴（任意轴）；③牙齿的颊侧轮廓。优化附件设计用于牙齿移动，例如：压低切牙、前磨牙和磨牙，矫正切牙、尖牙和前磨牙的轴倾度，三维控制侧切牙以及尖牙和前磨牙的旋转。

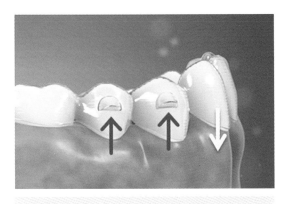

图 5.27　整平 Spee 曲线时，进行下切牙压入的优化附件

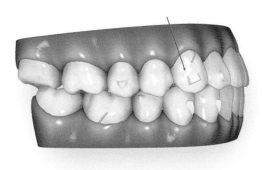

图 5.28　放置于尖牙上的传统附件，以防止矫治器在弹性牵引下移位

尽管计算机辅助设计对选择牙齿移动所需的附件类型有很大帮助，但在 ClinCheck 方案获得批准之前，需要临床检查是否存在任何解剖结构变异。要考虑的因素包括牙冠和牙根的大小、切缘磨损、牙根弯曲、根分叉和牙列拥挤 / 间隙的程度。附件的粘接时间也必须考虑在内。

### 5.4.7　Ⅰ 类错𬌗的考虑因素

**拔除 4 颗前磨牙**

上下牙严重拥挤或双颌前突是 Ⅰ 类错𬌗中需拔除 4 颗前磨牙的典型病例。图 5.29a~c 显示的病例是一名亚洲成年男性患者，临床表现为双颌前突、骨型正常、牙齿突出、开唇露齿、个别前牙反𬌗伴浅覆𬌗浅覆盖，错𬌗畸形为安氏 Ⅰ 类牙性错𬌗。治疗方案是拔除 4 颗第一前磨牙。

Invisalign 矫治器的 ClinCheck 治疗方案采用优化和传统附件，同时采用分步模式。为了美观，在右上切牙舌面放置了一个垂直矩形附件（图 5.29d）。

该病例中的过矫治包括上切牙根舌向转矩增加 4°，下切牙压低增加 0.6mm，拔牙间隙近中的牙增加 8° 近中倾斜度，拔牙间隙远中的牙增加 4° 远中倾斜度（图 5.26）。

治疗开始就佩戴 Ⅱ 类弹性牵引来进行支抗控制并维持 Ⅰ 类尖牙关系。在精调阶段，同时使用后牙弹性牵引与上前牙𬌗垫（G5 特征），以控制垂直向咬合（图 5.29e）。总疗程为 26 个月，83 副矫治器（30+17+12+24），精调 / 附加矫治器 3 次（图 5.29f~i）。精调阶段每周更换 1 副矫治器。

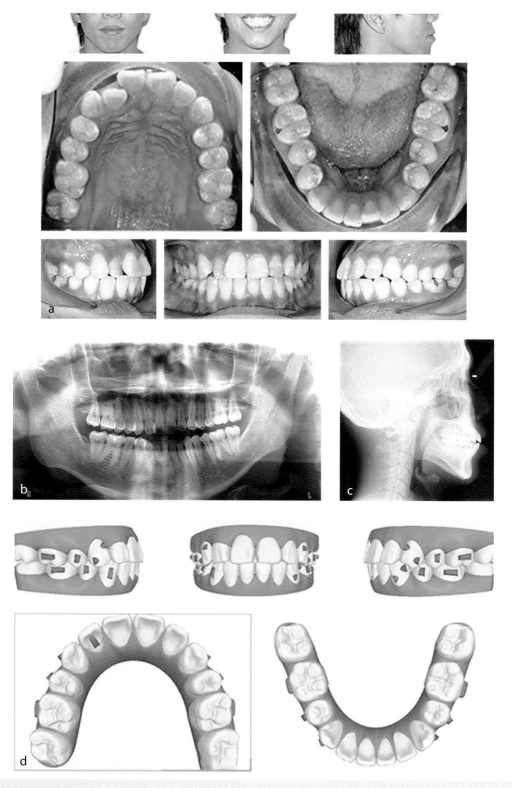

图 5.29 a. 成年人 I 类错殆拔除 4 颗第一前磨牙治疗前图像；b. 治疗前全景 X 线片；c. 治疗前头颅侧位片；d. ClinCheck 治疗方案

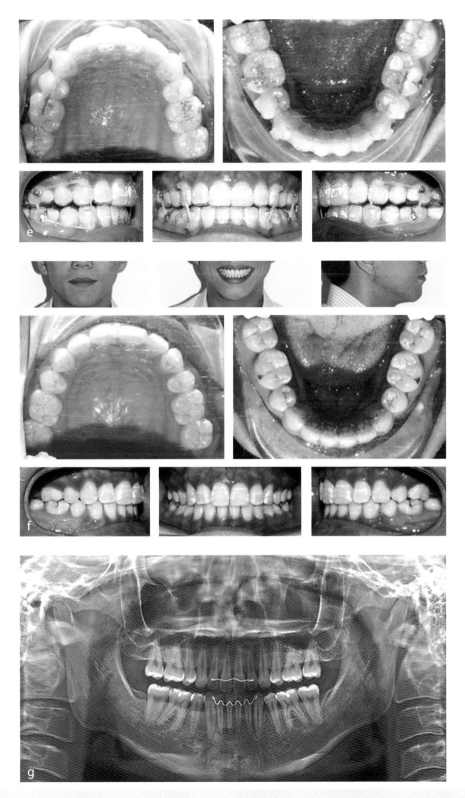

图 5.29（续）　e. 后牙匣形牵引及 G5 中的上切牙腭侧𬌗垫；f. 病例治疗后图像；g. 治疗后全景
X 线片

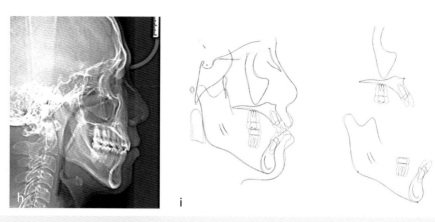

图 5.29（续） h.治疗后头颅侧位片；i.整体及局部头影测量重叠图

### 5.4.8 Ⅱ类错𬌗的考虑因素

**拔除 2 颗上颌第一前磨牙治疗**

拔除 2 颗上颌第一前磨牙是Ⅱ类错𬌗病例的治疗方案之一，并以Ⅱ类咬合关系结束病例。该病例是一例亚裔青春期女性，临床表现为安氏Ⅱ类 1 分类错𬌗，骨性 1 类错𬌗，生长型为正常偏垂直（图 5.30a~c）。主诉为上前牙突出，希望通过内收来改善侧貌。其他临床表现有上牙列严重拥挤、下牙列轻度拥挤、Spee 曲线较深、开唇露齿。上下牙齿中线不齐。治疗方案是使用 Invisalign Teen 矫治器，拔除上颌第一前磨牙。图 5.30d 显示了 ClinCheck 治疗方案中的传统附件设计和分步模式。在间隙关闭过程中使用Ⅱ类弹性牵引来控制支抗。在矫治器颊侧设计了精密切割并放置舌侧扣，以实现可控的前牙内收和间隙关闭。本病例设计的过矫治是：下切牙压低增加 0.8mm，上颌尖牙近中倾斜增加 6°，上颌第二前磨牙和第一磨牙远中倾斜分别增加 8° 和 6°。该病例在 24 个月内完成治疗，总共 51（37+14）副矫治器，其中精调 / 附加矫治器 1 次（图 5.30e~h）。

### 5.4.9 Ⅲ类错𬌗的考虑因素

**拔除 2 颗下颌前磨牙**

在垂直骨性Ⅲ类和牙性Ⅲ类错𬌗病例中，拔除 2 颗下颌前磨牙对于非手术治疗患者来说，是一种很好的掩饰性治疗方式。该病例为一名亚裔成年女性患者。她的主诉是牙列拥挤，临床表现为安氏Ⅲ类错𬌗、骨性Ⅲ类、垂直生长型、双侧后牙和前牙多颗牙反𬌗、上下牙中度拥挤伴浅覆盖和浅覆𬌗、牙齿中线不齐（图5.31a~c）。掩饰性治疗方案为拔除左下第一前磨牙和右下第二前磨牙。ClinCheck方案设计了优化和传统附件设计、IPR 和分步模式（图 5.31d）。过矫治设计中增加了拔牙间隙远中牙的远中倾斜度和增加拔牙间隙近中牙的近中倾斜度（图 5.31e）。使用Ⅲ类弹性牵引控制支抗。计划以尖牙Ⅰ类关系和磨牙Ⅲ类关系结束治疗。治疗时间为 22 个月，其中共用 47（32+15）副主动矫治器，精调 1 次（图 5.31f~i）。

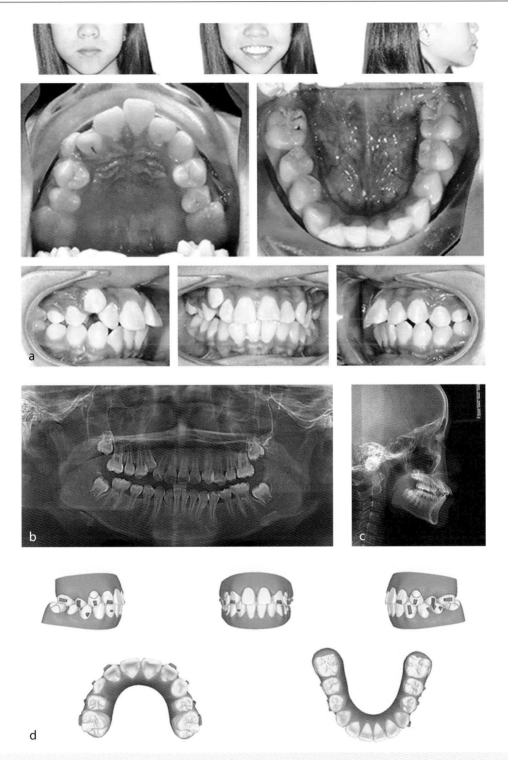

图 5.30　a. 生长中的 Ⅱ 类错殆儿童拔除 2 颗上颌前磨牙的治疗前图像；b、c. 治疗前的全景 X 线片和头颅侧位片；d. ClinCheck 治疗方案

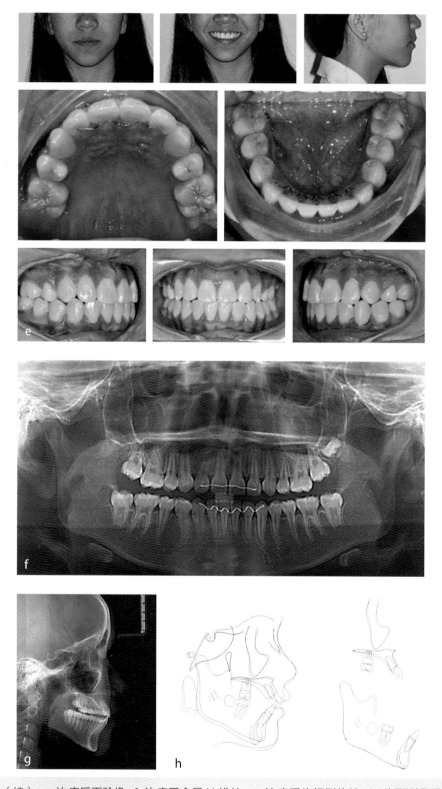

图 5.30（续） e. 治疗后面殆像；f. 治疗后全景 X 线片；g. 治疗后头颅侧位片；h. 头影测量重叠图

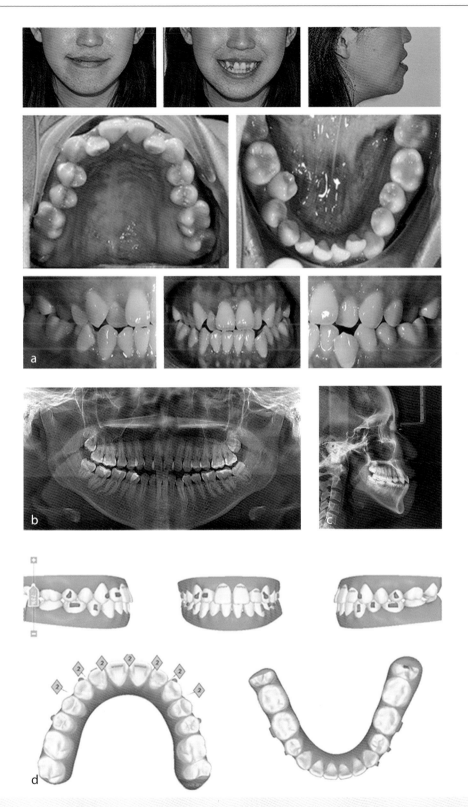

图 5.31　a. 成人 Ⅲ 类错𬌗患者拔除 2 颗下颌前磨牙的治疗前图像；b、c. 治疗前的全景 X 线片和头颅侧位片；d. ClinCheck 治疗方案

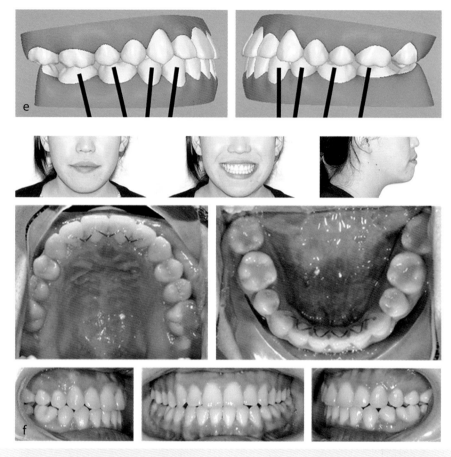

图 5.31（续）　e. 过矫治；f. 治疗后面颌像

## 5.5　结论

与人们的普遍认知相反，成功的正畸治疗没有"公式"。解剖学差异、患者依从性和临床医生的专业性都起着同样重要的作用。因此，标题"隐形矫治器的常规治疗方案"可能不太恰当。尽管数字化技术、生物材料、矫治器设计和计算机界面都在不断改进和变化，但牙齿移动的生物力学始终不变。因此，必须充分了解真正影响治疗结果的是什么——无论是牙根分叉、患者的生长潜力，甚至是某些已经存在的功能异常的习惯或条件。这一章节只是简要地说明了各种Ⅰ类、Ⅱ类和Ⅲ类牙齿错𬌗非拔牙和拔牙矫治的考虑因素，毕竟隐形矫治器的矫治内容通过一本书无法完全涵盖。临床经验随着时间的推移而增加，我们需要从我们的错误中吸取教训，了解我们哪里错了，以及下一次如何改正。数字化辅助正畸技术将继续完善，隐形矫治器治疗仍然是这一领域内的主流正畸治疗选择之一。

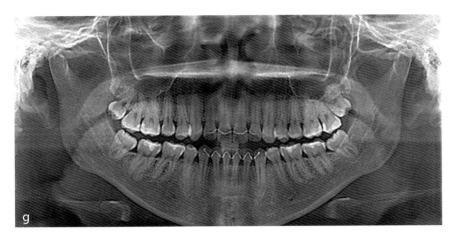

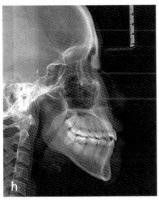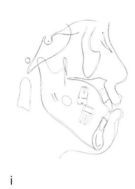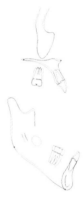

图 5.31（续） g. 治疗后全景 X 线片；h. 治疗后头颅侧位片；i. 整体及局部头影测量重叠图

**参考文献**

[1] Meikle MC. The tissue, cellular, and molecular regulation of orthodontic tooth movement: 100 years after Carl Sandstedt. Eur J Orthod. 2006;28(3):221–240

[2] Adkins MD, Nanda RS, Currier GF. Arch perimeter changes on rapid palatal expansion. Am J Orthod Dentofacial Orthop. 1990;97(3):194–199

[3] Baccetti T, Franchi L, Toth LR, McNamara JA, Jr. Treatment timing for Twin-block therapy. Am J Orthod Dentofacial Orthop. 2000;118(2):159–170

[4] Baccetti T, Lorenzo F, McNamara JA, Jr. The Cervical Vertebral Maturation (CVM) method for the assessment of optimal treatment timing in dentofacial orthopedics. Semin Orthod. 2005;11:119–129

[5] Dawson PE. New definition for relating occlusion to varying conditions of the temporomandibular joint. J Prosthet Dent. 1995;74(6):619–627

[6] Roberts WE, Turley PK, Brezniak N, Fielder PJ. Implants: Bone physiology and metabolism. CDA J. 1987;15(10):54–61

[7] Chan EK, Darendeliler MA. The Invisalign appliance today: A thinking person's orthodontic appliance. Semin Orthod. 2017;23:12–64

# 6 隐形矫治的注意事项

Tony Weir, Haylea Louise Blundell, Raj Gaddam, Amesha Maree

**摘要**

隐形矫治器在大众中的接受度和评价都很高，特别是对于青少年和成年人来说。人们普遍认为戴隐形矫治器的年轻人比戴固定矫治器的年轻人更有吸引力，也更高级。此外，目前已有学者从患者视角对隐形矫治器进行了研究，例如生活质量、疼痛体验和治疗满意度。由于固定矫治器治疗与这些因素有关，因此可以合理地认为，不同患者对隐形矫治器的体验感是不同的。虽然目前的数据可能表明隐形矫治器在与健康相关的生活质量评估、疼痛体验和治疗满意度方面取得了积极的结果，但仍有必要进行进一步的研究，以增强我们从患者的视角对隐形矫治器治疗的认识。

**关键词**：正畸矫治器，正畸治疗，错𬌗，与健康相关的生活质量，与口腔健康相关的生活质量

## 6.1 隐形矫治时的特别注意

目前，大部分有关 Invisalign 的认识仍需要进一步高质量的科学研究以获得可靠的证据。关于隐形矫治器临床结果的证据很少，而且通常质量较低。已发表的数据大多是病例报告、临床医生评价、体外材料研究、临床医生调查和回顾性比较队列研究。毫无疑问，使用隐形矫治器可以获得良好的临床效果，但对隐形矫治器治疗的常规可预测性、参数、临床疗效和效率仍存在疑问。文献 [1-8] 讨论了隐形矫治器的局限性，其中疗效仍然存在争议。虽然一些临床医生认为隐形矫治器只能成功地治疗轻度到中度错𬌗，但其他几位 [2, 9, 10] 医生已经证明了它们在治疗更严重的错𬌗中的作用 [11-13]。爱齐科技公司有一个在线国际病例库，据说其中包含了优秀病例，但对这些精心挑选的病例分析显示，只有通过 5 个序列的附加矫治器之后，才能获得不太理想的治疗结果。因此，很明显，常规使用隐形矫治器来获得满意的临床结果是存在挑战的。

主要作者是一家拥有 4 种隐形矫治器的官方提供商，之前曾发表了一篇综述，比较并整合了 29 种隐形矫治器的数据 [14]。Invisalign 是世界上第一个也是目前使用最广泛的隐形矫治器，因此本章中大部分有关隐形矫治器疗效的讨论的主要证据

都关于 Invisalign。然而，人们认为，Invisalign 矫治器在治疗效果方面的许多特征可以应用于其他隐形矫治器产品，尽管目前 Invisalign 似乎是最完善和最全面的隐形矫治器 [14]。大多数隐形矫治器产品没有类似于爱齐科技公司的 ClinCheck 程序的特征，但大多数具有预期治疗结果这一功能。

主要作者作为 Invisalign 在澳洲和南亚的临床顾问，他们除了对自己治疗的大约 1000 例病例，还对其他医生的 12 000 多例病例进行了评估。上述来源的许多病例在治疗的初始阶段或多个阶段之后都取得了不太理想的结果，这导致了来自多种族人口的多个国家的大量医生对隐形矫治器的治疗结果产生了众多独特的观点。进而，这又可以评估和分类医生在使用隐形矫治器治疗时遇到的常规问题。因此，尽管本章说明的矫治器特点和引用的一些研究也适用于其他隐形矫治器，但主要与 Invisalign 矫治器相关。

在第一阶段治疗后牙齿可能未完全按照 ClinCheck 方案排齐的原因包括：患者配合程度；ClinCheck 方案未能转化为现实，原因是爱齐科技公司应用的默认方案存在问题；矫治器未能在临床上 100% 表达 ClinCheck 中显示的所有牙齿移动；医生在 ClinCheck 治疗方案设计方面缺乏经验。同样重要的是要认识到，矫治器系统在四个维度上受到限制，这种限制不适用于固定矫治器。本章将一一讨论这些要点。

患者合作程度超出了本章的讨论范围，但必须说明的是，隐形矫治器一般取决于患者的依从性，而固定矫治器更具有非依从性的特点。

至于未能完全达到预期治疗结果的其余三个原因，首先需要了解一些基本特征。如果不能充分表达预先设计的移动，就需要准确地认识到 ClinCheck 是什么，矫治器是什么。从概念上讲，牙齿和任何可能粘接到牙齿上的附件相当于固定矫治器治疗中的托槽——是一种对牙齿的施力装置。力本身来自矫治器，因此整个矫治器系统等同于世界上最具超弹性的全尺寸弓丝，在治疗开始时结扎到所有托槽中，在订购附加矫治器之前不会以任何方式改变。

因此，ClinCheck 方案等同于弓丝设计以获得实现理想的临床结果，而不是理想的临床结果本身——ClinCheck 方案不是最终的临床结果。对于固定矫治器，我们放置宽弓丝以纠正横向不调，并将弓丝弯曲成反向 Spee 曲线以打开咬合。这不是因为我们希望最终的咬合与弓丝的形状相匹配，而是因为我们认识到需要在固定矫治器系统内设计过矫治，以克服这些系统固有的表达不足。

爱齐科技公司声称，截至 2019 年第一季度，已治疗了 680 万名患者，并将 Invisalign 矫治器定义为一种个性化矫治器，通过迄今所有治疗数据中积累的经验构建而成。然而，爱齐科技公司每天生产超过 25 万副矫治器，相当于每天大约 5000 例。因此，爱齐科技公司应用的所有附件和矫治方案在某种程度上不可避免地基于平均值——一种通用的方法。由于平均数在统计学上是一个孤立值，如果医生过度依赖牙齿移动和附件设计的默认方案，可能不会获得始终如一的良好的临床结果（图 6.1）。作为弓丝的隐形矫治器过矫治的应用和局限性，加上目前可供选择的附件设计的限制会对治疗结果产生负面影响。

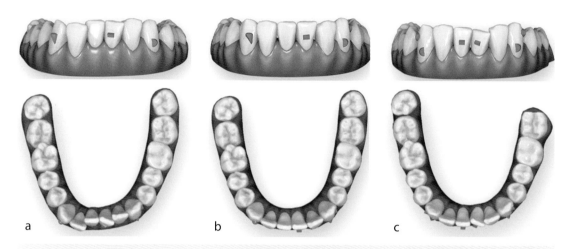

图 6.1　a. 初始牙列情况。注意爱齐系统默认将优化伸长附件放置在左下中切牙上，是否在近远中向直立左下中切牙是更关键的步骤，因为这将决定左下中切牙贴合矫治器所需的牙弓长度；b. 已批准的 ClinCheck 治疗方案的最终排齐情况；c. 精调前实际获得的排齐情况。请注意，由于牙弓长度而无法直立、旋转、伸长左下中切牙的问题。另请注意，系统将再次默认附件放置相同的位置

　　隐形矫治器的临床结果通常不太理想，包括旋转（切牙和圆柱形牙齿）、横向扩弓、纠正深覆𬌗，以及牙根在牙槽骨中的移动（牙根直立和转矩）[6, 10, 13, 16-35]（另见附录 A、B、C、D、E、F）。因此，作为 ClinCheck 方案的一部分，为避免多次订购附加矫治器，过矫治是克服这些移动常规表达不足的基本方法。

　　关于隐形矫治器，有必要了解一个最重要的生物力学概念，即与固定矫治器相比，隐形矫治器在四维方向上限制牙齿的移动，即长度、宽度、高度（垂直）和移动时间。这一点比固定矫治器要重要得多。牙弓是三维的，隐形矫治器也是。

　　牙弓必须在三维方向与矫治器完全贴合，否则牙齿就会被压低和（或）脱离矫治器。对于固定矫治器，除非使用全尺寸弓丝并进行末端回弯，否则牙齿可能会倾斜并沿着牙弓移动（图 6.2）。因此，由于未能适当地直立牙齿（图 6.3），或未能准确地进行设计的 IPR（图 6.4），无法提供足够的间隙，牙齿就无法三维贴合矫治器进而无法移动。在固定矫治器中，牙齿可以沿着弓丝进行移动。当隐形矫治器通过扩弓来排齐牙齿时存在类似的情况，但由于矫治器的限制不能完全表达设计的扩弓量。从本质上说，这意味着在制订 ClinCheck 方案和使用隐形矫治器进行治疗时，细节非常重要——但这些细节对于固定矫治器治疗不那么重要，因为固定矫治器在上述四个维度中的限制较少。

　　时间的长短很重要，在固定矫治器中牙齿可以按照生物学允许的速度在合理的弓丝范围内自由移动。使用隐形矫治器时，牙齿必须按照矫治器设计的更换率移动。这可能意味着患者更适合少于或超过 2 周的更换率，但目前还没有证据表明，使用 Invisalign[1, 31] 矫治器更换间隔小于 2 周。根据生物学、解剖学和移动复杂性因素，一些患者甚至从超过 2 周的更换率中受益。固定矫治器中，牙齿随着想

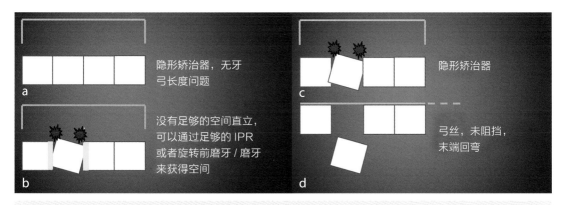

图 6.2 矫治器三维限制的重要性。a. 牙齿与矫治器匹配; b. 可能需要通过直立、旋转、IPR 或扩弓为未排齐的牙齿创造空间; c. 如果空间不足，矫治器将无法完全包裹牙齿; d. 牙齿可以沿弓丝移动并排齐效果良好，除非使用全尺寸弓丝并进行末端回弯

图 6.3 假设条件下，下切牙近中倾斜度对所占牙弓长度产生的影响

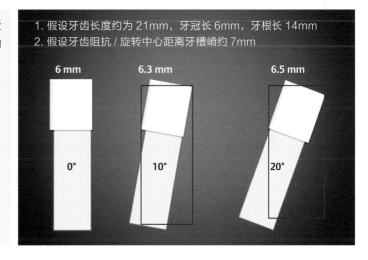

1. 假设牙齿长度约为 21mm，牙冠长 6mm，牙根长 14mm
2. 假设牙齿阻抗 / 旋转中心距离牙槽嵴约 7mm

要的速度移动。对于隐形矫治器而言，要么随着矫治器的更换率移动，要么停止移动。因此，隐形矫治器在四个维度上约束较大。

前牙近远中向的直立可以增加后续去扭转所需的间隙[36]。直立上颌中切牙会影响牙弓的长度，应通过仔细的目测检查来确定是否需要直立。Hussel 和 Nanda 在 1987 年制订了一个关于上颌中切牙角度和倾斜度的简单数学公式，如之前综述所提到的[37]。此外，爱齐科技公司默认方案中通常没有附件或没有合适的附件来直立牙齿。

因为在旋转移动之前需要直立牙齿以获得足够的间隙，所以切牙直立也必须考虑在内。通过基本的数学公式已经确定，下切牙牙根每倾斜 5°，可用于旋转或以其他方式排齐切牙的间隙将减少 0.2~0.3mm。因此，切牙的不完全直立可能会影响矫治器旋转移动牙齿的效果（图 6.3）。

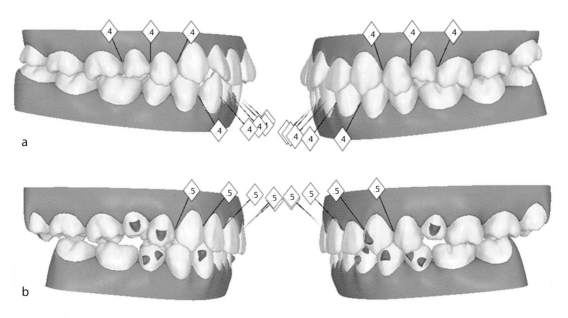

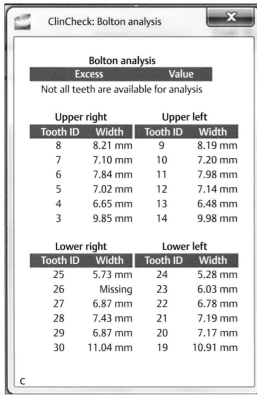

| ClinCheck: Bolton analysis | | | | X |
|---|---|---|---|---|

**Bolton analysis**

| Excess | | Value | |
|---|---|---|---|
| Not all teeth are available for analysis | | | |

| Upper right | | Upper left | |
|---|---|---|---|
| **Tooth ID** | **Width** | **Tooth ID** | **Width** |
| 8 | 8.21 mm | 9 | 8.19 mm |
| 7 | 7.10 mm | 10 | 7.20 mm |
| 6 | 7.84 mm | 11 | 7.98 mm |
| 5 | 7.02 mm | 12 | 7.14 mm |
| 4 | 6.65 mm | 13 | 6.48 mm |
| 3 | 9.85 mm | 14 | 9.98 mm |

| Lower right | | Lower left | |
|---|---|---|---|
| **Tooth ID** | **Width** | **Tooth ID** | **Width** |
| 25 | 5.73 mm | 24 | 5.28 mm |
| 26 | Missing | 23 | 6.03 mm |
| 27 | 6.87 mm | 22 | 6.78 mm |
| 28 | 7.43 mm | 21 | 7.19 mm |
| 29 | 6.87 mm | 20 | 7.17 mm |
| 30 | 11.04 mm | 19 | 10.91 mm |

c

| ClinCheck: Bolton analysis | | | | X |
|---|---|---|---|---|

**Bolton analysis**

| Excess | | Value | |
|---|---|---|---|
| Not all teeth are available for analysis | | | |

| Upper right | | Upper left | |
|---|---|---|---|
| **Tooth ID** | **Width** | **Tooth ID** | **Width** |
| 8 | 8.15 mm | 9 | 8.31 mm |
| 7 | 7.32 mm | 10 | 7.23 mm |
| 6 | 7.78 mm | 11 | 7.74 mm |
| 5 | 6.95 mm | 12 | 7.12 mm |
| 4 | 6.57 mm | 13 | 6.23 mm |
| 3 | 9.89 mm | 14 | 9.85 mm |

| Lower right | | Lower left | |
|---|---|---|---|
| **Tooth ID** | **Width** | **Tooth ID** | **Width** |
| 25 | 5.75 mm | 24 | 5.37 mm |
| 26 | Missing | 23 | 6.01 mm |
| 27 | 6.72 mm | 22 | 6.67 mm |
| 28 | 7.31 mm | 21 | 7.20 mm |
| 29 | 6.91 mm | 20 | 7.07 mm |
| 30 | 11.12 mm | 19 | 10.89 mm |

d

图 6.4　a. 初始排齐阶段上牙弓的 IPR 方案；b. 初始治疗实现排齐；c. 治疗开始时的牙齿大小测量；d. 附加矫治器阶段测量牙齿大小。注意：上牙弓两侧 1.2mm 的 IPR 不足以排齐上颌第二前磨牙，从而出现上颌第二前磨牙压入（西瓜籽效应）

文献中也发现，与预期结果进行比较时临床的实际移动量不足。附录中的表格列出了已发表的重点文献。矫治器似乎可以有效和准确地进行某些牙齿移动，如牙齿排齐时的牙冠倾斜移动高效而准确（附录 A 和 B），但它难以实现理想的牙根移动（附录 B、C 和 D）、伸长（附录 E）、压低（附录 F）和旋转（附录 G）。综合这些表格来说，需要在牙槽骨中移动牙根，如牙根的直立和转矩通常能达到 ClinCheck 设计量的 60%~80%。同样，旋转和扩弓也存在类似程度的不足，因此具有临床意义。然而，潜在地，所有隐形矫治器最不足的是深覆𬌗的治疗。

正如之前所讨论的那样，几乎没有公开发表的证据来证明非 Invisalign 矫治器的疗效。Lombardo 和他的同事在 2017 年明确 F22 隐形矫治器的平均准确率为 73.6%，旋转移动的准确率为 66.8%，唇舌向倾斜的准确率为 72.9%，近远中倾斜的准确率为 82.5%[38]。Weir 在 2017 年未找到所回顾的 29 种隐形矫治器任何已发表的证据，因此，这些产品的表达率很可能并不优于 Invisalign，甚至可能更差[14]。显然，需要进一步的研究来证实隐形矫治器供应商关于其矫治器疗效的说法。

## 6.2    结论

了解矫治器在牙齿移动方面表达的不足，医生就能在 ClinCheck 治疗方案时加入适当的过矫治，以期望避免一些与表达不足相关的问题。同样，了解 ClinCheck 默认方案的问题可以进一步改进方案，否则治疗医生必须根据研究和经验仔细调整每个患者的方案。最后，认识到矫治器对牙齿移动的四维约束和它们对牙齿移动的影响，也会改善临床结果。

隐形矫治器在正畸治疗中仍然是一个相对较新的选择，关于矫治器的质量和治疗结果相关的研究库远未达到理想水平。既往通过个人的探索和实践已积累了丰富经验的医生，可以通过隐形矫治器获得良好的治疗结果，而依赖制造商制订的牙齿移动方案将不能获得常规理想的治疗结果。隐形矫治器治疗并不简单，且易造成治疗结果不佳，而且如果主治医生缺乏经验，临床效果将不显著。

**参考文献**

[1] Zheng M, Liu R, Ni Z, Yu Z. Efficiency, effectiveness and treatment stability of clear aligners: A systematic review and meta-analysis. Orthod Craniofac Res. 2017;20(3):127–133

[2] Boyd RL, Vlaskalic V. Three-dimensional diagnosis and orthodontic treatment of complex malocclusions with the Invisalign appliance. Semin Orthod. 2001;7:274–293

[3] Boyd RL, Miller RJ, Vlaskalic V. The Invisalign system in adult orthodontics: Mild crowding and space closure cases. J Clin Orthod. 2000;34:203–212

[4] Rossini G, Parrini S, Castroflorio T, Deregibus A, Debernardi CL. Efficacy of clear aligners in controlling orthodontic tooth movement: a systematic review. Angle Orthod. 2015;85(5):881–889

[5] Rossini G, Parrini S, Deregibus A, Castroflorio T. Controlling orthodontic tooth movement with clear aligners: An updated systematic review regarding efficacy and efficiency. J Aligner Orthod. 2017;1:7–20

[6] Kravitz ND, Kusnoto B, BeGole E, Obrez A, Agran B. How well does Invisalign work? A

prospective clinical study evaluating the efficacy of tooth movement with Invisalign. Am J Orthod Dentofacial Orthop. 2009;135(1):27–35

[7] Galan-Lopez L, Barcia-Gonzalez J, Plasencia E. A systematic review of the accuracy and efficiency of dental movements with Invisalign®. Korean J Orthod. 2019;49(3):140–149

[8] Papadimitriou A, Mousoulea S, Gkantidis N, Kloukos D. Clinical effectiveness of Invisalign® orthodontic treatment: a systematic review. Prog Orthod. 2018;19(1):37

[9] Gu J, Tang JS, Skulski B, et al. Evaluation of Invisalign treatment effectiveness and efficiency compared with conventional fixed appliances using the Peer Assessment Rating index. Am J Orthod Dentofacial Orthop. 2017;151(2):259–266

[10] Djeu G, Shelton C, Maganzini A. Outcome assessment of Invisalign and traditional orthodontic treatment compared with the American Board of Orthodontics objective grading system. Am J Orthod Dentofacial Orthop. 2005;128(3):292–298, discussion 298

[11] Wheeler TT. Orthodontic clear aligner treatment. Semin Orthod. 2017;23:83–89

[12] Vlaskalic V, Boyd RL. Clinical evolution of the Invisalign appliance. J Calif Dent Assoc. 2002;30(10):769–776

[13] Li W, Wang S, Zhang Y. The effectiveness of the Invisalign appliance in extraction cases using the the ABO model grading system: a multicenter randomized controlled trial. Int J Clin Exp Med. 2015;8(5):8276–8282

[14] Weir T. Clear aligners in orthodontic treatment. Aust Dent J. 2017;62(Suppl 1):58–62

[15] Q1 2019 Align Corporate fact sheet. Available at: https:// www.aligntech.com/documents/ Align%20Technology%20 Corp%20Fact%20Sheet%202019%20Q1.pdf. Align Technology, 2019

[16] Pavoni C, Lione R, Laganà G, Cozza P. Self-ligating versus Invisalign: analysis of dento-alveolar effects. Ann Stomatol (Roma). 2011;2(1–2):23–27

[17] Krieger E, Seiferth J, Marinello I, et al. Invisalign® treatment in the anterior region: were the predicted tooth movements achieved? J Orofac Orthop. 2012;73(5):365–376

[18] Grünheid T, Gaalaas S, Hamdan H, Larson BE. Effect of clear aligner therapy on the buccolingual inclination of mandibular canines and the intercanine distance. Angle Orthod. 2016;86(1):10–16

[19] Solano-Mendoza B, Sonnemberg B, Solano-Reina E, Iglesias- Linares A. How effective is the Invisalign® system in expansion movement with Ex30' aligners? Clin Oral Investig. 2017;21(5):1475–1484

[20] Grünheid T, Loh C, Larson BE. How accurate is Invisalign in nonextraction cases? Are predicted tooth positions achieved? Angle Orthod. 2017;87(6):809–815

[21] Houle JP, Piedade L, Todescan R, Jr, Pinheiro FH. The predictability of transverse changes with Invisalign. Angle Orthod. 2017;87(1):19–24

[22] Clements KM, Bollen AM, Huang G, King G, Hujoel P, Ma T. Activation time and material stiffness of sequential removable orthodontic appliances. Part 2: Dental improvements. Am J Orthod Dentofacial Orthop. 2003;124(5):502–508

[23] Kassas W, Al-Jewair T, Preston CB, Tabbaa S. Assessment of Invisalign treatment outcomes using the ABO Model Grading System. J World Fed Orthod. 2013;2:e61–e64

[24] Buschang PH, Ross M, Shaw SG, Crosby D, Campbell PM. Predicted and actual end-of-treatment occlusion produced with aligner therapy. Angle Orthod. 2015;85(5):723–727

[25] Simon M, Keilig L, Schwarze J, Jung BA, Bourauel C. Forces and moments generated by removable thermoplastic aligners: incisor torque, premolar derotation, and molar distalization. Am J Orthod Dentofacial Orthop. 2014;145(6):728–736

[26] Tai C. How Accurate Is Invisalign? Are Predicted Tooth Positions Achieved? [Dissertation]. Minneapolis, MN: University of Minnesota;2017

[27] Castroflorio T, Garino F, Lazzaro A, Debernardi C. Upper-incisor root control with Invisalign appliances. J Clin Orthod. 2013;47(6):346–351, quiz 387

[28] Zhang XJ, He L, Guo HM, Tian J, Bai YX, Li S. Integrated threedimensional digital assessment of accuracy of anterior tooth movement using clear aligners. Korean J Orthod. 2015;45(6):275–281

[29] Ravera S, Castroflorio T, Garino F, Daher S, Cugliari G, Deregibus A. Maxillary molar distalization with aligners in adult patients: a multicenter retrospective study. Prog Orthod. 2016;17:12

[30] Garino F, Castroflorio T, Daher S, et al. Effectiveness of composite attachments in controlling upper-molar movement with aligners. J Clin Orthod. 2016;50(6):341–347

[31] Hennessy J, Garvey T, Al-Awadhi EA. A randomized clinical trial comparing mandibular incisor proclination produced by fixed labial appliances and clear aligners. Angle Orthod. 2016;86(5):706–712

[32] Duncan LO, Piedade L, Lekic M, Cunha RS, Wiltshire WA. Changes in mandibular incisor position and arch form resulting from Invisalign correction of the crowded dentition treated nonextraction. Angle Orthod. 2016;86(4):577–583

[33] Zhou N, Guo J. Efficiency of upper arch expansion with the Invisalign system. Angle Orthod. 2019:(e-pub ahead of print)

[34] Charalampakis O, Iliadi A, Ueno H, Oliver DR, Kim KB. Accuracy of clear aligners: A retrospective study of patients who needed refinement. Am J Orthod Dentofacial Orthop. 2018;154(1):47–54

[35] Katchooi M, Cohanim B, Tai S, Bayirli B, Spiekerman C, Huang G. Effect of supplemental vibration on orthodontic treatment with aligners: A randomized trial. Am J Orthod Dentofacial Orthop. 2018;153(3):336–346

[36] Siatkowski RE. Incisor uprighting: mechanism for late secondary crowding in the anterior segments of the dental arches. Am J Orthod. 1974;66(4):398–410

[37] Hussels W, Nanda RS. Effect of maxillary incisor angulation and inclination on arch length. Am J Orthod Dentofacial Orthop. 1987;91(3):233–239

[38] Lombardo L, Arreghini A, Ramina F, Huanca Ghislanzoni LT, Siciliani G. Predictability of orthodontic movement with orthodontic aligners: a retrospective study. Prog Orthod. 2017;18(1):35

[39] Khosravi R, Cohanim B, Hujoel P, et al. Management of overbite with the Invisalign appliance. Am J Orthod Dentofacial Orthop. 2017;151(4):691–699.e2

[40] Kravitz ND, Kusnoto B, Agran B, Viana G. Influence of attachments and interproximal reduction on the accuracy of canine rotation with Invisalign. A prospective clinical study. Angle Orthod. 2008;78(4):682–687

## 附录　隐形矫治器在单颗牙齿移动方面的有效性

改编自 Rossini[5]。

### 附录 A　排齐

| | 预测牙齿移动的准确性，治疗后获得的改善，以及评价 |
|---|---|
| Clements[22] | 同行评议等级（peer assessment rating，PAR）加权总分下降了 31%；硬质矫治器佩戴 2 周后，PAR 加权总分下降了 43.74% |
| Djeu[10] | 在 ABO-OGS 评分方面没有统计学差异 |
| Kassas[23] | ABO 模型评分在统计学及临床上都有显著改善（治疗前 15.16±5.00 vs 治疗后 6.00±3.78） |
| Buschang[24] | 在 ABO-OGS 评分方面，与固定矫治器罚分增加 1.0 分相比，隐形矫治器罚分增加 4.0 分。固定矫治器在病例治疗完成及病例治疗细节方面优于隐形矫治器 |
| Li[13] | 治疗后 ABO-OGS 评分罚分减少：平均值 −9.91；标准差：3.56。在排齐方面显著改善 |

### 附录 B　唇舌向倾斜：Tipping

| | 预测牙齿倾斜的准确性，治疗后获得的改善，以及评价 |
|---|---|
| Kravitz[6] | 近远中倾斜平均为 40.5%，下颌尖牙最差，为 26.9%。内收牙齿的准确性几乎是唇倾牙齿的 2 倍。与通过唇倾来解决拥挤相比，Invisalign 关闭前牙间隙更有效，特别是在下牙弓 |
| Kassas[23] | 牙齿向拔牙间隙倾斜最多关闭 6mm 的间隙。Invisalign 擅长牙齿的倾斜移动 |
| Hennessy[31] | 下前牙倾斜：固定矫治器和隐形矫治器没有统计学差异。固定矫治器中下切牙更唇倾是由于尖牙托槽中预设的轴倾角以及在 Invisalign 中施加的力更接近牙体长轴。结果显示 Invisalign 通过唇倾下切牙来解决拥挤的能力不够强，但确实比固定矫治器差 |
| Duncan[32] | 不同拥挤程度中下切牙的倾斜度：<br><6mm（轻度，中度），无明显的下切牙唇倾。>6mm（严重）：下切牙唇倾 4° |

### 附录 C　唇舌向倾斜：转矩

| | 预测牙齿移动的准确性，治疗后获得的改善，以及评价 |
|---|---|
| Djeu[10] | ABO-OGS 评分：Invisalign 罚分增加 4.19 分，而固定矫治器罚分增加 2.81 分 |
| Kravitz[6] | 冠舌向转矩优于冠唇向转矩（53.1%：37.6%），特别是上切牙，因此在唇倾上颌中切牙倾斜时应施加过矫治，但在内收唇倾的上颌侧切牙时则没有必要，例如 II 类 2 分类患者 |
| Kassas[33] | ABO 模型评分治疗后（6.26±3.58）较治疗前（7.00±3.14）在统计学和临床上都有显著改善（P<0.05） |

| | 预测牙齿移动的准确性，治疗后获得的改善，以及评价 |
|---|---|
| Castroflorio[27] | 在 T0 时，数字化设计及扫描模型中，上切牙平均转矩分别为 20.95° 和 21.12°。在 T1 时，分别为 10.55° 和 10.53°。数字化设计的上切牙转矩从 T0 到 T1 的变化代表转矩预测值，即 10.4° <br> 对转矩嵴初步研究表明，当需要大约 10° 的转矩变化时，转矩损失可以忽略不计 |
| Simon[25] | 切牙转矩表达的准确度（%） <br> 转矩损失约 50% <br> 这里研究的是旧矫治器材料（Ex30）而不是当前的 SmartTrack LD30 |
| Buschang[24] | 在 ABO-OGS 评分中罚分增加 4.0 分，而使用固定矫治器时罚分增加为 3.0 分 |
| Li[13] | ABO-OGS 评分在治疗后罚分增加： <br> 唇舌向倾斜度： <br> Invisalign：平均值：−3.55°，标准差：1.36° <br> 固定矫治器：平均值：−5.85，标准差：2.68 <br> 牙根角度： <br> Invisalign：平均值：−4.79°，标准差：1.45° <br> 固定矫治器：平均值：−4.68°，标准差：2.32° <br> 牙根控制方面，固定矫治器优于隐形矫治器，差异有统计学意义 |
| Zhang[28] | 实际牙位与预期牙位的平均差 <br> 牙冠： <br> 上颌：平均值：0.376mm，标准差：0.041mm <br> 下颌：平均值：0.398mm，标准差：0.037mm <br> 牙根： <br> 上颌骨：平均值：2.062mm，标准差：0.128mm <br> 下颌：平均值：1.941mm，标准差：0.154mm <br> ClinCheck 高估了隐形矫治器对牙根位置的控制 |
| Ravera[29] | 上颌中切牙切缘后退 2.23mm（$P < 0.01$）时，垂直方向变化不明显（$P = 0.43$） <br> 上颌中切牙与腭平面之间的夹角无明显变化（治疗前平均 109.60° ±6.70°，矫治后平均 106.70° ±6.66°，$P < 0.05$） |
| Garino[30] | 当第一磨牙和前磨牙有矩形附件时，与牙冠移动（根尖 0.13mm，牙冠中心 0.83mm）相比，牙根移动（1.86mm）更明显 <br> 当尖牙、前磨牙和磨牙上有矩形附件时，牙冠移动（根尖 2.48mm，牙冠中心 1.58mm）比牙根移动（1.31mm）更明显 <br> 而上颌切牙牙根移动方面，矩形附件位于上颌尖牙、前磨牙和磨牙组优于附件仅位于前磨牙和第一磨牙组 |
| Grünheid[20] | 上颌中切牙的预测值及实际结果之间的差异：平均值 1.75°，标准差 2.86°（0.86，2.65） <br> 第二磨牙转矩差大于 2°，具有显著的临床意义。上颌中切牙倾斜移动，而不是整体移动 <br> 上颌侧切牙尽管形态较小但表达率高 |
| Tai[26] | 预测值及实际结果之间的统计学差异 <br> 上颌牙： <br> 尖牙：1.75° ±2.86°；第二前磨牙：−1.18° ±3.27°；第一磨牙：−1.45° ±3.37°；第二磨牙：−2.13° ±4.19° <br> 下颌牙： <br> 尖牙：−1.60° ±2.04°；第一磨牙：−0.85° ±2.41°；第二磨牙：−1.09° ±2.13° |
| Zhou 和 Guo[33] | 上颌第一磨牙扩弓效率为 36.35% ±29.32%，扩弓移动中牙根与牙冠的移动之比约为 2：5。扩弓后上颌第一磨牙颊倾 2.07° ±3.27° |

## 附录 D　横向

| | 预测牙齿移动的准确性，治疗后获得的改善，以及评价 |
| --- | --- |
| Kravitz[6] | 舌向缩弓：47.1%，其中下颌尖牙（59.3%）和下颌侧切牙（54.8%）的准确性最好 |
| Pavoni[16] | 实际的平均扩弓量：<br>Invisalign：<br>尖牙牙尖处宽度 0.50mm，尖牙龈缘处宽度 0.05mm<br>第一前磨牙牙尖处宽度 0.05mm，第一前磨牙龈缘处宽度 0.15mm<br>第二前磨牙牙尖处宽度 0.45mm，第二前磨牙龈缘处宽度 0.30mm<br>磨牙牙尖处宽度 0.5mm，磨牙龈缘处宽度 0.05mm<br>固定矫治器（自锁托槽）：<br>尖牙牙尖处宽度 3.15mm，尖牙龈缘处宽度 0.8mm<br>第一前磨牙牙尖处宽度 3.4mm，第一前磨牙龈缘处宽度 2.45mm<br>第二前磨牙牙尖处宽度 2.5mm，第二前磨牙龈缘处宽度 2.15mm<br>磨牙牙尖处宽度 0.9mm，磨牙龈缘处宽度 0.3mm |
| Kreiger[6] | 尖牙间宽度减小 $-0.13mm \pm 0.59mm$（上颌）和 $-0.13mm \pm 0.59mm$（下颌）<br>牙齿中线偏移：少于 $-0.24mm \pm 0.46mm$<br>在临床和统计学上无明显差异 |
| Grünheid[18] | 尖牙间宽度增加（Invisalign 平均值：0.7mm，标准差：1.5mm；固定矫治器：平均值：−0.1mm，标准差：2.4mm）<br>差异太小，临床上无统计学意义 |
| Solano-Mdoza[19] | 与预计的 ClinCheck 值，实际扩弓量不足：<br>下颌弓：最大为 −1.817mm（磨牙牙尖），最小为 −0.678mm（牙尖）<br>上颌弓：最大为 −1.32mm（磨牙牙尖），最小为 −0.35mm（尖牙牙龈边缘）<br>平均扩弓效果：尖牙牙尖处宽度 1.38mm，尖牙龈缘处宽度 0.54mm，第一前磨牙龈缘处宽度 1.39mm，第二前磨牙龈缘处宽度 1.25mm，磨牙牙龈龈缘处宽度 0.56mm<br>与尖牙区扩弓的效果相比，Invisalign 高估了磨牙区扩弓的效果 |
| Grünheid[20] | 更靠近舌侧的上颌后牙需要加更多的冠舌向转矩<br>上颌磨牙倾斜移动而不是整体移动 |
| Houle[21] | 上颌弓横向变化：总体准确性为 72.8%，其中尖牙牙尖处为 82.9%，尖牙龈缘处为 62.7%。在第一磨牙龈缘处，准确性最低（52.9%）<br>下颌弓横向变化：总体准确性为 87.7%，其中尖牙牙尖处为 98.9%，尖牙龈缘处为 76.4%<br>下颌尖牙区的误差最大：62% 的准确率<br>作者建议上颌后牙扩弓过矫治 |
| Charalampakis[34] | 上下颌前磨牙区扩弓和下颌尖牙区扩弓都是准确的，而上颌尖牙区则不同 |
| Zhou 和 Guo[33] | 预期和实际扩弓量之间的显著差异<br>上颌尖牙、第一前磨牙、第二前磨牙以及第一磨牙区平均扩弓率分别为 79.75% ± 15.23%、76.1% ± 18.32%、73.27% ± 19.91%、68.31% ± 24.41%。上颌第一磨牙整体移动扩弓的平均效率为 36.35% ± 29.32% |

## 附录 E 垂直向：压低

| | 预测牙齿移动的准确性，治疗后获得的改善，以及评价 |
|---|---|
| Kravitz[6] | 上颌中切牙 44.7% 和下颌中切牙 46.6%<br>尽管覆𬌗有改善，但深覆𬌗矫治较困难 |
| Krieger[17] | 实际覆𬌗矫正量比 ClinCheck 中预期的矫正量小 −0.71mm ± 0.87mm<br>Invisalign 垂直牙齿移动比横向或矢状牙齿移动更困难 |
| Khosravi[39] | 通过下切牙唇倾以及上切牙压入覆𬌗平均打开 1.5mm<br>下颌平面角保持不变，同时磨牙高度变化非常小<br>Invisalign 仅在矫治轻至中度的深覆𬌗有优势 |
| Tai[26] | 预测与实际结果之间的差异少于 0.5mm<br>垂直向可预测与上颌中切牙较深的覆𬌗可能相关，可能需要过矫治 |

## 附录 F 垂直向：伸长

| | 预测牙齿移动的准确性，治疗后获得的改善，以及评价 |
|---|---|
| Kravitz[6] | 牙齿伸长准确性 29.6%，最低的是上颌尖牙（18.3%）和下颌中切牙（24.5%） |
| Khosravi[39] | 开𬌗患者通过上下颌切牙伸长咬合平均加深 1.5mm（上颌中切牙 – 腭平面改变 = 0.9mm，下颌中切牙 – 下颌平面改变 = 0.8mm）<br>正如治疗后头影测量分析结果，下颌平面角没有明显变化。磨牙在垂直高度上也有类似的发现 |

## 附录 G 旋转

| | 预测牙齿移动的准确性，治疗后获得的改善，以及评价 |
|---|---|
| Kravitz[40] | 尖牙旋转的平均准确性：<br>Invisalign：总体 35.8%（标准差：26.3%）<br>仅 IPR 组：43.1%<br>仅附件组：33.3%<br>无附件，无 IPR 组：30.8%<br>个别组之间的差异无统计学意义 |
| Kravitz[6] | 旋转准确性：上颌尖牙（32.2%）和下颌尖牙（29.1%），上颌中切牙（54.2%）。上下颌尖牙旋转移动约达到预计设计的 1/3。尖牙的旋转准确性明显低于其他牙齿，上颌侧切牙除外。旋转超过 15° 时，上颌尖牙的准确性显著降低 |
| Krieger[17] | 即使治疗前严重拥挤（根据 Little's 不规则指数，接触点偏移 ≥ 10mm）也能达到预期结果 |

| | 预测牙齿移动的准确性，治疗后获得的改善，以及评价 |
|---|---|
| Simon[25] | 附件组前磨牙旋转的平均准确性：<br>< 15°：43.3%（标准差：0.24）<br>> 15°：23.6%（标准差：0.15）<br>无附件组前磨牙旋转的平均准确性：<br><15°：42.4%（标准差：0.24）<br>>15°：37.5%（标准差：0.15）<br>实验中所使用的是旧的矫治器材料（Exceed30） |
| SolanoMdoza[19] | 预测值和最终结果之间没有统计学差异 |
| Grünheid[20] | 下颌第一前磨牙与最终结果相比，旋转量不足：平均值 1.71mm，标准差：2.91mm<br>圆柱形牙齿的旋转难以完全矫正 |
| Tai[26] | 仅观察到下牙弓预期与实际结果之间的差异有统计学意义<br>下切牙：−0.99mm±2.28mm<br>尖牙：0.88mm±3.14mm<br>第一前磨牙：−1.71mm±2.91mm<br>第二前磨牙：0.88mm±3.86mm<br>圆柱形牙齿的旋转难以完全矫正 |
| Charalampakis[34] | 牙齿实际旋转量均明显小于预期旋转量。尖牙的差异最大，上颌为 3.05°，下颌为 2.45°。上颌前磨牙的差异最小，只有 0.9° |

# 7 透明保持器

Simon J. Littlewood

**摘要**

隐形矫治器用作透明保持器已有 50 多年的历史。它们美观舒适，制作起来既简单又经济，使用的塑料主要有 3 种：聚乙烯、聚丙烯和聚氨酯。最常见的透明保持器完全覆盖牙列的咬合面，有可靠的证据表明它们只需要在晚上佩戴，而缺乏与其他类型的保持器相比较的有效证据。目前似乎有证据表明，与 Hawley 保持器相比，透明保持器在保持上颌牙列方面至少在短时间内是同样有效的，在保持下颌牙列方面可能略好一些。与 Hawley 保持器相比，患者可能更喜欢佩戴透明保持器，因为它们戴起来不那么尴尬，而且可能更经济。与粘接式保持器相比，它们保持上牙弓的效果是一样的，但在保持下牙弓方面的效果可能会稍差一些。然而，患者发现它们比粘接式保持器更容易维护。但说服患者长期佩戴透明保持器比较困难。由于隐形矫治器完全覆盖咬合面，不利于牙齿的咬合稳定，但仅在晚上佩戴时则不存在这一问题。目前的证据表明，只要患者保持清洁，并避免在佩戴时饮用致龋饮料就没什么问题。透明保持器的寿命尚不清楚，患者必须知道如何发现它们存在问题，以及在需要更换时可以联系的人。

**关键词**：正畸保持器、聚乙烯、聚丙烯、聚氨酯、真空成型、热塑性、依从性、寿命

## 7.1 简介

隐形矫治器多年来一直被用作活动保持器。事实上，在隐形矫治器流行之前，隐形矫治器就已经开始作为保持器在使用了。本章的目的是概述隐形矫治器作为保持器的使用，不同制作材料、临床应用指南以及支持其使用的最新证据。

## 7.2 透明保持器的历史背景

多年来，改良式 Hawley 保持器一直是正畸中最受欢迎的保持器，它是由丙烯酸和不锈钢丝制成的活动保持器。然而，在 20 世纪 50 年代末，Nahoum[1] 开发了一种"真空成型具有牙齿轮廓的矫治器"，可以用来保持牙齿所在的位置。1971 年，

Pnitz[2] 在正畸文献中将其描述为透明保持器。最初，由于塑料经常失效或开裂，这些真空成型保持器的可靠性受到质疑，因此没有受到患者的广泛欢迎。然而，20世纪 90 年代初开发了一种特定材料 [3]，这种材料具有保持器所要求的性能，变形更小，且不容易开裂。

这种新的保持器在商业上被称为 "EsSix" 保持器，它们的可靠性更高，力学性能更好，并提高了透明保持器的受欢迎程度。从那时起，透明保持器的使用逐渐增加，制造商试图改善美观及质量，提高机械强度、抗应力松弛能力和耐磨性，同时确保透明保持器具有生物相容性，制作起来简单且经济。本章将介绍不同种类的保持器制作材料。

## 7.3　透明保持器的全球使用

从对正畸医生使用保持器的调查中可以看出，全世界使用保持器的情况存在很大差异 [3, 10-12]。在英国 [8]、马来西亚 [4] 和爱尔兰 [11]，透明保持器在上下牙弓中都很受欢迎；在澳大利亚和新西兰，它们也是上牙弓的首选保持器 [12]。它们也经常与粘接式保持器一起用作双重保持器 [10]。目前尚不清楚为什么透明保持器在世界各地的使用率不同。这可能与患者的期望值、医疗保健系统、错𬌗类型或临床医生的选择有关 [13]。

## 7.4　材料类型和生产方法

通常用于透明保持器的塑料主要有 3 种：
- 聚乙烯（聚对苯二甲酸乙二醇酯）。
- 聚丙烯。
- 聚氨酯。

## 7.5　聚乙烯和聚丙烯保持器

聚乙烯和聚丙烯都被称为热塑性塑料。热塑性塑料是一种通过再加热可以变回原始状态的塑料。这些热塑性塑料先形成小颗粒，然后加热并形成所需的形状。

相反，聚氨酯是一种热固性塑料。这意味着它通过加热成形，但一旦冷却和凝固后就不能恢复到原来的状态。

聚乙烯和聚丙烯保持器的性能不同：
- 聚乙烯更透明，因此更美观（图 7.1）。
- 聚乙烯更硬。这意味着在保持器成形之前，需要用一种热稳定性材料将铸模上任何明显倒凹都填补起来。相比之下，聚丙烯通常更有弹性，摘除或佩戴由聚丙烯材料制作的保持器会更舒服。

图 7.1 a. 聚乙烯；b. 聚丙烯

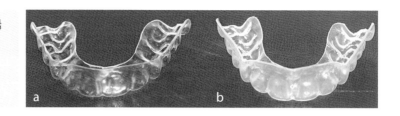

- 聚乙烯更耐磨。这已经在磨损试验中得到证明[14, 15]。这表明在长期使用时，聚乙烯保持器可能比聚丙烯保持器更耐磨。应该注意的是，透明保持器不像传统的由聚甲基丙烯酸甲酯制成的 Hawley 保持器那样耐磨[16]，尽管后者更脆，更容易断裂。
- 在聚乙烯保持器中结合使用丙烯酸是可能实现的，这对于使用工具清洁聚乙烯保持器时可能会很有用。

## 7.6 聚氨酯保持器

聚氨酯是热固性塑料。目前商用的热固性塑料保持器包括爱齐科技公司生产的 Vivera 保持器和 Bay Materials LLC 生产的 Zendura 保持器。聚氨酯保持器是为了尝试和改进聚乙烯和聚丙烯保持器的材料性能而开发的，例如，抗裂性、耐污性、透明度和应力保持能力均提升。爱齐科技公司声称，Vivera 保持器比市面上其他的保持器坚固性高 30%，耐用性高 1 倍。但这一点还有待验证，同时还需要进一步的独立研究来调查与更成熟的聚乙烯和聚丙烯保持器相比，聚氨酯保持器有哪些优势。

## 7.7 多层塑料保持器

为了将一系列不同的性能结合到同一保持器中，人们已经开发出一种由不同类型的塑料形成的多层真空成形保持器[17]。类似的多层方法曾用于开发一种能轻微移动牙齿的主动保持器[18]。

这些多层保持器更加复杂，制作起来也更加耗时和昂贵，临床意义还有待研究。

## 7.8 保持器厚度

保持器的理想厚度尚不清楚。塑料需要足够厚以防止断裂和磨损，但也要足够薄以便舒适和良好的耐受性。不同塑料的理想厚度可能不同。初步临床研究表明，1mm 比 0.75mm 厚的保持器效果更佳[19]。因此，大多数透明保持器略厚于用于矫治错𬌗的矫治器[19]。

## 7.9　保持器的生产

聚乙烯和聚丙烯保持器通常是由塑料膜片覆盖患者的牙列模型而制成。可以通过对塑料膜片施加压力（压力成型保持器）或使用真空（图7.2）将加热的膜片吸入模型上（真空成型保持器）来成形。

真空成型过程包括将塑料膜片加热到正确的温度，然后将其"吸"至患者的牙模上。这种制作的优点是保持器可以在成形后立即使用。这对于冷却阶段控制温度可能很重要。有些塑料需要使用外部制冷剂喷雾进行主动冷却，以防止塑料冷却时脱离铸件。这一过程将有助于提高保持器的密贴性。也可以使用工具将塑料主动成型于倒凹区域，以便在保持器仍然有温度的情况下改善保持器的密贴性。

压力机在密封的压力室中将热软化的塑料压在铸件上。由于可以施加更大的压力，因此塑料更加贴合牙齿和牙龈边缘。然而，这些机器价格往往更贵。

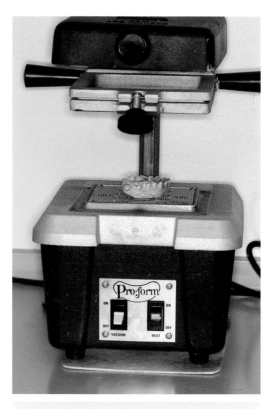

图 7.2　真空（下吸式）机器

传统的真空保持器和压力保持器都是从患者口腔中取印模开始，通常使用藻酸盐，再根据印模制作石膏模型，然后在这个石膏模型上制作保持器。目前，数字化口内扫描取代了传统方法，形成数字"虚拟"模型。这些虚拟模型通过 3D 打印机生成工作模型。然后，可以在这些 3D 打印模型上对保持器进行热成型。3D 模型的制作方法很重要，对于那些使用添加工艺打印的模型，例如 Vivera 保持器，由于 3D 打印过程中模型是通过分层制作的，模型的表面会出现轻微的隆起，这可能会造成细菌的附着 [20, 21]。这一临床意义还有待验证，将在后面的章节中进一步讨论。而使用连续液体界面生产的 3D 打印模型表面可能会更平滑。

## 7.10　透明保持器的设计

Sheridan 等在 20 世纪 90 年代初推广真空成型保持器时，其中有两种设计：
• 全覆盖式（图 7.3）。
• 改良式：仅覆盖前牙，以使后牙咬合稳定（图 7.4）。

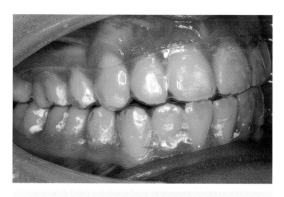

图 7.3　上下牙弓全覆盖式透明保持器

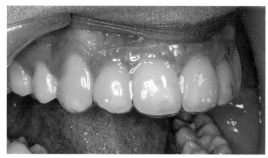

图 7.4　上牙弓尖牙至尖牙的局部透明保持器

有人担心，使用仅覆盖尖牙（3-3）的透明保持器可能会导致牙齿有不同程度的伸长，从而导致咬合关系的恶化。因此，大多数临床医生使用全覆盖式透明保持器，包括部分覆盖没有经过正畸治疗的远中磨牙（图 7.3）。这将防止远中磨牙的过度伸长。如果牙齿在正畸治疗完成后萌出，应该考虑制作新的保持器来覆盖这些远中磨牙。

透明保持器通过塑料膜片与倒凹区（特别是接触点和龈乳头之间的区域）的密贴性起到保持作用。漂白托盘通常是沿着牙龈边缘剪切，而透明保持器通常是在牙龈边缘上方 1~2mm 处进行剪切（图 7.3），这一点很重要。如果保持器很难摘取，那么技术人员在剪切保持器时会暴露尖牙牙冠唇侧的 1/3，使患者能通过指甲将保持器脱离牙列。或者，将透明扣（舌侧扣）粘接到工作模型第一磨牙的颊面，这样当制作热塑性保持器时，就更容易摘戴了 [22]。

可以对透明保持器的设计进行细微的修改，常见的方式就是结合不锈钢钢丝以增加保持器的横向刚性（图 7.5）。这在进行了大量的扩弓，以及传统透明保持器的硬度不足以保持横向矫治结果的情况下尤其有用。

图 7.5　不锈钢钢丝加固的上颌透明保持器

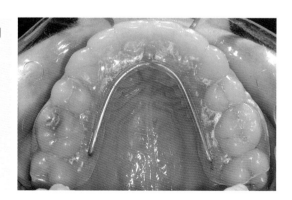

## 7.11　透明保持器应佩戴多久

多年来，对于活动保持器每天应该佩戴多久一直存在分歧。Cochrane 在关于保持器的综述中得出结论：没有证据表明间歇性佩戴热塑性保持器会比全天佩戴更容易复发[23]。高质量随机临床试验的结果证明，患者只需要在晚上佩戴透明保持器[24, 25]。这一点很重要，原因有两个。首先，这有助于延长保持器的使用年限，因为它们不能每天使用那么多小时；其次，这意味着患者的依从性负担减轻。

虽然有可靠的证据支持每天需要佩戴的小时数，但透明保持器在未来需要佩戴多久尚不清楚。然而，人们越来越多地接受长期复发的不可预测性，这在很大程度上是终身缓慢生长和软组织变化的结果。对于大多数患者来说，正畸治疗也许不应该被看作是对错𬌗的终生"治愈"。相反，矫治是纠正错𬌗的第一阶段，然后用保持阶段（整个治疗方案的组成部分）来维持治疗结果。因此，许多正畸医生现在建议患者"只要他们希望牙齿始终保持整齐"就须佩戴他们的保持器[26]。就保持器的使用年限和患者的依从性而言，这种方案使医生起到指导和监督的作用，对患者有很重要的影响。

## 7.12　适应证

目前还没有可靠的证据表明哪种保持器是最好的[23]。在过去的 20 年，透明保持器越来越受欢迎，一些医生在大多数病例中使用该保持器。但是，在某些情况下，其他类型的保持器可能更可取，本节中将简要讨论这些情况。

由于透明保持器是可摘的，因此很难全天佩戴。有许多错𬌗畸形矫治后非常不稳定，通常首选固定保持器[27]。这在高风险的复发病例中，仅有可摘透明保持器是不合适的，包括：

- 关闭牙列中明显的间隙（包括正中间隙）。
- 矫治严重旋转的牙齿。
- 下前牙移动量较多，无论是尖牙间宽度的变化，还是下前牙过度唇倾或舌倾。
- 牙周支持组织因既往的牙周病而大幅减少。
- 治疗后覆盖减少，但由于开唇露齿，上切牙不受下唇控制。

在这些情况下，粘接式保持器可以替代透明保持器，或者作为透明保持器的补充，有时称为双重保持器（图 7.6）。

透明保持器通过塑料膜片与倒凹区（特别是接触点和龈乳头之间的区域）的密贴性起到保持作用。如果患者在治疗期间口腔卫生状况不佳，这一区域可能会被增生的牙龈遮挡，导致透明保持器固位不良。在这些情况下，应选择其他类型的保持器，至少在治疗增生的牙龈时是这样的。

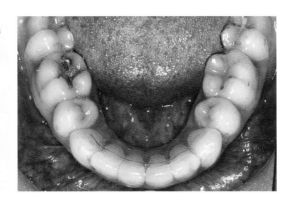

图 7.6　双重保持：舌侧粘接式保持器与透明保持器同时使用

传统的透明保持器完全覆盖咬合面（图 7.3），因此不利于咬合稳定[28]。尝试改善透明保持器在咬合稳定方面的功能将在后面章节中详细讨论，但如果需要在治疗结束时快速稳定咬合，粘接式保持器、定位器、Hawley 或 Begg 保持器可能是替代透明保持器的更好选择。

## 7.13　透明保持器：循证方法

循证方法[29] 意味着须考虑以下因素：
- 最佳研究证据。
- 临床专业知识。
- 患者的价值观、期望值和环境。

本节将重点介绍支持使用透明保持器的最佳研究证据，但是要注意，循证方法也会受到临床医生专业知识和患者期望值相关因素的影响。事实上，在缺乏足够的可靠研究证据的情况下，保持方法可能会受到临床医生对不同保持器的专业知识和经验，以及患者的价值观、期望值和自身情况的强烈影响[13]。

保持可以说是正畸中最重要的话题。然而，仍然缺乏可靠的证据来支持我们选择哪一种类型的保持器，包括透明保持器[23]。在这一部分中，我们将考量来自随机对照临床试验的可靠证据，这些临床试验比较了透明保持器与其他保持器在稳定性、患者满意度、保持器使用寿命、口腔健康、成本效益和咬合稳定方面的差异。

## 7.14　透明保持器与 Hawley 保持器

比较透明保持器与 Hawley 保持器最大的随机对照临床试验发表于 2007 年[30, 31]。在这项试验中，397 例患者被随机分配到上下颌 Hawley 保持器组或上下颌透明保持器组。这项研究是在单独正畸治疗中进行的，所有的患者都由一名正畸医生治疗。对患者进行了 6 个月的随访，主要研究稳定性、保持器使用寿命、患者满意度和成本效益。

在稳定性方面，上下牙弓尖牙间宽度或磨牙间宽度在统计学上没有显著差异。然而，在 Little's 不规则指数的分析中存在统计学上的显著差异。在 Hawley 组，上牙弓复发增加了 0.25mm，下牙弓复发增加了 0.56mm。因为这些值非常小，所以这些差异的临床意义尚不清楚。作者认为，如果不规则指数仅限于一个牙齿邻面接触点，那么在下牙弓，这种差异在临床上可能是有意义的。

在使用寿命方面透明保持器在 6 个月的随访中保存得更好，有 32 个 Hawley 保持器需要修复，而仅 12 个透明保持器需要修复，风险比为 2.96%［95% 置信区间（confidence interval，CI），1.58~5.55；p=0.000 072］[23]。

患者满意度是与可摘保持器相关的一个重要因素，因为这可能会影响患者佩戴保持器的依从性。在这项研究中，患者更喜欢透明保持器，他们认为与 Hawley 保持器相比更容易摘戴，而且佩戴透明保持器时不会感到尴尬。

最后，在成本效益方面，研究发现，对于患者、提供治疗和矫治器的正畸诊所，以及国家卫生服务系统，透明矫治器的成本更低。另一项进一步的随机对照试验比较了上颌 Hawley 保持器和上颌透明保持器保持无髓牙矫治结果的有效性[32]。有 218 名患者接受了为期 1 年的随访。作者发现，相比 Hawley 保持器，透明保持器能更好地保持扭转牙矫治后的效果（风险比，4.88；95% CI，1.13~21.07；p=0.034）[23, 32]。由于大量的不佩戴情况和对结果的选择性报告，这些结果存在偏倚风险，证据可靠性还有待商榷。

另一项随机对照试验来自中国，比较了透明保持器和 Hawley 保持器使用 1 年多的完好性[33]。与上面讨论的 Rowland 的研究不同[30]，他们发现透明保持器的损坏率更高。但是在这项研究中，患者被要求全天（而不是只在晚上）佩戴透明保持器，这可能会影响保持器的使用寿命。

## 7.15　透明保持器与 Begg 保持器

一项来自印度的随机对照试验将 224 名患者随机分配到上下颌透明保持器组或上下颌 Begg 保持器组[34]。研究发现，透明保持器在 6 个月以上似乎能更好地保持治疗效果。使用 Begg 保持器的下牙弓有轻微的变形，用同行评议等级（PAR）指数评价后发现最终治疗质量下降。然而，这项研究的结果很难完全解释，因为两组患者都在下牙弓结合使用了粘接式保持器。

## 7.16　透明保持器与粘接（固定）式保持器

英国的一项研究在随机对照试验中对上下颌透明保持器和上下颌粘接（固定）式保持器进行了比较[35, 36]。对 60 名患者随访了 1 年。1 年后，两种保持器都成功地保持了一定的稳定性。与粘接式保持器（0.77mm）相比，透明保持器下牙弓 Little's 不规则指数（1.69mm）的复发率略高。上颌保持器的完好性无差异，但在下颌，粘接式保持器的损坏率高于透明保持器。作者认为，下颌粘接式保持器损坏率的增加可能是由于操作人员相对缺乏经验所致。

在患者满意度方面，患者认为透明保持器影响言谈，依从性的要求更高，并且不太舒适，但有报道称透明塑料保持器更容易保持清洁。1 年后，使用粘接式保持器的患者存在更多的菌斑和结石堆积，牙龈炎略多，但临床上没有显著的牙周健康问题。

另一项来自英国的随机对照试验对下颌透明保持器和下颌粘接式保持器进行了 18 个月的比较，发现两者在减少复发方面都非常有效 [37]。透明保持器的复发率存在统计学差异，但值太小临床意义不大。有趣的是，4 年后，67% 的患者不再佩戴真空成型保持器，其结果是真空成型保持器组 Little's 不规则指数的复发率比粘接式保持器组多 1.64mm（$p$=0.02；95% CI，0.30~2.98mm）[38]。

一项基于爱尔兰医院环境的随机对照试验比较了下颌透明保持器和下颌粘接式保持器 [39, 40]。发现粘接式保持器的稳定性略好 [39]，患者报告说，在这项研究中，他们认为粘接式保持器更容易佩戴和保持清洁 [40]。

## 7.17 透明保持器：全覆盖式与改良式透明保持器

正如前面所讨论的，透明保持器由于完全覆盖咬合面，可能会影响牙尖交错的建立。这种牙尖交错的建立是摘除保持器以改善咬合接触的有益复发。先前的研究表明，透明保持器可能会减缓尖窝关系的建立 [28]，因此土耳其的一个研究小组研究了前磨牙、磨牙上的咬合面和 1/2 颊舌面剪切后的隐形矫治器，以促进咬合稳定 [41]。改良式透明保持器在舌面上有一根起到加固作用的不锈钢丝。患者被随机分配到传统的全覆盖式透明保持器组或改良式透明保持器组。两组都在开始 6 个月全天佩戴保持器，然后一组在接下来的 6 个月里只有晚上佩戴保持器。他们测量了咬合接触的变化，以评估咬合稳定性，发现两组之间没有差异，而且稳定只发生在夜间。这表明就促进咬合稳定而言，间隔佩戴透明保持器比设计更重要。

## 7.18 透明保持器的安全性

与所有健康干预措施一样，透明保持器的首要条件是安全。透明保持器可能会改变口腔内致龋菌和牙周微生物的水平和性质，从而危害口腔健康。同样重要的是，透明矫治器的制作塑料是生物相容性的，没有引起不良的组织反应或过敏反应的风险。

口腔中的任何矫治器都有可能改变口腔微生物群，进而可能导致龋齿或牙周疾病。研究表明，拆除固定矫治器和佩戴保持器后，口腔中变形链球菌会增加 [42, 43]。有研究表明，透明保持器表面的平滑度可能会影响细菌的滞留。3D 打印过程中分层制作的保持器，如 Vivera 保持器，表面呈波纹状，其侧壁和凹陷处可

能会有细菌附着 [20, 21]。目前还不清楚这是否具有临床意义。

　　当然，有个别病例报告称，患者佩戴透明保持器时饮用致龋饮料会对牙列造成广泛损害 [44]。医生应明确嘱咐患者，佩戴透明保持器时应避免进食和喝饮料。长期佩戴隐形矫治器的担忧之一是材料中可能浸出会引起细胞毒性或雌激素活性的成分 [44-46]。关于隐形矫治器的研究表明这种风险很低，不存在安全问题，但仍需要对透明保持器进行更长期的研究。在正畸治疗中，患者对甲基丙烯酸甲酯和镍的过敏是有据可查的，但可能会有更多的研究表明患者对透明塑料过敏，特别是长期佩戴保持器时。

## 7.19　透明保持器的使用寿命

　　随着对复发更深入的理解，人们已经意识到长期治疗以后的变化是不可预测的。这意味着有医生建议患者长期佩戴保持器——"只要你想要牙齿始终直立就佩戴保持器。"这对保持器使用的材料类型以及更换率有很大影响。众所周知，高质量的长期研究在正畸领域很难进行，因此很难提供关于透明保持器使用寿命的准确数据。也许更重要的是教会患者识别保持器存在的问题（裂缝、不合适等），并解释如何以及在哪里更换。保持器的长期维护存在固有成本，包括需要更换或修理的成本。正畸医生有责任确保患者签署承诺治疗之前知晓长期保持的潜在费用。

　　另一种做法是在拆除矫治器后正畸医生安排定期检查和更换保持器，而不是等待问题出现，或者制造商可以提供这项服务：例如，爱齐科技公司提供定期更换 Vivera 保持器的订阅服务。应该教会患者清洁透明保持器的最佳方法。由于牙膏摩擦力大，通常建议用牙刷和水清洁，同时定期使用制造商推荐的，也是针对特定类型的保持器材料设计的清洁产品。避免使用其他可能损坏塑料并缩短保持器使用寿命的清洁产品，这一点很重要。

## 7.20　透明保持器的依从性

　　患者依从性可以说是决定正畸治疗是否成功的最重要因素 [4]。当要求患者长期佩戴可摘保持器时，依从性就变得更加重要。大多数研究表明，与传统的 Hawley 保持器相比，患者似乎更喜欢佩戴透明保持器 [31, 49]。但患者实际佩戴时间是多久呢？询问患者往往会高估其依从性，目前使用的微电子监视器可以更准确地监测保持器佩戴的依从性。这些传感器可以安装在透明保持器中，用于测量保持器的实际佩戴时间 [50]。目前，这些传感器的大小和成本可能会阻碍它们的常规使用，但未来这项技术的发展将有助于为保持器的相关研究提供信息，使正畸医生能够监测患者的依从性，如果患者知道自己正在接受监测，那么他们可能还会更加积极地佩戴保持器。

　　对保持器依从性的长期研究通常包括召回患者以收集资料，如照片、印模或

3D 扫描。未来，可以通过获取人工智能设备上的患者信息，对保持器进行远程监控。

## 7.21 透明保持器的未来

材料学的进步、对复发更深入的理解，以及临床研究结果，都提高了我们对透明保持器的认识。然而，还有许多方面需要进一步研究：

- 哪些情况下不适合使用透明保持器？
- 透明保持器与其他类型的保持器在稳定性、患者满意度、保存完好性、安全性和成本效益方面相比如何？
- 我们如何监测和改善患者佩戴透明保持器的依从性？
- 鉴于长期复发的可能性，我们应如何提高透明保持器的使用寿命，或者确保有一个适当的程序以更换透明保持器？

自从隐形矫治器首次用作保持器以来，已经有 50 多年的历史了。在接下来的50 年里我们拭目以待是否会继续使用透明保持器，这将是一件有趣的事。

**参考文献**

[1] Nahoum HI. The vacuum formed dental contour appliance. N Y State Dent J. 1964;9:385–390

[2] Ponitz RJ. Invisible retainers. Am J Orthod. 1971;59 (3):266–272

[3] Sheridan JJ, LeDoux W, McMinn R. Essix retainers: fabrication and supervision for permanent retention. J Clin Orthod. 1993;27(1):37–45

[4] Ab Rahman N, Low TF, Idris NS. A survey on retention practice among orthodontists in Malaysia. Korean J Orthod. 2016;46(1):36–41

[5] Al-Jewair TS, Hamidaddin MA, Alotaibi HM, et al. Retention practices and factors affecting retainer choice among orthodontists in Saudi Arabia. Saudi Med J. 2016;37(8):895–901

[6] Valiathan M, Hughes E. Results of a survey-based study to identify common retention practices in the United States. Am J Orthod Dentofacial Orthop. 2010;137(2):170–177, discussion 177

[7] Vandevska-Radunovic V, Espeland L, Stenvik A. Retention: type, duration and need for common guidelines. A survey of Norwegian orthodontists. Orthodontics (Chic). 2013;14(1):e110–e117

[8] Pratt MC, Kluemper GT, Hartsfield JK, Jr, Fardo D, Nash DA. Evaluation of retention protocols among members of the American Association of Orthodontists in the United States. Am J Orthod Dentofacial Orthop. 2011;140(4):520–526

[9] Singh P, Grammati S, Kirschen R. Orthodontic retention patterns in the United Kingdom. J Orthod. 2009;36(2):115–121

[10] Lai CS, Grossen JM, Renkema AM, Bronkhorst E, Fudalej PS, Katsaros C. Orthodontic retention procedures in Switzerland. Swiss Dent J. 2014;124(6):655–661

[11] Meade MJ, Millett D. Retention protocols and use of vacuum- formed retainers among specialist orthodontists. J Orthod. 2013;40(4):318–325

[12] Wong PM, Freer TJ. A comprehensive survey of retention procedures in Australia and New Zealand. Aust Orthod J. 2004;20(2):99–106

[13] Littlewood SJ. Evidence-based retention – where are we now? Semin Orthod. 2017;23:229–236

[14] Raja TA, Littlewood SJ, Munyombwe T, Bubb NL. Wear resistance of four types of vacuum-formed retainer materials: a laboratory study. Angle Orthod. 2014;84(4):656–664

[15] Gardner GD, Dunn WJ, Taloumis L. Wear comparison of thermoplastic materials used for orthodontic retainers. Am J Orthod Dentofacial Orthop. 2003;124(3):294–297

[16] Moshkelgosha V, Shomali M, Nomeni M. Comparison of wear resistance of Hawley and vacuum

formed retainers: An in-vitro study. J Dent Biomater. 2016;3(2):248–253

[17] Ahn HW, Kim KA, Kim SH. A new type of clear orthodontic retainer incorporating multi-layer hybrid materials. Korean J Orthod. 2015;45(5):268–272

[18] Fernandez Sanchez J, Pernia Ramirez I, Martin Alonso J. Osamu active retainer for correction of mild relapse. J Clin Orthod. 1998;32(1):26–28

[19] Zhu Y, Lin J, Long H, et al. Comparison of survival time and comfort between 2 clear overlay retainers with different thicknesses: A pilot randomized controlled trial. Am J Orthod Dentofacial Orthop. 2017;151(3):433–439

[20] Chua J. Short-Term Effects of Various Removable Orthodontic Retainers on Clinical and Microbiological Parameters [dissertation]. Singapore: Discipline of Orthodontics and Paediatric Dentistry, National University of Singapore;2007

[21] Low B, Lee W, Seneviratne CJ, Samaranayake LP, Hägg U. Ultrastructure and morphology of biofilms on thermoplastic orthodontic appliances in 'fast' and 'slow' plaque formers. Eur J Orthod. 2011;33(5):577–583

[22] Hourfar J, Kanavakis G, Ludwig B. Acrylic removable retainers. In: Katsaros C, Eliades T, eds. Stability, Retention, and Relapse in Orthodontics. London: Quintessence Publishing Co.;2017:147–175

[23] Littlewood SJ, Millett DT, Doubleday B, Bearn DR, Worthington HV. Retention procedures for stabilising tooth position after treatment with orthodontic braces. Cochrane Database Syst Rev. 2016(1):CD002283

[24] Thickett E, Power S. A randomized clinical trial of thermoplastic retainer wear. Eur J Orthod. 2010;32(1):1–5

[25] Gill DS, Naini FB, Jones A, Tredwin CJ. Part-time versus full-time retainer wear following fixed appliance therapy: a randomized prospective controlled trial. World J Orthod. 2007;8(3):300–306

[26] Littlewood SJ. Responsibilities and retention. APOS Trends Orthod.. 2017;7:211–214

[27] Johnston CD, Littlewood SJ. Retention in orthodontics. Br Dent J. 2015;218(3):119–122

[28] Sauget E, Covell DA, Jr, Boero RP, Lieber WS. Comparison of occlusal contacts with use of Hawley and clear overlay retainers. Angle Orthod. 1997;67(3):223–230

[29] Sackett DL, Rosenberg WM, Gray JA, Haynes RB, Richardson WS. Evidence based medicine: what it is and what it isn't. BMJ. 1996;312(7023):71–72

[30] Rowland H, Hichens L, Williams A, et al. The effectiveness of Hawley and vacuum-formed retainers: a single-center randomized controlled trial. Am J Orthod Dentofacial Orthop. 2007;132(6):730–737

[31] Hichens L, Rowland H, Williams A, et al. Cost-effectiveness and patient satisfaction: Hawley and vacuum-formed retainers. Eur J Orthod. 2007;29(4):372–378

[32] Rohaya MAW, Shahrul Hisham ZA, Doubleday B. Randomised clinical trial: comparing the efficacy of vacuum- formed and Hawley retainers in retaining corrected tooth rotations. Malays Dent J. 2006;27:38–44

[33] Sun J, Yu YC, Liu MY, et al. Survival time comparison between Hawley and clear overlay retainers: a randomized trial. J Dent Res. 2011;90(10):1197–1201

[34] Kumar AG, Bansal A. Effectiveness and acceptability of Essix and Begg retainers: a prospective study. Aust Orthod J. 2011;27(1):52–56

[35] Storey M, Forde K, Littlewood SJ, Scott P, Luther F, Kang J. Bonded versus vacuum-formed retainers: a randomized controlled trial. Part 2: periodontal health outcomes after 12 months. Eur J Orthod. 2018;40(4):399–408

[36] Forde K, Storey M, Littlewood SJ, Scott P, Luther F, Kang J. Bonded versus vacuum-formed retainers: a randomized controlled trial. Part 1: stability, retainer survival, and patient satisfaction outcomes after 12 months. Eur J Orthod. 2018;40(4):387–398

[37] O'Rourke N, Albeedh H, Sharma P, Johal A. Effectiveness of bonded and vacuum-formed retainers: A prospective randomized controlled clinical trial. Am J Orthod Dentofacial Orthop. 2016;150(3):406–415

[38] Al-Moghrabi D, Johal A, O'Rourke N, Donos N, Gonzales- Marin C, Fleming PS. Effects of fixed vs removable orthodontic retainers on stability and periodontal health: 4-year follow-up of a randomized controlled trial. Am J Orthod Dentofacial Orthop. 2018;154:167–174

[39] McDermott P, Millett DT, Field D, Van den Heuvel A, Erfid I. Lower incisor retention with fixed or vacuum formed retainers. IADR Conference Abstract 0642. Toronto, 2008

[40] McDermott P, Field D, Erfida I, Millett DT. Operator and patient experiences with fixed or vacuum formed retainers. Irish Division IADR Conference Abstract 0017. Cork, 2007

[41] Aslan BI, Dinçer M, Salmanli O, Qasem MAM. Comparison of the effects of modified and full-coverage thermoplastic retainers on occlusal contacts. Orthodontics (Chic). 2013;14(1):e198–e208

[42] Jung WS, Kim H, Park SY, Cho EJ, Ahn SJ. Quantitative analysis of changes in salivary mutans streptococci after orthodontic treatment. Am J Orthod Dentofacial Orthop. 2014;145(5):603–609

[43] Türköz C, Canigür Bavbek N, Kale Varlik S, Akça G. Influence of thermoplastic retainers on Streptococcus mutans and Lactobacillus adhesion. Am J Orthod Dentofacial Orthop. 2012;141(5):598–603

[44] Birdsall J, Robinson S. A case of severe caries and demineralisation in a patient wearing an essix-type retainer. Prim Dent Care. 2008;15(2):59–61

[45] Eliades T, Pratsinis H, Athanasiou AE, Eliades G, Kletsas D. Cytotoxicity and estrogenicity of Invisalign appliances. Am J Orthod Dentofacial Orthop. 2009;136(1):100–103

[46] Kotyk MW, Wiltshire WA. An investigation into bisphenol- A leaching from orthodontic materials. Angle Orthod. 2014;84(3):516–520

[47] Pascual AL, Beeman CS, Hicks EP, Bush HM, Mitchell RJ. The essential work of fracture of thermoplastic orthodontic retainer materials. Angle Orthod. 2010;80(3):554–561

[48] Klaus K, Stark P, Serbesis TSP, Pancherz H, Ruf S. Excellent versus unacceptable orthodontic results: influencing factors. Eur J Orthod. 2017;39(6):615–621

[49] Mirzakouchaki B, Shirazi S, Sharghi R, Shirazi S. Assessment of factors affecting adolescent patients' compliance with Hawley and vacuum formed retainers. J Clin Diagn Res. 2016;10(6):ZC24–ZC27

[50] Schott TC, Göz G. Applicative characteristics of new microelectronic sensors Smart Retainer® and TheraMon ® for measuring wear time. J Orofac Orthop. 2010;71(5):339–347

# 8 隐形矫治器的数字化流程

Marc Schätzle, Raphael Patcas

**摘要**

数字化工作流程必须与其想取代的常规工作流程进行比较，并充分评估其潜在的优点和不足后再引入正畸治疗才具有说服力。此外，要想提倡数字化工作流程，必须通过方法论对流程的每一步进行仔细检验和权衡。本章重点介绍与牙颌记录相关的数字化工作流程，特别强调数字化模型在隐形矫治中的应用。进一步探索数字化工作流程的证据基础，如牙颌记录、数据采集、诊断、治疗方案、结果模拟、矫治器设计、用户管理网站和矫治器制作。

**关键词**：隐形矫治器、数字化工作流程、牙颌记录、数据采集、结果模拟、正畸治疗

## 8.1 简介

1921 年首次引入了工作流程这一概念[1]，即完成一项工作所涉及的全部程序。从最初的数据采集到治疗开始的标准流程显然符合工作流程这一概念，工作流程数字化目的是将整个工作流程虚拟化（图 8.1）。

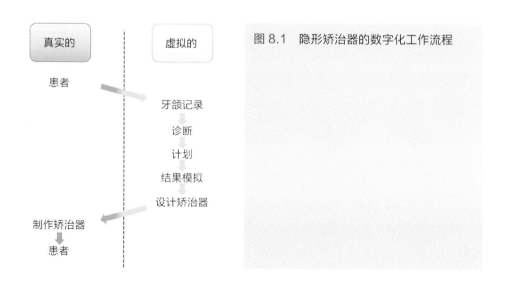

图 8.1 隐形矫治器的数字化工作流程

工作流程通常被定义为从开始到完成一项工作所涉及的全部程序[2]。然而，值得一提的是，与其他领域相比，正畸治疗中的数字化工作流程仍然局限于实际治疗之前的程序。因此，数字化工作流程的完成是矫治器的制作，而不包括矫治器的治疗。

自CEREC（椅旁经济型美学陶瓷修复/陶瓷修复）[3]问世以来，数字化在口腔医学中的日益普及对正畸领域产生了越来越大的影响。然而令人惊讶的是，几乎没有关于正畸治疗中数字化工作流程的研究。但是，数字化工作流程必须与想取代的常规工作流程进行比较，并在对其潜在优点和不足进行充分评估后，再引入正畸治疗，才具有说服力。此外，要想提倡数字化工作流程，那么每一步工作流程必须经过方法论的检验和权衡。

## 8.2　牙颌记录

最初的程序包括获取治疗所需要的患者信息，并将其数字化。简而言之，采集实体（例如牙弓、面貌或颅骨）并将其可视化为2D或3D影像，且数字化归档其他的重要信息（例如患者病史和期望值、功能性诊断信息）。

本章重点介绍与牙颌记录相关的数字化工作流程，但其他牙颌记录（例如面貌、颅骨）也存在同样的问题。例如，数字化放射影像也必须检查其测量的准确性，作为诊断工具的可靠性，以及结果模拟的有效性。

## 8.3　数据采集

口内3D数据可以通过多种方式收集（图8.2）。例如，使用桌面扫描仪对患者的印模（图8.3）或模型（图8.4）进行扫描，随后创建数字化研究模型，用于诊断或生产矫治器。

这一方法无疑是可行的，但数字化工作流程的目的之一是避免印模采集和模型制作；由于与法医记录相关的规定通常不允许临床医生丢弃患者模型，模型的存储给患者量较大的医生造成负担。因此，这一选择似乎主要适用于扫描后消除大量的实体模型。

口内扫描为方案设计和治疗开辟了新的途径。任何正畸治疗都需要牙模来完成一系列的治疗步骤：制订治疗方案、生产矫治器、检查治疗进度、治疗分析和归档。近年来的技术发展使口内扫描和数字化模型有望替代传统藻酸盐印模。与任何新技术一样，其准确性必须与现有标准技术进行比较后才能引入——标准技术指的是使用藻酸盐印模获取的数字化模型[4, 5]。通过重叠口内直接扫描技术创建的全牙弓数字化模型和标准数字化模型后发现，由口内直接扫描创建的数字化模型相对更准确[6]。此外，一些关于口内扫描创建的模型准确性的研究发现，这些数字化模型可用于诊断、制订治疗方案和生产矫治器[7-9]。然而所有的数字化程序都

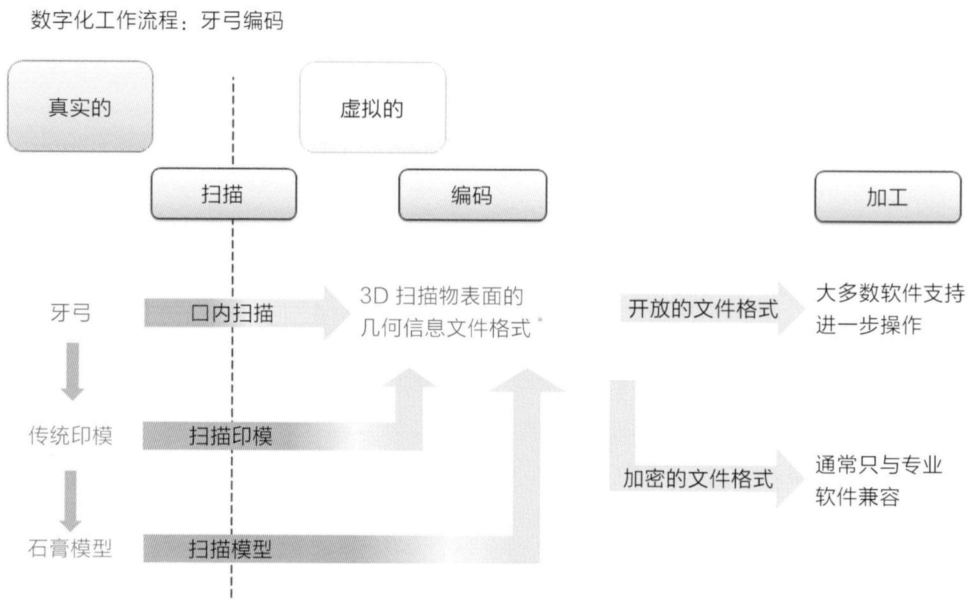

数字化工作流程：牙弓编码

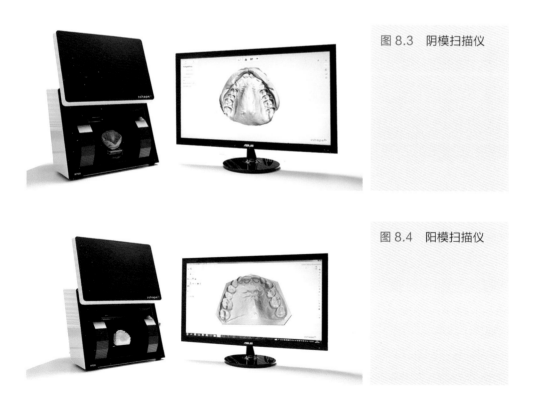

真实的 | 虚拟的

扫描 | 编码 | 加工

牙弓 → 口内扫描 → 3D 扫描物表面的几何信息文件格式* | 开放的文件格式 → 大多数软件支持进一步操作

传统印模 → 扫描印模

石膏模型 → 扫描模型 | 加密的文件格式 → 通常只与专业软件兼容

* 例如 STL 文件。这些文件只包含模型表面的几何形状，不包括颜色、纹理或其他属性。基于三维笛卡尔坐标系，STL 文件定义非结构化的原始三角曲面，并广泛应用于计算机辅助制造中。

图 8.2 数据采集工作流程

图 8.3 阴模扫描仪

图 8.4 阳模扫描仪

存在几个固有的误差来源。例如，扫描藻酸盐印模获得的数字化模型，由于印模材料流入倒凹区域的能力有限，可能无法获取牙齿解剖的精细结构，同时干燥收缩可能会加剧这一问题 [10-12]。由于数字化模型的准确性受到扫描仪分辨率的限制，扫描过程中也可能会丢失数据。对于口内扫描，如果不按制造商建议的顺序进行扫描，准确度可能会进一步下降 [13]。总体而言，口内扫描由于误差来源较少，获得的数字化模型能更准确地反映口内情况。若在数字化模型的生产过程中省去了加工步骤，模型将更加准确，这一假设是合乎逻辑的 [6]。Grünheid 和他的同事已经证明，印模扫描所需的椅旁时间比口内扫描要短得多，这一考量可能比准确性更重要 [14]。然而，当考虑到处理时间（即消毒、印模包装和扫描提交）时，这两种方法所花费的时间没有显著差异。严格地说，在总花费时间方面，这两种方法都不能被另一种方法所超越。

至于患者对两种方法的接受程度目前尚无定论，因为患者满意度受多种因素影响，例如扫描时间、扫描面积、扫描尖端的大小以及患者解剖结构的干扰 [14, 15]。

数字化正畸印模的要求是复制整个牙列，并进行精确的咬合记录。事实证明，与更常用的象限印模对比，数字化印模更准确 [16, 17]。

在过去的几年里，口内扫描仪的实用性有了很大的提高。这些设备所收集的数据质量有了显著的改善，同时，设备的使用时间、大小和成本都在缩小。目前一些口内扫描仪能够创建彩色的图像和模型，从而增加了诊断和治疗方案的选择 [18]。此外，使用照片或口内彩色扫描可以帮助患者和正畸医生确定哪些方面需要包括在治疗方案中，以确保患者关注的问题得到解决。然而，与传统印模相比，一些口内扫描仪制造商营销宣称更好的患者体验、更高的患者满意度，以及患者普遍更喜欢口内扫描，目前并未得到证实 [14]。

数据采集的一个主要缺点是目前没有能将所有采集数据（牙颌扫描记录、包括头影测量的放射图像、患者病史等）归档和合并在一起的软件，因此临床医生不得不使用几个不兼容的特定软件。

## 8.4　诊断

3D 模型可以帮助临床医生在非常短的时间内获取一系列治疗所需的数据。牙弓长度、牙弓宽度、拥挤度、间隙量、牙齿大小差异和咬合平面评估都可以轻松计算出来（图 8.5）。正畸医生或 ChinCheck 技师可使用软件包生成诊断设计，与患者一起查看并讨论不同的治疗方案及其可能的预期效果。这对于需要结合修复治疗的病例会特别有帮助。传统正畸治疗中，医生对患者牙齿进行藻酸盐印模制取，然后铸造成石膏模型，使用卡尺手动测量牙齿宽度进行 Bolton 指数分析。各种研究均表明卡尺是准确可靠的 [19, 20]，因此，被广泛认为是测量牙齿宽度的金标准 [21, 22]。

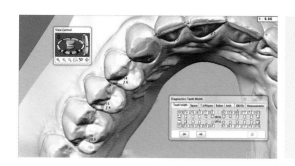

图 8.5 使用 OrthoCAD 进行测量

文献表明，数字化测量和卡尺测量的牙齿平均宽度之间可能存在统计学上的显著差异。一般来说，在数字化模型上测量的牙齿宽度往往比在实体模型上测量的数据大，然而文献中提出的差值从 0~0.384mm 不等，因此临床意义还有待商榷[8, 21, 23, 24]。造成数字化和实体测量之间的差异的可能原因包括：①利用数字化模型进行测量时没有阻碍，操作者不受卡尺存在无法达到的位置的固有限制，因此能够测量牙齿的最大近远中径。②数字化模型难以扫描接触点通常会丢失少量数据，以及基于计算机算法对缺失表面的虚拟构造也可能会造成石膏模型和数字化模型之间接触点位置的微小变化。③尽管在 24 小时内对藻酸盐印模进行了快速处理，但在运输过程中仍会收缩[25]，这可能是石膏模型上的测量值较小的原因。然而，数字化模型的可靠性和重复性都很好。

牙齿宽度的差异也导致了数字化测量方法对 Bolton 指数的高估[21, 24]。但是小于 1.5mm 的差异在临床上很少有意义，因此在临床上仍然是可以接受的。同行评议等级（PAR）指数及其组成分析发现，石膏模型和数字化模型没有显著差异，因此数字化模型可以替代石膏模型进行错𬌗的评估，并且不影响诊断、治疗方案的制订和结果的评估[24]。然而，迄今为止口内扫描相关的科学证据既不详尽也不权威。儿童全牙列扫描的数据仍较少，应该加以收集。为了对时间效率进行有效评估，计算扫描时间时应将所包括的扫描步骤进行统一[26]。

## 8.5 治疗方案

传统上，正畸一直是一个非常重视基于检查记录来制订治疗方案的领域。大多数正畸医生接受的培训是在没有数字化工具的情况下，通过石膏模型和头影侧位片来进行治疗设计。完全基于数字化信息进行治疗设计对于医生来说确实很诱人。与此同时，临床医生必须认识到，不经过培训可能会影响治疗方案的制订，至少，必须尊重学习曲线。过去有几项研究强调了个人偏好会影响治疗方案的制订[27]。因此令人惊讶的是，目前还没有任何关于不同模型（数字化模型与实体模型）是否会影响治疗方案制订的相关研究。

## 8.6　治疗结果模拟

数字化设计的优势显而易见。首先，极大地方便了技师和临床医生之间的沟通。其次，虚拟结果模拟无疑是患者科普的一大进步。传统结果模拟需要分割石膏牙，然后再用蜡固定，耗时较长。

而虚拟设计在这方面有以下优势，例如数字化存储，同一模型可以进行多种治疗模拟，并且促进了口腔临床医生和外科医生之间，以及医生与患者之间的沟通。尽管有这些优势，临床医生仍需要经过长时间的培训来掌握和实现数字化模型和虚拟设计在口腔领域的普及[28]。到目前为止，还没有研究对比模拟结果和实际结果。因此，严格地说，模拟的是"治疗目标"，而不是"治疗结果"。

此外，临床医生必须认识到的是，一方面，模拟结果的有效性还缺乏科学证据。医生做出了许多假设，虽然其中一些可能很容易预测，但其他仍然只是"基于经验的猜测"。模拟通常包含许多假设，例如将牙齿（从一副矫治器到下一副矫治器）的位置变化等同于某个（可接受范围的）力，或者估算牙齿、口内和口外软组织对施加的力的反应。由于模拟不是基于生物学数据，因此大多数假设只是不精确的预测。数字化软件可以在不考虑骨开裂可能性的情况下模拟牙齿唇倾，并且在计算矢状向矫正时不需要了解上下颌的骨骼和牙齿反应。

另一方面，将患者信息传输至技工室，甚至传输给患者，在法律上可能是有问题的。虽然这算得上是一项伟大的进步，但它确实承担着一定的行政责任[29]。这些数字化信息属于谁？如果模拟结果是知识产权，那么产权所有者是谁？

云服务提供商是独立于提供医疗服务的实体，也独立于与医疗服务实体进行交易的商业伙伴。医疗保健服务提供商一旦使用云服务来创建、接收、维护或发送受保护的数字化信息，云服务提供商就会成为其商业伙伴，就有义务与该医疗保健服务提供商签订商业合作协议。医疗保健服务提供商及其相应的相关人员须确保所有信息的完整性，不允许所涉及的任何商业实体未经授权查看或处理这些信息。从法律角度看，云服务提供商必须明确区分传输服务、数据处理和存储[29]。最后一个问题是：云服务提供商在提供服务后将数字化信息保留多久？临床医生必须意识到，有关保留患者记录的具体法律可能会因地点和时间的不同而有所不同。

## 8.7　矫治器设计和用户管理网站

3D 数据可以传输至技工室用于生产矫治器（图 8.6）。许多矫治器生产公司都有网站入口帮助临床医生通过互联网安全地传输数据。一旦接收和接受了矫治器系统提供的治疗方案，在设计过程中，临床医生可以在必要时对其进行检查、修改，随后点击生产。

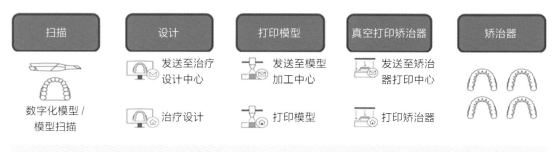

图 8.6　隐形矫治器加工和生产工作流程

　　现有几个矫治器供应商可以接收 3D 数据库，并根据各自的数据提供治疗设计和矫治器。

## 8.8　矫治器生产

　　为了实现真正的数字化工作流程，矫治器也应可以在没有实体模型的情况下制造。到目前为止，大多数公司都是基于打印的模型生产矫治器。因此，数字化工作流程应该在不打印不必要的模型的情况下，对生产矫治器方面进行优化，从而最大限度地减少资源消耗。口腔的其他领域也已经掌握了这一方法[30]，甚至在正畸领域，最近也引入了数字化矫治器制作的新方法。

**参考文献**

[1] Journal of the Institute of Transport 1921;1:148

[2] Oxford English Dictionary. Workflow. OED online. 2018. Available at: http://www.oed.com/view/Entry/400203

[3] Mörmann WH. The evolution of the CEREC system. J Am Dent Assoc. 2006;137(Suppl):7S–13S

[4] Bland JM, Altman DG. Statistical methods for assessing agreement between two methods of clinical measurement. Lancet. 1986;1(8476):307–310

[5] Bland JM, Altman DG. Measuring agreement in method comparison studies. Stat Methods Med Res. 1999;8(2):135–160

[6] Grünheid T, McCarthy SD, Larson BE. Clinical use of a direct chairside oral scanner: an assessment of accuracy, time, and patient acceptance. Am J Orthod Dentofacial Orthop. 2014;146(5):673–682

[7] Ender A, Mehl A. Full arch scans: conventional versus digital impressions--an in-vitro study. Int J Comput Dent. 2011;14(1):11–21

[8] Cuperus AM, Harms MC, Rangel FA, Bronkhorst EM, Schols JG, Breuning KH. Dental models made with an intraoral scanner: a validation study. Am J Orthod Dentofacial Orthop. 2012;142(3):308–313

[9] Vasudavan S, Sullivan SR, Sonis AL. Comparison of intraoral 3D scanning and conventional impressions for fabrication of orthodontic retainers. J Clin Orthod. 2010;44(8):495–497

[10] Rudd KD, Morrow RM, Strunk RR. Accurate alginate impressions. J Prosthet Dent. 1969;22(3):294–300

[11] Miller MW. Syneresis in alginate impression materials. Br Dent J. 1975;139(11):425–430

[12] Sakaguchi RL, Powers JM, eds. Craig's Restorative Dental Materials. St. Louis, MO: Mosby;2012

[13] Ender A, Mehl A. Influence of scanning strategies on the accuracy of digital intraoral scanning

systems. Int J Comput Dent. 2013;16(1):11–21

[14] Grünheid T, Patel N, De Felippe NL, Wey A, Gaillard PR, Larson BE. Accuracy, reproducibility, and time efficiency of dental measurements using different technologies. Am J Orthod Dentofacial Orthop. 2014;145(2):157–164

[15] Burzynski JA, Firestone AR, Beck FM, Fields HW, Jr, Deguchi T. Comparison of digital intraoral scanners and alginate impressions: Time and patient satisfaction. Am J Orthod Dentofacial Orthop. 2018;153(4):534–541

[16] Ender A, Zimmermann M, Attin T, Mehl A. In vivo precision of conventional and digital methods for obtaining quadrant dental impressions. Clin Oral Investig. 2016;20(7):1495–1504

[17] Ender A, Attin T, Mehl A. In vivo precision of conventional and digital methods of obtaining complete-arch dental impressions. J Prosthet Dent. 2016;115(3):313–320

[18] Zimmermann M, Mehl A, Mörmann WH, Reich S. Intraoral scanning systems - a current overview. Int J Comput Dent. 2015;18(2):101–129

[19] Quimby ML, Vig KW, Rashid RG, Firestone AR. The accuracy and reliability of measurements made on computer-based digital models. Angle Orthod. 2004;74(3):298–303

[20] Schirmer UR, Wiltshire WA. Manual and computer-aided space analysis: a comparative study. Am J Orthod Dentofacial Orthop. 1997;112(6):676–680

[21] Naidu D, Scott J, Ong D, Ho CT. Validity, reliability and reproducibility of three methods used to measure tooth widths for bolton analyses. Aust Orthod J. 2009;25(2):97–103

[22] Santoro M, Galkin S, Teredesai M, Nicolay OF, Cangialosi TJ. Comparison of measurements made on digital and plaster models. Am J Orthod Dentofacial Orthop. 2003;124(1):101–105

[23] Naidu D, Freer TJ. Validity, reliability, and reproducibility of the iOC intraoral scanner: a comparison of tooth widths and Bolton ratios. Am J Orthod Dentofacial Orthop. 2013;144(2):304–310

[24] Stevens DR, Flores-Mir C, Nebbe B, Raboud DW, Heo G, Major PW. Validity, reliability, and reproducibility of plaster vs digital study models: comparison of peer assessment rating and Bolton analysis and their constituent measurements. Am J Orthod Dentofacial Orthop. 2006;129(6):794–803

[25] Coleman RM, Hembree JH, Jr, Weber FN. Dimensional stability of irreversible hydrocolloid impression material. Am J Orthod. 1979;75(4):438–446

[26] Goracci C, Franchi L, Vichi A, Ferrari M. Accuracy, reliability, and efficiency of intraoral scanners for full-arch impressions: a systematic review of the clinical evidence. Eur J Orthod. 2016;38(4):422–428

[27] Markic G, Katsaros C, Pandis N, Eliades T. Temporary anchorage device usage: a survey among Swiss orthodontists. Prog Orthod. 2014;15(1):29

[28] Camardella LT, Rothier EK, Vilella OV, Ongkosuwito EM, Breuning KH. Virtual setup: application in orthodontic practice. J Orofac Orthop. 2016;77(6):409–419

[29] Jerrold L. Cloudy. Am J Orthod Dentofacial Orthop. 2017;151(3):616–618

[30] Joda T, Brägger U. Complete digital workflow for the production of implant-supported single-unit monolithic crowns. Clin Oral Implants Res. 2014;25(11):1304–1306

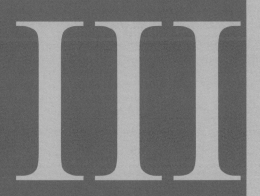

第三部分
证　据

III

# 9 隐形矫治器疗效评价和临床证据

Spyridon N. Papageorgiou, Theodore Eliades

**摘要**

在过去 10 年中已发表了几篇关于比较隐形矫治器和固定矫治器临床研究的系统回顾。然而，这些研究都存在导致偏倚的方法论问题，其中包括：评估口腔卫生而不评估疗效，缺乏先验设计 / 预注册的实验计划，语言偏差，纳入混杂因素的非随机化研究，对纳入研究的偏倚风险处理不当，缺乏定量的证据合成（Meta 分析），证据合成方法不当或过时，限制了它们得到高质量的循证医学证据。本章根据循证医学原理的现有研究，对隐形矫治器的临床表现进行了评估。根据目前现有的随机实验和非随机配对试验的临床证据，这些研究主要针对接受拔牙或不拔牙治疗的轻、重度错𬌗的成年患者，与固定矫治器相比，隐形矫治器的治疗结果似乎较差。治疗持续时间不仅受矫治器选择的影响，可能也与患者相关因素或治疗相关因素有关。

**关键词**：正畸、矫治器、治疗结果、治疗持续时间

## 9.1 背景

在过去的几十年里，隐形矫治器的使用率显著增长，在技术上也取得了显著的进步，这已经得到正畸医生和全科医生广泛认同和应用。据报道，在各种矫治器制造商积极营销活动的推动下，人们对隐形矫治的兴趣与日俱增，特别是在成年患者中 [1, 2]。2013 年对澳大利亚正畸医生的一项调查显示，73% 的医生在过去一年中至少有一个隐形矫治器治疗病例，平均每年 8 个隐形矫治器治疗病例 [3]。2014 年在爱尔兰正畸医生中进行的一项类似调查报告称，其中 19% 的医生经常使用隐形矫治器治疗成年患者 [4]。2014 年在美国正畸医生中进行的一项大型调查 [5] 显示，89% 的医生都至少有一个隐形矫治器治疗病例（2008 年为 76%），平均每年有 22 个隐形矫治器治疗病例（2008 年为 12 例 / 年）。正畸医生使用隐形矫治器治疗各种错𬌗病例，最常见的病例是：Ⅰ类中度拥挤（94%），关闭间隙（78%），Ⅱ类错𬌗（68%），拔除下切牙病例（47%），Ⅰ类重度拥挤（37%），Ⅲ类错𬌗（49%），而只有少数正畸医生将隐形矫治器用于拔除前磨牙（9%~18%）病例的治疗。有趣的是，2014 年，参与调查的医生认为他们的隐形矫治病例中 90% 是成功的（2008 年

为 80%），但也有约 10% 的隐形矫治病例出现复发（与 2008 年的 10% 相同）。此外，在欧洲隐形矫治器协会成员中进行的另一项调查显示，45% 的正畸医生认为隐形矫治器的疗效有限（全科医生相应的百分比仅为 5%）[6]。这些数据可能表明，在隐形矫治广受赞誉的早期，隐形矫治病例的激增给予了这种治疗方式更成熟的评价，这些评价均基于对接受过治疗的患者的长期评估。

在任何情况下，可供选择的任何正畸治疗方式都必须基于医生的临床专业知识和确凿的临床疗效证据。但是，与许多医学领域相反，正畸领域临床上采用的新的矫治器和治疗方法大多数是基于广告，而缺乏临床证据来支持制造商的声明[7, 8]。因此，临床实践要求，正畸医生和患者都必须在仔细讨论所有可选择的治疗方案及其疗效和不良反应的循证概念之后再做出治疗决策。理想情况下，这些治疗决策应基于精心设计、报道详实的临床对照试验及系统回顾 /Meta 分析[9, 10]。现已收集了关于研究设计的重要性以及导致偏倚的各种方法论特征的充足经验证据[11-17]。

在过去十年中，已发表了几篇关于比较隐形矫治器和固定矫治器临床研究的系统回顾。然而，它们都存在可能会引入偏倚的方法论问题，限制了它们得到高质量的循证医学证据，其中包括：旨在评估口腔卫生而不评估疗效[18, 23, 24]，缺乏先验设计 / 预注册的实验计划[18, 19]，语言偏差[20, 22, 25]，纳入混杂因素的非随机化研究[19-20, 22, 25-27]，对纳入研究的偏倚风险处理不当[19-22, 25-27]，缺乏定量的证据合成（Meta 分析）[19, 20, 22, 25-27]，证据合成方法及文献搜索已经过时，因此临床实践应根据循证医学原则对现有研究进行批判性评估[19-21]。

## 9.2 现有临床研究证据的评估

为此，根据 Cochrane 指南［注册在 Prospero（CRD42019131589）中］预先设计了一项系统回顾[28]，并根据 Prisma 声明做了报告[29]。在此基础上，截至 2019 年 4 月 25 日，对 8 个数据库（MEDLINE 到 PubMed、Cochrane 系统评价数据库、Cochrane 对照试验注册中心、Cochrane 疗效评价摘要数据库、Scopus、虚拟健康图书馆和知识网）进行检索，不限发表日期、语言或类型，检索词如下：正畸（orthodon）、错位（malocclusion）、牙齿移动（tooth movement）、固定矫治器（fixed appliances）、矫治器（aligner）、隐形矫治器（clear aligner、clear aligners、ClearCorrect、Invisalign、Orthocaps 或 TwinAligner）。

符合纳入条件的是，比较使用隐形矫治器或固定矫治器对青少年 / 成年患者进行全牙列综合正畸治疗效果的随机试验。由于缺乏相关的随机试验，非随机研究也被纳入，要求受试者的错𬌗严重程度与客观测量标准相匹配，例如同行评议等级 PAR 或来自美国正畸学会（American Board of Orthodontics，ABO）的差异指数（discrepancy index，DI）[30, 31]。PAR 包括 7 项标准：牙齿排列（指牙齿拥挤）、左右颊侧区咬合关系（矢状向、垂直向和横向评估）、覆盖、覆𬌗和中线不齐。每一项与标准之间的差异都进行记分来评估错𬌗严重程度。一旦根据美国或英国的权重对其进行制表和加权，就会计算出错𬌗的总得分。ABO DI 对 12 种错𬌗进行了评分：覆盖、覆𬌗、前方开𬌗、侧方开𬌗、拥挤、咬合关系、舌侧后牙反𬌗、颊侧后牙反𬌗、ANB 角、下颌平面倾斜度、下切牙倾斜度，以及其他，包括 Bolton 指数不调、牙根吸收、Spee 曲线较深、创伤性损伤、需要绝对支抗的双颌前突病例和颅面畸形等。与 PAR 指数类似，通过记分并将其列成表格以反映错𬌗的严重程度。当隐形矫治器和固定矫治器组之间的 PAR 或 ABO DI 指数的 Cohen's d 达到基线上 0.3 时，可认为错𬌗程度是充分匹配的。这篇系统回顾的主要结果是通过客观和可靠的测量方法，如 PAR 指数或 ABO 客观评分系统（ABO-OGS）分析牙齿模型和全景 X 线片来判断综合正畸治疗的效果[32]。ABO-OGS 通过 8 项标准对摘除矫治器后的最终咬合和功能进行评分：排齐、边缘嵴、颊舌向倾斜、覆盖、咬合接触、咬合关系、邻接接触和牙根角度。最佳咬合和排列为 0 分，每项偏离标准的参数都加 1 或 2 个罚分，所以治疗后 ABO-OGS 评分越高，最终治疗结果与理想咬合的偏差越大，也可根据 ABO 评分将低于或高于标准 30 分的病例分为"成功"或"失败"病例。其他治疗结果包括治疗时间，以及不良反应，如牙周支持组织丧失、牙根外吸收（external apical root resorption，EARR）、牙龈退缩，以及治疗期间下切牙不受控制的倾斜。

文献筛选、数据提取和偏倚风险评估由三位独立的评价员进行[33]。根据 Cochrane 指南采用 RoB 2.0 工具评估随机试验的偏倚风险，采用 ROBINS-I（非随机研究中干预的偏倚风险）工具来评估非随机试验的偏倚风险[34]。采用随机效应模型进行 Meta 分析（使用限制性最大似然方差估计器）[35]，综合分析计量资料的平均差（mean difference，MD）和计数资料的相对风险（relative risk，RR）及其相应 95% 的置信区间（confidence interval，CI），采用 $p < 0.05$ 的显著性，并呈现在轮廓增强森林图中[36]。相对 / 绝对异质性分别用 $I^2$ 和 tau 进行评估[2]，并合并到随机效应 95% 预测区间，以量化未来临床中的预期治疗效果[37]。采用 GRADE 方法对每个主要结果临床建议的总体质量（效果估计的可信度）进行评级（使用改良式研究结果汇总表[39]及关于如何合并随机或非随机研究的指南）。

## 9.3　现有对比隐形矫治器与固定矫治器的临床研究的特点

截至 2019 年 4 月，初筛文献 1376 篇，另有 7 项研究是通过检查初筛文献的参考文献或引用列表手动确定的（图 9.1）。按照标准筛选后，纳入了 11 项研究（其中包括 4 项随机化试验和 7 项回顾性非随机化试验[41-51]），均以期刊论文或论文形式发表（表 9.1）。纳入的研究来自 6 个不同的国家（加拿大、中国、爱尔兰、意大利、韩国和美国）的大学诊所（$n=6$；55%）、私人诊所（$n=4$；36%）或医院（$n=1$；9%）中进行的。患者分别接受了隐形矫治器（446 名）和固定矫治器（443 名）治疗，每个纳入研究的平均总样本为 66 名患者（范围为 19~200 名患者）。其

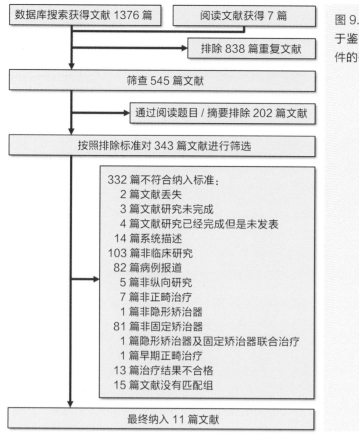

图 9.1 PRISM 流程图，用于鉴别和筛选符合本综述条件的研究

中 7 项研究提到了性别差异，总共 661 名患者中有 215 名是男性（33%），其中有 9 项研究患者的平均年龄为 28 岁。

就治疗病例的复杂性而言，只有 6 项研究（55%）采用 PAR（$n$=3；27%）或 ABO DI（$n$=3；27%）进行了评分。其中有 8 项研究（73%）进行了非拔牙治疗，1 项研究（9%）同时进行了拔牙和非拔牙治疗，1 项研究（9%）只进行了拔牙治疗。大多数研究（9/11 项研究；82%）报告了常规综合正畸治疗，1 项研究（9%）报道了有牙周病病史的患者的正畸治疗，1 项研究（9%）报告了正畸 / 正颌联合治疗。在纳入的研究中，只有部分报告了隐形矫治器的治疗细节，两组中只有 2 项研究（18%）报告了隐形矫治器数量，4 项研究（36%）报告了"精调"率（即中期重启和制订精调方案），2 项研究（18%）报告了治疗期间实际的邻面去釉量。

纳入的随机试验存在几个增加偏倚风险的问题（表 9.2）。2 项研究因存在随机化过程的偏倚、偏离既定干预措施的偏倚、结果数据缺失的偏倚和结果测量的偏倚而处于高风险偏倚。其余 2 项研究处于低风险偏倚，但没有先验试验计划以排除选择性报告的可能性。纳入的非随机化试验存在相当高的偏倚风险，其中 5 项研究存在中风险偏倚，1 项研究存在严重偏倚风险，还有 1 项存在致命偏倚风险（表 9.3）。他们的主要缺点与混杂偏倚、参与者的选择偏倚、偏离既定干预措施的偏倚、结果测量以及选择性报告偏倚有关。

**表 9.1　纳入研究的特点**

| 研究 | 设计；环境；国家 [a] | 患者（男/女）；年龄 [b] | 错𬌗/治牙 | 矫治器 | 隐形矫治器/精调/IPR | 随访（月） | 结果 |
|---|---|---|---|---|---|---|---|
| Abbate 2015 | 随机临床试验；大学诊所；意大利 | 隐形矫治器：25（未报道）；(10–18) 固定矫治器：22（未报道）；(10–18) | 未拔牙 | 隐形矫治器：Invisalign 固定矫治器：唇侧传统结扎托槽 | 未报道/未报道/未报道 | 基准值，治疗中 3.0、6.0、9.0、12.0（月） | 牙周探诊深度 |
| Djeu 2005 | 回顾性非随机化研究；私人诊所；美国 | 隐形矫治器：48（未报道）；33.6 固定矫治器：48（未报道）；23.7 | 差异指数：19.3；拔牙/未拔牙 | 隐形矫治器：Invisalign 固定矫治器：唇侧结扎托槽（Tip-Edge 技术） | 未报道/已报道，但未提及 IPR 量 | 基准值，综合治疗结束 | ABO-OGS$_8$；治疗持续时间 |
| Fetouh 2008 | 回顾性非随机化研究；私人诊所；美国 | 隐形矫治器：33（未报道）；未报道 固定矫治器：33（未报道）；未报道 | 轻中度拥挤；差异指数：3.22/未拔牙 | 隐形矫治器：Invisalign 固定矫治器：唇侧传统结扎托槽 | 未报道/未报道 | 基准值，综合治疗结束 | ABO-OGS$_7$ |
| Gu 2017 | 回顾性非随机化研究；私人诊所；美国 | 隐形矫治器：48 (16/32)；26.0 固定矫治器：48 (18/30)；22.1 | 同行评估评级：21.8；依从性/未拔牙 | 隐形矫治器：Invisalign 固定矫治器：唇侧传统结扎托槽（直丝弓） | 未报道/38%/未报道 | 基准值，综合治疗结束 | 同行评估评级；治疗持续时间 |
| Han 2015 | 回顾性非随机化研究；大学诊所；韩国 | 隐形矫治器：10（未报道）；51.2 固定矫治器：9（未报道）；47.3 | 治疗前牙周情况；差异指数：4.4/未拔牙 | 隐形矫治器：未报道 固定矫治器：唇侧传统结扎托槽 | 未报道/已报道，但未提及 IPR 量 | 基准值，综合治疗结束 | 探诊出血；牙槽骨水平；治疗持续时间 |
| Hennessy 2016 | 随机临床试验；医院；爱尔兰 | 隐形矫治器：20 (6/14)；29.1 固定矫治器：20 (7/13)；23.7 | 轻中度拥挤/未拔牙 | 隐形矫治器：Invisalign 固定矫治器：唇侧自锁托槽（MBT） | 18 副矫治器/已报道，但未提及精调率/隐形矫治器：固定矫治器 1.9：1.5 | 基准值，综合治疗结束 | IMPA；治疗持续时间 |

表 9.1（续）

| 研究 | 设计；环境；国家[a] | 患者（男/女）；年龄[b] | 错𬌗/治疗 | 矫治器 | 隐形矫治器/精调/IPR | 随访（月） | 结果 |
|---|---|---|---|---|---|---|---|
| Lanteri 2018 | 回顾性非随机化研究；私人诊所；意大利 | 隐形矫治器：100（30/70）；28.0 固定矫治器：100（30/70）；25.0 | 同行评估评级：23.3/未拔牙 | 隐形矫治器：Invisalign 固定矫治器：唇侧自锁托槽（MBT） | 43副矫治器[c]/37%/隐形矫治器：固定矫治器 1.3：1.5 | 基准值，综合治疗结束治疗后24个月 | 同行评估评级；复发；牙龈萎缩 |
| Li 2015 | 随机临床试验；大学诊所；中国 | 隐形矫治器：76（27/45）；35.2 固定矫治器：76（27/45）；32.2 | 差异指数：27.4/拔牙 | 隐形矫治器：Invisalign 固定矫治器：唇侧传统结扎托槽 | 未报道/未报道/已报道，但未提及IPR量（隐形矫治器） | 基准值，综合治疗结束 | ABO-OGS$_8$；治疗持续时间 |
| Preston 2017 | 随机临床试验；大学诊所；美国 | 隐形矫治器：22（10/12）；27.8 固定矫治器：22（7/15）；25.4 | 轻中度拥挤/未拔牙 | 隐形矫治器：Invisalign 固定矫治器：唇侧传统结扎托槽（Alexander技术） | 100%（2次精调） | 基准值，综合治疗结束，治疗后1个月和6个月 | ABO-OGS$_2$；治疗持续时间；咬合 |
| Robitaille 2016 | 回顾性非随机化研究；大学诊所；加拿大 | 隐形矫治器：24（11/13）；29.8 固定矫治器：25（6/19）；23.4 | 差异指数：31.5/正颌手术 | 隐形矫治器：Invisalign 固定矫治器：唇侧传统结扎托槽 | 未报道/未报道 | 基准值，综合治疗结束 | ABO-OGS$_8$；治疗持续时间 |
| Yi 2018 | 回顾性非随机化研究；大学诊所；中国 | 隐形矫治器：40（9/31）；21.8 固定矫治器：40（11/29）；23.3 | 同行评估评级：22.6/未拔牙 | 隐形矫治器：未报道 固定矫治器：唇侧传统结扎托槽 | 未报道/65%/未报道 | 基准值，综合治疗结束 | 同行评估评级；治疗持续时间；牙根外吸收 |

缩写：ABO-OGS，美国正畸委员会客观分级；IMPA，下切牙相对于下颌平面的倾斜度；IPR，邻面釉质片切；MBT，MacLaughlin-Bennet-Trei 技术。
[a] 国家/地区采用 alpha-3 代码。
[b] 患者年龄以平均值（一个值，无括号）给出，如未报告平均值，则以范围（括号中的两个值）给出。
[c] 包括精调矫治器。

表9.2　使用RoB 2.0 对纳入的随机临床试验进行偏倚风险评估

| 文献 | 随机过程中产生的偏倚 | 偏离既定干预的偏倚 | 结局数据缺失的偏倚 | 结局测量的偏倚 | 结果选择性报告的偏倚 | 整体偏倚 | 注解 |
| --- | --- | --- | --- | --- | --- | --- | --- |
| Abbate 2015 | 高风险 | 高风险 | 低风险 | 低风险 | 有一定风险 | 高风险 | 连续性结果未完全报道 |
| Hennessy 2016 | 高风险 | 高风险 | 高风险 | 高风险 | 有一定风险 | 高风险 | 治疗持续时间未完全报道 |
| Li 2015 | 低风险 | 低风险 | 低风险 | 低风险 | 有一定风险 | 有一定风险 | 由于结局数据缺失偏倚，治疗持续时间未完全报道，但是与作者取得联系后，作者提供了这些信息 |
| Preston 2017 | 低风险 | 低风险 | 低风险 | 低风险 | 有一定风险 | 有一定风险 | — |

表9.3　使用Robins-I 对纳入的非随机研究进行偏倚风险评估

| 文献 | 混杂偏倚 | 受试者选择偏倚 | 干预分类偏倚 | 偏离既定干预的偏倚 | 数据缺失偏倚 | 结局测量偏倚 | 选择性报告偏倚 | 整体偏倚 |
| --- | --- | --- | --- | --- | --- | --- | --- | --- |
| Djeu 2005 | 中 | 未获得评估信息 | 低 | 未获得评估信息 | 未获得评估信息 | 中 | 低 | 中 |
| Fetouh 2008 | 中 | 未获得评估信息 | 低 | 未获得评估信息 | 未获得评估信息 | 中 | 低 | 中 |
| Gu 2017 | 中 | 极高 | 低 | 未获得评估信息 | 未获得评估信息 | 低 | 低 | 极高 |
| Han 2015 | 中 | 未获得评估信息 | 低 | 未获得评估信息 | 未获得评估信息 | 低 | 中 | 中 |
| Lanteri 2018 | 中 | 未获得评估信息 | 低 | 低 | 未获得评估信息 | 中 | 低 | 中 |
| Robitaille 2016 | 中 | 未获得评估信息 | 低 | 未获得评估信息 | 未获得评估信息 | 中 | 低 | 中 |
| Yi 2018 | 中 | 未获得评估信息 | 低 | 高 | 未获得评估信息 | 低 | 中 | 高 |

纳入的研究从多维度报告了治疗结果，只有 3 项研究 [41, 45, 47] 完整报告了 ABO-OGS 评分中的 8 个组成部分，以及失败病例未通过 ABO 标准获得最佳咬合结果（ABO-OGS 评分超过 30 分）。一项关于 ABO-OGS 评分的研究报告了 8 项标准中的 7 项（不包括牙根角度）[42]，并且在没有任何理由的情况下排除了对第二磨牙的评估 [49]。1 项研究只报告了 8 项 ABO-OGS 标准中的 2 项，即边缘嵴和颊舌向倾斜度。3 项研究采用 PAR 指数 [48, 50, 51]，报告了治疗后 PAR 记分或 PAR 下降值。8 项研究报告了治疗持续时间 [41, 46-51]，但是结果有相当大的差异。最后，1 项独立研究报告了牙周探诊深度、牙槽骨吸收、EARR、下切牙倾斜度和牙龈萎缩。

## 9.4 关于咬合结果的疗效

ABO-OGS 能够客观和精确地评估综合正畸治疗的结果，包括理想咬合的具体细节。对现有的 3 项基于 ABO-OGS 记分的研究结果（拆除矫治器后的 ABO-OGS 总记分）进行 Meta 分析（图 9.2）。Meta 分析表明，根据 ABO-OGS 标准，与固定矫治器相比，隐形矫治器治疗病例的完成质量显著降低（MD：9.9%；95% CI：3.6%~16.2%；$p=0.002$）。在纳入的 3 个研究中发现了相当大的异质性（$I^2=84\%$），这意味着与患者或治疗相关的因素可能会影响最终咬合结果。然而，存在的异质性只影响隐形矫治器和固定矫治器之间差异的精确计算，因为 1 项研究显示中等差异，另外 2 项研究显示差异很大。但这并不影响效应的方向，因为 3 项研究都表明，固定矫治器比隐形矫治器的治疗效果好。

当根据 ABO 标准分析病例的完成质量达到合格质量的病例比例时，即在拆除矫治器后 ABO-OGS 评分低于 30 分的患者比例（图 9.3），也得出了同样的结论。

Meta 分析表明，根据 ABO 标准，与固定矫治器（RR：1.6；95% CI：1.2%~2.0%；$p<0.001$）相比，隐形矫治器治疗病例"失败"（即患者的 ABO-OGS 评分超过 30 分）的可能性显著增加。各研究之间没有明显的异质性，完成病例质量欠佳的比例增加。从预期绝对风险来说，根据 ABO 标准，隐形矫治器的失败率为 60.6%，而固定矫治器为 38.9%（图 9.4）。意味着当有 5 个病例需要治疗时，那么在这 5 个病例中的 1 个病例如果不使用固定矫治而进行隐形矫治器，将不能通过 ABO 标准，这表明了潜在的临床相关效应。

评估 ABO-OGS 各组成部分在隐形矫治器和固定矫治器之间的效果可以更精确地发现哪种咬合情况受治疗方式影响最大（图 9.5）。总体而言，Meta 分析表明，ABO-OGS 评分的 8 项标准中，固定矫治器有 5 个方面明显优于隐形矫治器：颊舌向倾斜（MD：0.8%；95% CI：0.5%~1.1%；$p<0.001$），咬合接触（MD：3.1%；95% CI：0.6%~5.6%；$p=0.02$），咬合关系（MD：1.0%；95% CI：0.6%~1.4%；$p<0.001$），覆盖（MD：1.8%；95% CI：0.6%~1.4%；$p<0.001$），牙根角度（MD：0.8%；95% CI：0.5%~1%；$p<0.001$）。据报道，与固定矫治器相比，隐形矫治器控制牙根移动要困难得多，特别是在不使用附件的情况下 [2, 51, 52]。第三代隐形矫治器

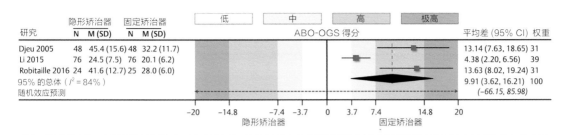

图 9.2　比较隐形矫治器和固定矫治器治疗后的 ABO-OGS 总分的等高线增强森林图。缩写：ABO-OGS，美国正畸委员会客观评分系统；CI，置信区间；M，平均值；N，患者数量；SD，标准差。等高线对应不同的效应量，红色虚线对应 95% 的随机效应预测

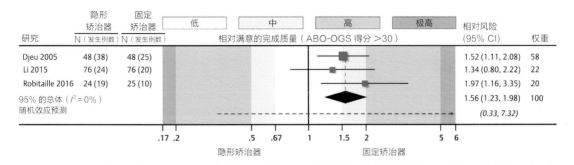

图 9.3　根据 ABO 标准（ABO-OGS 评分低于 30 分），比较隐形矫治器与固定矫治器治疗后"及格"病例比例的等高线增强森林图。缩写：ABO-OGS，美国正畸委员会客观评分系统；CI，置信区间；N，患者数量。等高线对应不同的效应量，红色虚线对应 95% 的随机效应预测

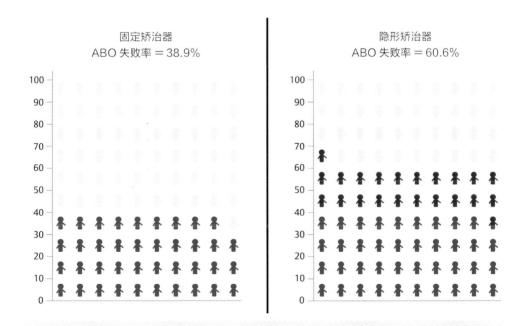

图 9.4　根据 Meta 分析结果绘制的使用隐形矫治器或固定矫治器治疗时 ABO-OGS 评分超过 30 分的病例预期绝对风险图

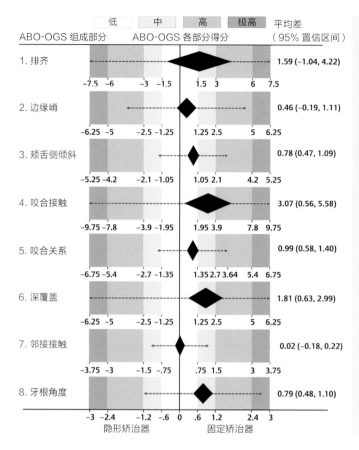

图 9.5 综合等高线增强森林图总结了 8 项 Meta 分析（每项分析包括 3 项研究和 297 名患者）结果，用于比较隐形矫治器和固定矫治器之间每个独立的 ABO-OGS 组成部分。等高线对应不同的效应量，红色虚线对应 95% 的随机效应预测

通过增加控根的椭圆形附件可能会改进牙根移动的有效性 [2]，这还有待实验验证。另一方面，ABO-OGS 的其余 3 项标准（排齐、边缘嵴和邻接接触）在两种治疗方式中的结果都非常相似。这是在预料中的，因为隐形矫治器以小的增量逐渐将牙齿倾斜到间隙中，可以逐渐关闭多达 6mm 的间隙，并且可以通过去扭转成功地排齐牙列，特别是在粘接复合附件时 [52-54]。仔细观察效应量，很明显可以发现每个标准的临床相关性都是值得怀疑的，因为仅观察到隐形矫治器和固定矫治器很小到中等的差异，然而，当把每个标准之间的差异放到一起时，隐形矫治器完成质量较差的临床相关性是可以肯定的（图 9.2，图 9.3）。

对 2 项基于 PAR 指数的研究进行 Meta 分析来观察治疗的咬合效果，得出的结果略有不同（表 9.4）。总体而言，隐形矫治器和固定矫治器治疗后的 PAR 评分没有统计学差异（MD：0；95% CI：−2.0%~2.0%；$p$=0.98）。与之相反，与固定矫治器相比，隐形矫治器治疗 PAR 记分的下降幅度要小得多（治疗效果明显更差）（MD：−2.9%；95% CI：−5.0%~−0.8%；$p$=0.007）。然而，尽管这种效应在统计上是显著的，但这种差异的幅度很小，这使其临床相关性受到质疑。一项独立研究结果表明 [48]，与固定矫治器相比，隐形矫治器在上前牙（MD：−1.0%；95% CI：−1.9%~−0.1%；$p$=0.02）和覆盖（MD：−1.0%；95% CI：−1.9%~−0.2%；$p$=0.02）方面的 PAR 记分下降更多（表 9.5）。同样，隐形矫治器和固定矫治器在这些结

表 9.4 随机效应 Meta 分析结果（至少有两项研究提供了符合条件的结果）

| 结果 | n | 效应 | P | $I^2$ (95% CI) | $tau^2$ (95% CI) | 95% 预测区间 |
|------|---|------|---|---------|----------|-----------|
| ABO-OGS 总分 | 3 | MD: 9.91 (3.62, 16.21) | 0.002[a] | 84% (38%, 99%) | 25.52 (3.01, 507.80) | −66.15, 85.98 |
| ABO-OGS 失败病例（得分超过 30 分） | 3 | RR: 1.56 (1.23, 1.98) | <0.001[a] | 0% (0%, 91%) | 0 (0, 0.55) | 0.33, 7.32 |
| ABO-OGS 构成要素 1：排齐 | 3 | MD: 1.59 (−1.05, 4.22) | 0.24 | 91% (60%, 100%) | 4.93 (0.71, 95.19) | −31.38, 34.55 |
| ABO-OGS 构成要素 2：边缘嵴 | 3 | MD: 0.46 (−0.18, 1.10) | 0.16 | 0% (0%, 88%) | 0 (0, 2.52) | −3.68, 4.61 |
| ABO-OGS 构成要素 3：颊舌侧倾斜 | 3 | MD: 0.78 (0.46, 1.09) | <0.001[a] | 0% (0%, 94%) | 0 (0, 3.77) | −1.26, 2.81 |
| ABO-OGS 构成要素 4：咬合接触 | 3 | MD: 3.07 (0.57, 5.57) | 0.02[a] | 79% (19%, 99%) | 3.78 (0.24, 79.63) | −26.47, 32.61 |
| ABO-OGS 构成要素 5：咬合关系 | 3 | MD: 0.99 (0.58, 1.40) | <0.001[a] | 0% (0%, 94%) | 0 (0, 7.24) | −1.66, 3.64 |
| ABO-OGS 构成要素 6：深覆盖 | 3 | MD: 1.81 (0.64, 2.98) | 0.002[a] | 50% (0%, 97%) | 0.54 (0, 17.35) | −10.25, 13.87 |
| ABO-OGS 构成要素 7：邻接接触 | 3 | MD: 0.02 (−0.16, 0.21) | 0.82 | 0% (0%, 89%) | 0 (0, 0.74) | −1.18, 1.22 |
| ABO-OGS 构成要素 8：牙根角度 | 3 | MD: 0.79 (0.49, 1.10) | <0.001[a] | 0% (0%, 89%) | 0 (0, 0.65) | −1.18, 2.76 |
| 治疗后 PAR | 2 | MD: −0.03 (−2.02, 1.96) | 0.98 | 83% (0%, 100%) | 1.72 (0, 258.55) | NC |
| 通过治疗 PAR 下降 | 2 | MD: −2.92 (−5.02, −0.81) | 0.007[a] | 0% (0%, 98%) | 0 (0, 126.05) | NC |
| 治疗持续时间／月 | 7 | MD: −0.55 (−3.73, 2.63) | 0.73 | 94% (82%, 99%) | 16.25 (4.74, 73.67) | −11.72, 10.62 |

缩写：CI，置信区间；MD，平均差；n，提供结果的研究数量；NC，不可计算；PAR，同行评估评级；RR，相对风险。注：具有统计学意义和临床相关性的 Meta 分析以粗体表示，被判断为疗效至少等于纳入研究中对照组（固定矫治器）的平均标准差。

[a]p<0.05，有统计学意义。

果上的差异可能在统计学上显著，但在临床上可能没有相关性。另一方面，使用隐形矫治器治疗后 PAR 记分显著改善的（治疗后 PAR 降低至少 22 分或 PAR 评分为 0）患者比例明显低于固定矫治器（RR：0.5；95% CI：0.3~0.9；p=0.02；表 9.5）。这相当于隐形矫治器和固定矫治器的 PAR 记分改善的绝对风险分别为 22.9% 和 45.8%（图 9.6）。即当有 5 个病例需要治疗时，那么在这 5 个病例中的 1

**表 9.5 仅通过一项研究评估符合条件的结果**

| 结果 | 效果 | P |
|---|---|---|
| PAR 每月下降 | MD: 0.39 (0.09, 0.69) | 0.01[a] |
| PAR 构成要素 1：上前牙 | MD: −1.00 (−1.86, −0.14) | 0.02[a] |
| PAR 构成要素 2：下前牙 | MD: −0.4 (−1.42, 0.53) | 0.38 |
| PAR 构成要素 3：矢状后关系 | MD: −0.33 (−0.84, 0.18) | 0.20 |
| PAR 构成要素 4：横向关系 | MD: −0.17 (−0.42, 0.08) | 0.18 |
| PAR 构成要素 5：垂直向关系 | MD: 0.04 (−0.02, 0.10) | 0.16 |
| PAR 构成要素 6：覆盖 | MD: 0.12 (−2.12, 2.36) | 0.92 |
| PAR 构成要素 7：覆𬌗 | MD: −1.03 (−1.90, −0.16) | 0.02[a] |
| PAR 构成要素 8：中线偏差 | MD: −0.58 (−1.34, 0.18) | 0.14 |
| PAR 明显改善（罚分减少超过 30） | RR: 0.50 (0.27, 0.91) | 0.02[a] |
| 下颌排齐欠佳 | RR: 0.67 (0.29, 1.56) | 0.35 |
| EARR（整体） | MD: −1.84 (−2.35, −1.33) | <0.001[a] |
| EARR（上颌中切牙） | MD: −1.13 (−2.20, −0.06) | 0.04[a] |
| EARR（上颌侧切牙） | MD: −1.76 (−2.84, −0.68) | 0.001[a] |
| EARR（下颌中切牙） | MD: −1.15 (−2.07, −0.23) | 0.02[a] |
| EARR（下颌侧切牙） | MD: −3.30 (−4.24, −2.36) | <0.001[a] |
| 下颌切牙相对于下颌平面的倾斜度 | MD: −1.90 (−4.14, 0.34) | 0.10 |
| 牙龈退缩 | RR: 0.90 (0.31, 2.68) | 0.86 |

缩写：CI，置信区间；EARR，牙根外吸收；MD，均值差；NC，不可计算；PAR，同行评估等级；RR，相对风险。
注：具有统计学意义和临床相关性的结果以粗体表示，疗效至少等于纳入研究中对照（固定矫治器）组的平均标准差。
[a]p<0.05，有统计学意义。

个病例如果不使用固定矫治而进行隐形矫治，那么 PAR 记分就不会显著下降，这表明了潜在的临床相关效应。ABO-OGS 和 PAR 指数之间的差异可以用这两个工具之间的明显不同来解释。PAR 指数是为了系统地评估正畸治疗的结果，以便将其纳入正畸治疗和科学研究的质量评估措施中。然而，它对咬合的评估较模糊，并忽略了牙齿倾斜度、剩余间隙和后段牙弓排齐等方面的评估，这些都是评估病例时的重要变量[32]。它不像 ABO-OGS 那样提供每颗牙齿的位置以及与邻牙在牙弓内理想关系的详细评估，PAR 指数是为了从三个平面评估完成病例的质量[55]。已报告的 PAR 的局限性包括覆𬌗记分权重较低和覆盖评分权重较高[56]。实际上，治疗后的 PAR 指数与治疗后的 ABO-OGS 评分没有明显的相关性[57, 58]。后来，PAR 指数也被广泛用于评估病例的严重程度。然而，PAR 指数用于这一方面时没有考虑到诸如骨骼差异/头影测量值、牙齿发育异常、异位牙齿或软组织关系等方面的影响，而且与 ABO DI 的相关性也不高[57]。

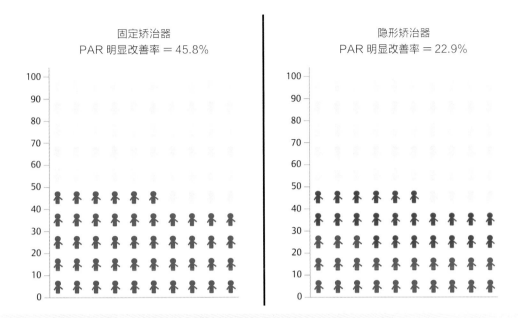

图 9.6　根据被纳入的一项单一研究结果绘制的使用隐形矫治器或固定矫治器治疗后患者的 PAR 评分明显改善（治疗后 PAR 罚分减少至少 22 分或 PAR 评分为 0）的预期绝对风险图。PAR，同行评估评级

## 9.5　关于持续时间的有效性和不良反应

　　治疗方式对治疗持续时间的影响存在较大差异。对 7 项研究进行 Meta 分析表明，平均而言，隐形矫治器或固定矫治器的治疗持续时间的差异没有确定的结论（MD：−0.6 个月；95% CI：−3.7~2.6 个月；$p$=0.73）。在所有研究中都发现了极端的异质性（$I^2$=94%），这使得合成现有研究的能力受到质疑（图 9.7）。具体地说，有 2 项研究报告了使用隐形矫治器的治疗持续时间在统计学上显著缩短，2 项研究

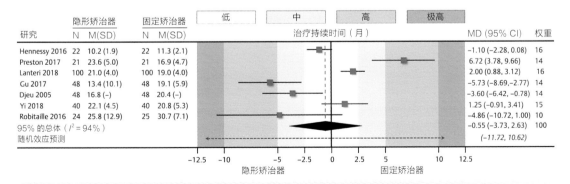

图 9.7　比较隐形矫治器和固定矫治器的治疗持续时间的等高线增强森林图。CI，置信区间；M，平均值；MD，平均差；N，患者数量；SD，标准差。等高线对应不同的效应量，红色虚线对应 95% 的随机效应预测

报告了隐形矫治的持续时间在统计学上显著增加，而其余 3 项研究没有发现统计学上的显著差异。此外[47]，排除 1 项评估正畸 / 正颌联合治疗而不是单纯正畸治疗的研究后，结果也没有发生变化（6 项研究；MD：−0.1 个月；95% CI：−3.5~3.4 个月；$I^2$=95%）。Meta 分析以纳入随机试验（2 项研究；MD：2.69 个月；95% CI：−5.0~10.4 个月；$I^2$=96%）或仅进行非拔牙治疗的研究（5 项研究；MD：0.6 个月；95% CI：−3.2~4.4 个月；$I^2$=96%），结果也没有发生变化。因此，可以说治疗持续时间受到许多其他混杂因素的影响，且仅是矫治器的选择并不能对治疗持续时间产生一致的影响。

此外，1 项研究报告称[48]，基于 PAR 记分每月减小的分值分析表明，与固定矫治器相比，隐形矫治更有效（MD：0.4 分 / 月；95% CI：0.1~0.7 分 / 月；$p$=0.01）。然而，同一项研究报告称，隐形矫治器 PAR 记分减小的总分值较固定矫治器小，因此观察 PAR 每月减小值可能会产生误导。

就治疗的不良影响而言，关于 EARR 的单一研究报告称[51]，与固定矫治器相比，隐形矫治器治疗期间切牙牙根吸收的百分比显著降低（MD：−1.8%；95% CI：−2.4%~−1.3%；$p$<0.001；表 9.5）。根据牙齿类型（中切牙和侧切牙）和颌骨（上颌和下颌）进行分组发现不同亚组也是同样的结果，但平均效应量很小，可能无临床相关性。这里还必须强调的是，在治疗期间对 EARR 的评估很复杂，因为有许多危险因素在起作用，包括患者对 EARR 的遗传倾向[59]、力选择的力学疗法[60]、疗程[61]和牙齿的实际移动量（特别是根尖移动）。1 项回顾性非随机化研究将基于 ABO DI 评估错𬌗严重程度、基因多态性和绝对根尖移位等混杂因素考虑在内，得出结论：隐形矫治 EARR 的量与固定矫治相似。因此，谨慎的做法可能是检查文献中报告的 EARR 的显著差异是否不是由于隐形矫治中牙齿移动量较少所致。

1 项研究发现，隐形矫治后下颌切牙倾斜度未明显小于固定矫治器（MD：−1.9°；95% CI：−4.1°~0.3°；$p$=0.10）。然而，必须注意的是，该研究纳入的样本量非常小，这使得研究可能无法识别出组间 1.9° 的微小差异（如果确实存在的话）。

此外，在另一项研究中发现，使用隐形矫治器或固定矫治器治疗 2 年后，牙龈萎缩没有显著差异（MD：0.9；95% CI：0.3~2.7；$p$=0.86）[50]。因此可以预测，矫治器的选择可能不会直接影响牙龈萎缩。即使矫治器的选择与前牙支抗丧失 / 切牙倾斜度增加（未观察到）相关，也不一定会增加牙龈萎缩的风险。虽然正畸治疗会增加牙龈萎缩的风险[64]，但其确切的病因是多因素的，风险因素包括牙周病、机械创伤、患者年龄、吸烟和牙齿位于牙槽骨外诱发的骨开窗[65-72]。

最后，1 项对于矫治器选择对牙周附着丧失影响的研究提供了有限的证据[144]，该研究评估了有牙周病治疗史的成年患者进行正畸治疗排齐前牙。从作者处检索原始数据并将研究组错𬌗程度与标准进行匹配后，发现在牙周探查深度（MD：0mm；95% CI：−0.4~0.4mm；$p$=1.00）或牙槽骨水平（MD：0.1mm；95% CI：−0.4~0.6mm；$p$=0.69）方面，隐形矫治器和固定矫治器之间没有差异。另一方面，固定矫治器排齐前牙的速度明显快于隐形矫治器（3.9 个月对比 6.0 个月；MD：−2.1 个月；95% CI：−3.7~−0.5 个月；$p=0.01$）。这里必须指出的是，尽管之前对大多数折中研究的系统回顾报告说，隐形矫治器在促进口腔卫生方面可能优于固定矫治器，但最近的一项随机临床试验发现 [73]，使用隐形矫治器和固定矫治器的患者之间，菌斑指数、牙龈指数或牙周出血指数方面没有显著一致的优势。因此，固定矫治器似乎也可以促进良好的口腔卫生。

## 9.6　当前临床建议及其有效性的风险

表 9.6 展示了我们对临床建议的信心，这些建议根据 GRADE 方法评估的证据质量来制订。

我们在一定程度上可以肯定地说，与固定矫治器治疗相比，隐形矫治器治疗具有以下特点：①病例完成质量不高（ABO-OGS 记分较高）；②病例不能通过 ABO 标准（ABO-OGS 记分超过 30 分）的比例更大；③对牙龈萎缩的发生几乎没有影响。这意味着未来的研究可能会产生不同结果，可能不同于目前对隐形矫治器治疗效果的评估。

降低证据质量的主要原因与纳入非随机性研究有关，这些研究（尽管是配对研究）存在方法学问题，可能会引入偏倚。因此，尽管隐形矫治器和固定矫治器治疗后的 ABO-OGS 记分有潜在的巨大临床差异，但这并不足以说服我们相信这些评估，因为不同研究之间的异质性限制了效应的精确量化（图 9.2）。

我们可以谦虚地说，与固定矫治器治疗相比，隐形矫治器治疗具有以下特点：①没有固定矫治器效果显著（治疗后 PAR 记分下降幅度较小）；②治疗后显著改善的病例更多（治疗后 PAR 记分降低至少 22 分或 PAR 记分为 0）；③更多的 EARR；④在矫治过程中对下切牙的倾斜度几乎没有影响。降低证据质量的主要原因与纳入具有严重 / 危险的方法论问题的非随机化研究有关，这些方法论问题最有可能引入偏倚。这一点在 Gu 等的回顾性研究中尤其明显 [48]，该研究选择性地报告了"良好"病例的数据，同时排除了有依从性或口腔卫生问题的患者。这意味着，在精心设计的研究基础上，进一步的研究很可能会产生重要的影响，这可能会改变我们目前对效应的评估。

最后，我们对目前观察到的治疗方式（隐形矫治器与固定矫治器）对治疗持续时间影响的效应信心不足。这与在现有的研究中发现了结果异质性非常高有关，这些结果既不能用临床异质性、研究设计来解释，也不能用将拔牙纳入治疗计划来解释。因此，任何关于隐形矫治器和固定矫治器之间平均持续时间差异的评估都是非常不确定的。未来精心设计的研究应该建立在仔细选择严重程度匹配的病例的基础上，并考虑到潜在的混杂因素，如病例严重程度、拔牙方式、邻面去釉量和最终咬合结果的质量等。

表 9.6　根据 GRADE 方法列出的调查结果汇总表

| 治疗结果（随访）研究（患者量） | 相对效应（95% CI） | 预期绝对效应 [a] | | 与隐形矫治器不同之处 | 证据质量（GRADE） | 隐形矫治器治疗时 |
|---|---|---|---|---|---|---|
| | | 固定矫治器 | 隐形矫治器 | | | |
| ABO-OGS 评分（治疗后）297 名患者（3 项研究） | — | 26.7 分 | — | 高 9.9 分（高 3.6~16.2） | ⊕⊕⊕〇中，存在偏倚 [c,d,e] | 可能会导致完成质量更差，且 ABO-OGS 评分更高 |
| 完成质量未通过（ABO-OGS 评分 >30 分）（治疗后）297 名患者（3 项研究） | RR 1.6 （1.23~1.98） | 38.9% | 60.6% （47.8%~77.0%） | 多 21.7%（多 8.9%~38.0%） | ⊕⊕⊕〇中，存在偏倚 [c] | 可能会导致完成质量未通过的患者更多 |
| PAR 下降（治疗后）176 名患者（2 名研究） | — | 19.6 分 | — | 少 2.9 分（少 0.8~5.0） | ⊕⊕〇〇低 [f]，存在偏倚 | 可能会导致疗效更低，PAR 评分下降更少 |
| PAR 提高（PAR 下降 >30 分）（治疗后）176 名患者（2 项研究） | RR 0.5 （0.27~0.91） | 45.8% | 22.9% （12.4%~41.7%） | 少 22.9%（少 4.1%~33.4%） | ⊕⊕〇〇低 [f]，存在偏倚 | 可能会导致 PAR 评分改善的患者更少 |
| 治疗持续时间（治疗后）759 名患者（7 项研究） | — | 19.6（月） | — | 少 0.6（月）2.6~3.7（月） | ⊕〇〇〇极低 [g,h]，存在偏倚，不一致 | 各研究异质性较高，无法合并 |
| 前牙牙根 EARR 百分比（治疗后）80 名患者 /640 颗牙齿（1 项研究） | — | 7.0% | — | 少 1.8%（少 1.3%~2.4%） | ⊕⊕〇〇低 [f]，存在偏倚 | 可能会导致更大的 EARR |
| 下切牙倾斜度（接近于治疗结束）44 名患者（1 项研究） | — | 5.3° | — | 少 1.9°（0.3°~4.1°） | ⊕⊕〇〇低 [i,j]，存在偏倚，不精确 | 下切牙倾斜度基本无差异 |
| 牙龈退缩（治疗结束 2 年后）159 名患者（1 项研究） | RR 0.9 （0.31~2.68） | 8.0% | 7.2% （2.5%~21.4%） | 少 0.8%（5.5%~13.4%） | ⊕⊕⊕〇中 [c]，存在偏倚 | 牙龈退缩基本无差异 |

**表 9.6（续）**

缩写：ABO-OGS，美国正畸委员会客观分级系统；CI，置信区间；EARR，根尖外吸收；GRADE，建议评估、发展和评价等级；PAR，同行评估等级；PT，积分；TX，治疗。注：干预：热塑性隐形矫治器与固定矫治器的综合正畸治疗。人群：*存在错𬌗畸形的青少年或成年患者*。地点：大学诊所，私人诊所，医院（加拿大，中国，爱尔兰，意大利，美国）。

a 对照组的反应基于纳入研究的平均反应（随机效应 Meta 分析）。

b 从 "高" 开始。

c 由于纳入了具有中等偏倚风险的非随机化研究，偏倚降低了一个级别。

d 不能因为不一致而下调评级（即使 $I^2>75\%$），因为它只影响我们对不同治疗方式之间差异的估计，而不影响我们的决定（所有研究都在森林图的右侧，并显示显著效应）。

e 潜在的巨大影响（大于平均标准差）。

f 由于残留混杂而没有升级。

g 由于纳入了具有严重偏倚风险的非随机化研究，偏倚降低两个级别。

h 由于纳入了具有高偏倚风险的随机试验和具有严重偏倚风险的非随机化研究，偏倚降低两个级别。

i 由于不一致，偏倚降低了一个级别；在森林图两侧可见极大的变化性（明显的异质性影响了我们对于哪种治疗方式持续时间更短的判断，妨碍了对平均效应的计算）。

j 由于纳入了一项具有高偏倚风险的随机试验，偏倚降低了一个级别。

k 由于样本量不足，不精确度降低了一个级别。

然而，重要的是要指出，目前可用的临床建议的有效性存在几个缺点。首先，所有纳入的研究都存在可能影响结论的方法学问题，尤其是纳入的回顾性非随机研究[11-14]。其次，大多数 Meta 分析主要基于小型试验，这可能会影响其结果[74]。最后，最终纳入 Meta 分析的研究很少，并且对结果和潜在混杂因素（如病例严重程度、口腔卫生、依从性、附件的使用、矫治器数量、精调率，或邻面去釉量）的报告不完整。由于无法对亚组和 Meta 回归进行分析，因此这些分析有助于使患者确定哪些隐形矫治器与固定矫治器相比，疗效是相同的，甚至是更合适的治疗选择。

## 9.7 结论

根据目前已有的随机化研究和配对非随机化研究的临床证据得出结论，大多数轻、重度错𬌗患者在拔牙或不拔牙的情况下，使用隐形矫治器治疗的效果可能较固定矫治器差。另一方面，隐形矫治器治疗过程中 EARR 的发生率可能较低，而在下切牙倾斜和牙龈退缩的发生上几乎没有差异。治疗持续时间不仅受矫治器的选择影响，也与患者或治疗相关因素有关。

## 注

自本章编写和提交以来，有额外的数据产生，因此本章的结果与随后的期刊论文略有不同[75]，并发表了出版声明[76]。然而，在所有情况下研究结果和最终结论几乎保持不变，不影响其有效性。

**参考文献**

[1] Boyd RL, Miller RJ, Vlaskalic V. The Invisalign system in adult orthodontics: mild crowding and space closure cases. J Clin Orthod. 2000;34:203–212

[2] Hennessy J, Al-Awadhi EA. Clear aligners generations and orthodontic tooth movement. J Orthod. 2016;43(1):68–76

[3] Miles P. 2013 survey of Australian orthodontists' procedures. Aust Orthod J. 2013;29(2):170–175

[4] McMorrow SM, Millett DT. Adult orthodontics in the Republic of Ireland: specialist orthodontists' opinions. J Orthod. 2017;44(4):277–286

[5] Keim RG, Gottlieb EL, Vogels DS, III, Vogels PB. 2014 JCO study of orthodontic diagnosis and treatment procedures, Part 1: results and trends. J Clin Orthod. 2014;48(10):607–630

[6] d'Apuzzo F, Perillo L, Carrico CK, et al. Clear aligner treatment: different perspectives between orthodontists and general dentists. Prog Orthod. 2019;20(1):10

[7] O'Brien K, Sandler J. In the land of no evidence, is the salesman king? Am J Orthod Dentofacial Orthop. 2010;138(3): 247–249

[8] Seehra J, Pandis N, Fleming PS. Clinical evaluation of marketed orthodonticproducts: are researchers behindthe times? Ametaepidemiological study. Prog Orthod. 2017;18(1):14

[9] Pandis N. Randomized Clinical Trials (RCTs) and Systematic Reviews (SRs) in the context of Evidence-Based Orthodontics (EBO). Semin Orthod. 2013;19:142–157

[10] Papageorgiou SN, Eliades T. Evidence-based orthodontics: Too many systematic reviews, too few trials. J Orthod. 2019;46(1_suppl, suppl 1):9–12

[11] Papageorgiou SN, Kloukos D, Petridis H, Pandis N. Publication of statistically significant research findings in prosthodontics & implant dentistry in the context of other dental specialties. J Dent. 2015;43(10):1195–1202

[12] Papageorgiou SN, Xavier GM, Cobourne MT. Basic study design influences the results of orthodontic clinical investigations. J Clin Epidemiol. 2015;68(12):1512–1522

[13] Papageorgiou SN, Höchli D, Eliades T. Outcomes of comprehensive fixed appliance orthodontic treatment: A systematic review with meta-analysis and methodological overview. Korean J Orthod. 2017;47(6):401–413

[14] Papageorgiou SN, Koretsi V, Jäger A. Bias from historical control groups used in orthodontic research: a meta-epidemiological study. Eur J Orthod. 2017;39(1):98–105

[15] Papageorgiou SN, Xavier GM, Cobourne MT, Eliades T. Registered trials report less beneficial treatment effects than unregistered ones: a meta-epidemiological study in orthodontics. J Clin Epidemiol. 2018;100:44–52

[16] Sideri S, Papageorgiou SN, Eliades T. Registration in the international prospective register of systematic reviews (PROSPERO) of systematic review protocols was associated with increased review quality. J Clin Epidemiol. 2018;100:103–110

[17] Papageorgiou SN, Antonoglou GN, Martin C, Eliades T. Methods, transparency and reporting of clinical trials in orthodontics and periodontics. J Orthod. 2019;46(2):101–109

[18] Rossini G, Parrini S, Castroflorio T, Deregibus A, Debernardi CL. Periodontal health during clear aligners treatment: a systematic review. Eur J Orthod. 2015;37(5):539–543

[19] Rossini G, Parrini S, Castroflorio T, Deregibus A, Debernardi CL. Efficacy of clear aligners in controlling orthodontic tooth movement: a systematic review. Angle Orthod. 2015;85(5):881–889

[20] Elhaddaoui R, Qoraich HS, Bahije L, Zaoui F. Orthodontic aligners and root resorption: A systematic review. Int Orthod. 2017;15(1):1–12

[21] Zheng M, Liu R, Ni Z, Yu Z. Efficiency, effectiveness and treatment stability of clear aligners: A systematic review and meta-analysis. Orthod Craniofac Res. 2017;20(3):127–133

[22] Aldeeri A, Alhammad L, Alduham A, Ghassan W, Shafshak S, Fatani E. Association of orthodontic clear aligners with root resorption using three-dimension measurements: A systematic review. J Contemp Dent Pract. 2018;19(12):1558–1564

[23] Jiang Q, Li J, Mei L, et al. Periodontal health during orthodontic treatment with clear aligners and fixed appliances: A meta-analysis. J Am Dent Assoc. 2018;149(8):712–720.e12

[24] Lu H, Tang H, Zhou T, Kang N. Assessment of the periodontal health status in patients undergoing orthodontic treatment with fixed appliances and Invisalign system: A meta-analysis. Medicine (Baltimore). 2018;97(13):e0248

[25] Galan-Lopez L, Barcia-Gonzalez J, Plasencia E. A systematic review of the accuracy and efficiency of dental movements with Invisalign®. Korean J Orthod. 2019;49(3):140–149

[26] Ke Y, Zhu Y, Zhu M. A comparison of treatment effectiveness between clear aligner and fixed appliance therapies. BMC Oral Health. 2019;19(1):24

[27] Papadimitriou A, Mousoulea S, Gkantidis N, Kloukos D. Clinical effectiveness of Invisalign® orthodontic treatment: a systematic review. Prog Orthod. 2018;19(1):37

[28] Higgins J, Green S. Cochrane Handbook for Systematic Reviews of Interventions. Version 5.1.0 (updated March 2011). The Cochrane Collaboration. 2011. Available at: http://www.cochr aneha ndbook.org

[29] Liberati A, Altman DG, Tetzlaff J, et al. The PRISMA statement for reporting systematic reviews and meta-analyses of studies that evaluate health care interventions: explanation and elaboration. J Clin Epidemiol. 2009;62(10):e1–e34

[30] Richmond S, Shaw WC, O'Brien KD, et al. The development of the PAR Index (Peer Assessment Rating): reliability and validity. Eur J Orthod. 1992;14(2):125–139

[31] Cangialosi TJ, Riolo ML, Owens SE, Jr, et al. The ABO discrepancy index: a measure of case complexity. Am J Orthod Dentofacial Orthop. 2004;125(3):270–278

[32] Casko JS, Vaden JL, Kokich VG, et al;American Board of Orthodontics. Objective grading system for dental casts and panoramic radiographs. Am J Orthod Dentofacial Orthop. 1998;114(5):589–599

[33] Sterne JAC, Savović J, Page MJ, et al. RoB 2: a revised tool for assessing risk of bias in randomised trials. BMJ. 2019;366:l4898

[34] Sterne JA, Hernán MA, Reeves BC, et al. ROBINS-I: a tool for assessing risk of bias in non-

randomised studies of interventions. BMJ. 2016;355:i4919

[35] Langan D, Higgins JPT, Jackson D, et al. A comparison of heterogeneity variance estimators in simulated random-effects meta-analyses. Res Synth Methods. 2019;10(1):83–98

[36] Papageorgiou SN. Meta-analysis for orthodontists: Part II--Is all that glitters gold? J Orthod. 2014;41(4):327–336

[37] IntHout J, Ioannidis JP, Rovers MM, Goeman JJ. Plea for routinely presenting prediction intervals in meta-analysis. BMJ Open. 2016;6(7):e010247

[38] Guyatt GH, Oxman AD, Schünemann HJ, Tugwell P, Knottnerus A. GRADE guidelines: a new series of articles in the Journal of Clinical Epidemiology. J Clin Epidemiol. 2011;64(4):380–382

[39] Carrasco-Labra A, Brignardello-Petersen R, Santesso N, et al. Improving GRADE evidence tables part 1: a randomized trial shows improved understanding of content in summary of findings tables with a new format. J Clin Epidemiol. 2016;74:7–18

[40] Schünemann HJ, Cuello C, Akl EA, et al;GRADE Working Group. GRADE guidelines: 18. How ROBINS-I and other tools to assess risk of bias in nonrandomized studies should be used to rate the certainty of a body of evidence. J Clin Epidemiol. 2019;111:105–114

[41] Djeu G, Shelton C, Maganzini A. Outcome assessment of Invisalign and traditional orthodontic treatment compared with the American Board of Orthodontics objective grading system. Am J Orthod Dentofacial Orthop. 2005;128(3):292–298, discussion 298

[42] Fetouh O. Comparison of Treatment Outcome of Invisalign® and Traditional Fixed Orthodontics by Model Analysis Using ABO Objective Grading System. New York, NY: State University of New York at Buffalo;2009

[43] Abbate GM, Caria MP, Montanari P, et al. Periodontal health in teenagers treated with removable aligners and fixed orthodontic appliances. J Orofac Orthop. 2015;76(3):240–250

[44] Han JY. A comparative study of combined periodontal and orthodontic treatment with fixed appliances and clear aligners in patients with periodontitis. J Periodontal Implant Sci. 2015;45(6):193–204

[45] Li W, Wang S, Zhang Y. The effectiveness of the Invisalign appliance in extraction cases using the the ABO model grading system: a multicenter randomized controlled trial. Int J Clin Exp Med. 2015;8(5):8276–8282

[46] Hennessy J, Garvey T, Al-Awadhi EA. A randomized clinical trial comparing mandibular incisor proclination produced by fixed labial appliances and clear aligners. Angle Orthod. 2016;86(5):706–712

[47] Robitaille P. Traitement combiné d'orthodontie et de chirurgie orthognatique avec Invisalign®: revue de la durée de traitement et des résultats obtenus [MSc thesis]. Montreal: University of Montreal;2016

[48] Gu J, Tang JS, Skulski B, et al. Evaluation of Invisalign treatment effectiveness and efficiency compared with conventional fixed appliances using the Peer Assessment Rating index. Am J Orthod Dentofacial Orthop. 2017;151(2):259–266

[49] Preston KA. Treatment and Post-treatment Posterior Occlusal Changes in Invisalign® and Traditional Braces: A Randomized Controlled [MSc thesis]. College Station, TX: Texas A&M University; 2017

[50] Lanteri V, Farronato G, Lanteri C, Caravita R, Cossellu G. The efficacy of orthodontic treatments for anterior crowding with Invisalign compared with fixed appliances using the Peer Assessment Rating Index. Quintessence Int. 2018;49(7):581–587

[51] Yi J, Xiao J, Li Y, Li X, Zhao Z. External apical root resorption in non-extraction cases after clear aligner therapy or fixed orthodontic treatment. J Dent Sci. 2018;13(1):48–53

[52] Simon M, Keilig L, Schwarze J, Jung BA, Bourauel C. Treatment outcome and efficacy of an aligner technique--regarding incisor torque, premolar derotation and molar distalization. BMC Oral Health. 2014;14:68

[53] Kravitz ND, Kusnoto B, BeGole E, Obrez A, Agran B. How well does Invisalign work? A prospective clinical study evaluating the efficacy of tooth movement with Invisalign. Am J Orthod Dentofacial Orthop. 2009;135(1):27–35

[54] Chisari JR, McGorray SP, Nair M, Wheeler TT. Variables affecting orthodontic tooth movement with clear aligners. Am J Orthod Dentofacial Orthop. 2014;145(4, Suppl):S82–S91

[55] Fox NA. The first 100 cases: a personal audit of orthodontic treatment assessed by the PAR (peer assessment rating) index. Br Dent J. 1993;174(8):290–297

[56] Hamdan AM, Rock WP. An appraisal of the Peer Assessment Rating (PAR) Index and a suggested new weighting system.Eur J Orthod. 1999;21(2):181–192

[57] Deguchi T, Honjo T, Fukunaga T, Miyawaki S, Roberts WE, Takano-Yamamoto T. Clinical assessment of orthodontic outcomes with the peer assessment rating, discrepancy index, objective grading system, and comprehensive clinical assessment. Am J Orthod Dentofacial Orthop. 2005;127(4):434–443

[58] Hong M, Kook YA, Baek SH, Kim MK. Comparison of treatment outcome assessment for Class I malocclusion patients: Peer Assessment Rating versus American Board of Orthodontics - Objective Grading System. J Korean Dent Sci. 2014;7:6–15

[59] Iglesias-Linares A, Sonnenberg B, Solano B, et al. Orthodontically induced external apical root resorption in patients treated with fixed appliances vs removable aligners. Angle Orthod. 2017;87(1):3–10

[60] Iliadi A, Koletsi D, Eliades T. Forces and moments generated by aligner-type appliances for orthodontic tooth movement: A systematic review and meta-analysis. Orthod Craniofac Res. 2019;22(4):248–258

[61] Samandara A, Papageorgiou SN, Ioannidou-Marathiotou I, Kavvadia-Tsatala S, Papadopoulos MA. Evaluation of orthodontically induced external root resorption following orthodontic treatment using cone beam computed tomography (CBCT): a systematic review and meta-analysis. Eur J Orthod. 2019;41(1):67–79

[62] Artun J, Grobéty D. Periodontal status of mandibular incisors after pronounced orthodontic advancement during adolescence: a follow-up evaluation. Am J Orthod Dentofacial Orthop. 2001;119(1):2–10

[63] Renkema AM, Navratilova Z, Mazurova K, Katsaros C, Fudalej PS. Gingival labial recessions and the post-treatment proclination of mandibular incisors. Eur J Orthod. 2015;37(5):508–513

[64] Papageorgiou SN, Eliades T. Clinical evidence on the effect of orthodontic treatment on the periodontal tissues. In: Eliades T, Katsaros C, eds. The Ortho-Perio Patient: Clinical Evidence and Therapeutic Guidelines. Chicago, IL: Quintessence Publishing;2019

[65] Wennström JL, Lindhe J, Sinclair F, Thilander B. Some periodontal tissue reactions to orthodontic tooth movement in monkeys. J Clin Periodontol. 1987;14(3):121–129

[66] Löe H, Anerud A, Boysen H. The natural history of periodontal disease in man: prevalence, severity, and extent of gingival recession. J Periodontol. 1992;63(6):489–495

[67] Smith RG. Gingival recession. Reappraisal of an enigmatic condition and a new index for monitoring. J Clin Periodontol. 1997;24(3):201–205

[68] Albandar JM, Streckfus CF, Adesanya MR, Winn DM. Cigar, pipe, and cigarette smoking as risk factors for periodontal disease and tooth loss. J Periodontol. 2000;71(12):1874–1881

[69] Kassab MM, Cohen RE. The etiology and prevalence of gingival recession. J Am Dent Assoc. 2003;134(2):220–225

[70] Litonjua LA, Andreana S, Bush PJ, Cohen RE. Toothbrushing and gingival recession. Int Dent J. 2003;53(2):67–72

[71] Rawal SY, Claman LJ, Kalmar JR, Tatakis DN. Traumatic lesions of the gingiva: a case series. J Periodontol. 2004;75(5):762–769

[72] Levin L, Zadik Y, Becker T. Oral and dental complications of intra- oral piercing. Dent Traumatol. 2005;21(6):341–343

[73] Chhibber A, Agarwal S, Yadav S, Kuo CL, Upadhyay M. Which orthodontic appliance is best for oral hygiene? A randomized clinical trial. Am J Orthod Dentofacial Orthop. 2018;153(2):175–183

[74] Cappelleri JC, Ioannidis JP, Schmid CH, et al. Large trials vs meta- analysis of smaller trials: how do their results compare? JAMA. 1996;276(16):1332–1338

[75] Papageorgiou SN, Koletsi D, Iliadi A, Peltomaki T, Eliades T. Treatment outcome with orthodontic aligners and fixed appliances: a systematic review with meta-analyses. Eur J Orthod. 2020;46(4):297–310

[76] Papageorgiou SN, Koletsi D, Iliadi A, Peltomaki T, Eliades T. Comment on: Treatment outcome with orthodontic aligners and fixed appliances: a systematic review with meta-analyses. Eur J Orthod. 2020;42(3):344–346

# 10 用于正畸牙齿移动的隐形矫治器产生的力与力矩

Anna Iliadi, Despina Koletsi, Theodore Eliades

**概述**

尽管隐形矫治器已经广泛应用于临床，但临床医生对这种热塑性矫治器在牙齿上产生的力和力矩仍然知之甚少。此外，这种类型的矫治器在临床上也可能受咬合力和（或）磨损相关特性的影响。本章是从隐形矫治器厚度、隐形矫治器下的牙齿移动和矫治器材料的三个不同角度提供现有证据的信息，并阐述了其内在有效性的重要性。回顾所有相关研究得出结论，实验室研究是矫治器机械力学和牙齿移动相关问题的唯一证据来源。目前，制作矫治器的材料仅限于不同类型的PETG。在特定的牙齿移动和矫治器设计的条件下，矫治器厚度似乎对热塑性矫治器产生的初始力和力矩没有显著影响。关于牙齿移动类型目前研究最多的是倾斜移动和旋转移动，其中对旋转力的研究更深入。然而，现有的证据和发现可能仅适用于特定条件下或实验室研究条件下的牙齿移动。因此，所获得的数据不能直接转移到牙周膜内牙齿移动的生物学机制中。此外，现有对牙齿移动力学机制的研究仅限于单颗牙，没有考虑相邻牙齿、牙周膜带的弹性模量、咬合/咀嚼力或软组织因素。

**关键词**：热塑性矫治器，矫治器厚度，牙齿移动，矫治器材料，PETG

## 10.1 简介

在模型上制作隐形矫治器用于正畸牙齿移动的概念可以追溯到1945年，当时凯斯林（Kesling）在正畸治疗的最后阶段引入了固位器以保持治疗效果[1]。如今，人们尤其是成年患者对美观和隐形正畸需求的不断增加使得热塑性矫治器的使用变得非常流行。到20世纪90年代末引入了两种新的可以进行更大范围牙齿移动的热塑性矫治器系统。隐形矫治器系统[2, 3]（德国伊瑟隆舒雅牙科隐形矫治器有限公司）产生的牙齿移动可达0.5~1mm。这需要每步设计3副连续的矫治器，厚度分别从0.5mm增加到0.625mm和0.75mm。相反，Invisalign系统[3]（美国）将每步移动减少到大约0.2mm，从而可以使用更硬的矫治器。只需一次初始印模就可以实现立体光刻模型的创建和数字化设计。

尽管这些治疗方法在临床上得到了广泛的应用，但临床医生对这种矫治器在牙齿上产生的力和力矩仍然知之甚少。许多研究比较了热塑性矫治器在步幅量设计方面的力传递特性，发现根据所使用的热塑性材料的类型，步幅量最好设计在0.2~0.5mm之间[4]。其他研究调查了热塑性矫治器在一系列移动中施加在牙齿上的力和力矩，发现在近远中旋转时，力矩超过了建议的载荷（即20Nm）[5]。在压入、倾斜和整体移动中也有类似的发现[6-8]。

热塑性矫治器的临床行为也受咬合力和（或）磨损相关特性的影响。当涉及旋转力矩或压入力时，前者与载荷增加有关[9]。后者可能会引起力大量衰减甚至失活，戴用矫治器2周力量衰减后可能约50%[10]。

在矫治器制作过程中，设计步幅量与选择合适的热塑性膜片厚度对于避免牙齿在正畸移动过程中受力过大至关重要。许多研究试图量化步幅量和热塑性膜片厚度对矫治器力学的影响。

## 10.2　现有证据

关于矫治器附件产生的力和力矩的证据来源于过去十年发表的实验室研究。各种矫治器材料（Biolon、Erkodur、Idea Clear、Duran、All-in、Invisalign）产生了一系列不同类型的牙齿移动，其膜片厚度从0.3~1mm不等。基于最新的系统回顾，表10.1总结了纳入的文献的特点和结果[11]。现有证据从三个不同的角度对矫治器厚度、牙齿移动和矫治器材料进行了研究。这一分类只是为了便于数据理解。

### 10.2.1　矫治器厚度

PETG矫治器的膜片厚度从0.3~1mm不等。市面上最薄的0.5mm的矫治器产生的力会导致牙周组织受力过大[7]。当PETG矫治器厚度减小到0.4mm和0.3mm时，上述力分别减少35%和71%[7]。据报道，0.3mm的矫治器厚度旋转刚性可能会降低76%[13]。尽管0.3mm的PETG矫治器可以施加理想的力，但由于容易变形不适合临床应用[7, 13]。因此，为获得较低的初始刚度和稳定的载荷提出了一系列0.4mm、0.5mm和0.75mm厚度的矫治器[7, 13, 14]。至于0.625mm和0.75mm的PETG膜片，研究结果表明，在下颌尖牙和上颌中切牙旋转以及唇舌向倾斜和整体移动过程中两者产生的力学行为相似[6-8, 13, 14]。三项研究发现，1mm厚的PETG矫治器产生的力和力矩高于建议的载荷[9, 15, 16]。最后，据报道，0.7mm厚的Invisalign矫治器施加的力在可接受的正畸力范围内[20]。

市面上最薄的0.5mm厚的矫治器与0.625mm或0.75mm厚的矫治器产生的力矩/力比（M/F）没有差异。厚度增加可能造成硬度增加，但在临床中膜片厚度的增加不会产生更有效的施加力[11]。有研究者建议，在临床中，中等厚度的矫治器（如0.625mm）未得到证实甚至是不必要的[8]。这与目前临床建议使用的3个厚度非常接近的矫治器形成了对比[2]。无论在什么情况下，对于不同厚度的矫治器产生的力和力矩的差异或相似性，矫治器边缘延伸量似乎是一个重要的预测因素。

表 10.1　现有研究的特点

| | 作者,发表年份 | 研究设计 | 样本量/牙齿 | 研究分组 | 干预措施 | 测量结果 |
|---|---|---|---|---|---|---|
| 1 | Brockmeyer 等, 2017[12] | 体外实验 | 隐形矫治器总样本量 n=45, 厚度均为 1mm; Biolon 未切割 n=5; z11 n=5; z12–21 n=5; Erkodur 未切割 n=5; z11 n=5; z12–21 n=5; IdealClear 未切割 n=5; z11 n=5; z12–21 n=5; 上颌中切牙 | 材料 vs. 切割(切端), 激活量 vs. 材料, 激活量 vs. 切割(切端) | 切端切割的热塑性矫治器 | 唇向/腭向整体移动上颌中切牙时产生的水平力及垂直力 |
| 2 | Elkholy 等, 2015[6] | 体外实验 | 隐形矫治器总样本量 n=27 Duran 厚 0.5mm (n=3), 厚 0.625mm (n=3), 厚 0.75mm (n=3) Erkodur 厚 0.5mm (n=3), 厚 0.6mm (n=3), 厚 0.8mm (n=3) Track-A 厚 0.5mm (n=3), 厚 0.63mm (n=3), 厚 0.8mm (n=3) 上颌中切牙 | 隐形矫治器厚度/力值 | 不同矫治器厚度和材料 Duran 厚 0.5mm (n=3), 厚 0.625mm (n=3), 厚 0.75mm (n=3) Erkodur 厚 0.5mm (n=3), 厚 0.6mm (n=3), 厚 0.8mm (n=3) Track-A 厚 0.5mm (n=3), 厚 0.63mm (n=3), 厚 0.8mm (n=3) | 唇向/腭向整体移动上颌中切牙时产生的力与力矩 |
| 3 | Elkholy 等, 2016[7] | 体外实验 | 总样本量 n=15 Duran 厚 0.3mm (n=3), 厚 0.4mm (n=3), 厚 0.5mm (n=3), 厚 0.625mm (n=3) 厚 0.75 (n=3) 上颌中切牙 | 隐形矫治器厚度/力值 | 减少矫治器厚度 Duran 厚 0.3mm (n=3), 厚 0.4mm (n=3), 厚 0.5mm (n=3), 厚 0.625mm (n=3), 厚 0.75mm (n=3) | 唇腭向移动上颌中切牙时产生的力与力矩 |
| 4 | Elkholy 等, 2017[13] | 体外实验 | 总样本量 n=15 Duran 厚 0.5mm (n=3), 厚 0.625mm (n=3), 厚 0.75mm (n=3) vs. 厚 0.3mm (n=3), 厚 0.4mm (n=3) 上颌中切牙 | 厚 0.3/0.4mm 的矫治器产生的力 vs. 厚 0.5mm 的传统矫治器产生的力 | 减少矫治器厚度 Duran 厚 0.5mm (n=3), 厚 0.625mm (n=3), 厚 0.75mm (n=3) vs. 厚 0.3mm (n=3), 厚 0.4mm (n=3) | 近远中去扭转上颌中切牙时产生力与力矩 |

表 10.1（续）

| | 作者, 发表年份 | 研究设计 | 样本量 / 牙齿 | 研究分组 | 干预措施 | 测量结果 |
|---|---|---|---|---|---|---|
| 5 | Elkholy 等, 2017[14] | 体外实验 | 总样本量 $n=9$ Duran 厚 0.5mm ($n=3$), 厚 0.625mm ($n=3$), 厚 0.75mm ($n=3$) 下颌尖牙 | 隐形矫治器厚度 / 力值 | Duran 厚 0.5mm ($n=3$), 厚 0.625mm ($n=3$), 厚 0.75mm ($n=3$) | 近远中去扭转下颌尖牙时产生的力与力矩 |
| 6 | Gao 等, 2017[8] | 体外实验 | 总样本量 $n=27 \times 2=54$? 宽 0–1 $n=3$ 宽 3–4 $n=3$ 宽 6–7 $n=3$ Duran 厚 0.5mm/ 宽 0–1 $n=3$ Duran 厚 0.5mm/ 宽 3–4 $n=3$ Duran 厚 0.5mm/ 宽 6–7 $n=3$ Duran 厚 0.625mm/ 宽 0–1 $n=3$ Duran 厚 0.625mm/ 宽 3–4 $n=3$ Duran 厚 0.625mm/ 宽 6–7 $n=3$ Duran 厚 0.75mm/ 宽 0–1 $n=3$ Duran 厚 0.75mm/ 宽 3–4 $n=3$ Duran 厚 0.75mm/ 宽 6–7 $n=3$ 上颌中切牙 | 隐形矫治器厚度 / 宽度对比 | 不同矫治器厚度和宽度 Duran 厚 0.5mm/ 宽 0–1 $n=3$ Duran 厚 0.5mm/ 宽 3–4 $n=3$ Duran 厚 0.5mm/ 宽 6–7 $n=3$ Duran 厚 0.625mm/ 宽 0–1 $n=3$ Duran 厚 0.625mm/ 宽 3–4 $n=3$ Duran 厚 0.625mm/ 宽 6–7 $n=3$ Duran 厚 0.75mm/ 宽 0–1 $n=3$ Duran 厚 0.75mm/ 宽 3–4 $n=3$ Duran 厚 0.75mm/ 宽 6–7 $n=3$ | 腭向倾斜及压入上颌中切牙时产生的力与力矩 |
| 7 | Hahn 等, 2010[15] | 体外实验 | 总样本量 $n=15$ Ideal Clear 厚 1mm $n=5$ Erkodur 厚 1mm $n=5$ Biolon 厚 1mm $n=5$ 上颌中切牙 | 隐形矫治器材料产生的力 | 不同矫治器材料 | 三种隐形矫治器扭转牙齿时产生的力与力矩 |
| 8 | Hahn 等, 2010[16] | 体外实验 | 总样本量 $n=15$ Ideal Clear 厚 1mm $n=5$ Erkodur 厚 1mm $n=5$ Biolon 厚 1mm $n=5$ 上颌中切牙 | 隐形矫治器材料产生的力 | 不同矫治器材料 | 三种隐形矫治器施加转矩时产生的力与力矩 |
| 9 | Hahn 等, 2011[9] | 体外实验 | 总样本量 $n=20$ Biolon 厚 0.75mm $n=5$ Biolon 厚 1mm $n=5$ Erkodur 厚 0.8mm $n=5$ Erkodur 厚 1mm $n=5$ 上颌中切牙 | 有无模拟咬合力时隐形矫治器产生的力 | 两种有及没有模拟咬合力的矫治器材料 | 两种隐形矫治器旋转上颌中切牙时有无咬合力作用下产生的力与力矩 |

表 10.1（续）

| | 作者、发表年份 | 研究设计 | 样本量/牙齿 | 研究分组 | 干预措施 | 测量结果 |
|---|---|---|---|---|---|---|
| 10 | Li等, 2016[17] | 体外实验 | n=5, 1mm 厚的 Erkodur 激活量为 0.3 mm n=1 激活量为 0.4 mm n=1 激活量为 0.5 mm n=1 激活量为 0.6 mm n=1 上颌中切牙 | 不同激活量下隐形矫治器产生的力值 | 不同激活量 | 腭向移动上颌中切牙时矫治器在不同激活量下产生的力与衰减 |
| 11 | Liu 和 Hu 2018[18] | 体外实验 | n=55, 0.8mm 厚的 Duran 矫治器 G0 对照组 n=5; G1 下尖牙压入 0.2mm, n=5; G2 4 颗下切牙压入 0.2mm, n=5; G3 尖牙和切牙均压入 0.2mm, n=5; G4 尖牙压入 0.1mm, 侧切牙 0.15mm, 中切牙 0.2mm, 第一、第二前磨牙及第一磨牙上添加附件 | G0、G1、G2、G3、G4 | 不同激活量的矫治器 | 下颌前牙压低时在隐形矫治器不同激活类型及激活量下受到的力 |
| 12 | Mencattelli 等, 2015[19] | 体外实验 | All in, Micerium 矫治器 n=3 • 不施加压力点的矫治器 n=1 • 不添加压力点的矫治器 n=1 • 添加压力点的矫治器 n=1 上颌中切牙 | 有/无压力点 | 有压力点的隐形矫治器 | 有压力点的隐形矫治器在旋转的过程中产生的力 |
| 13 | Simon 等, 2014[20] | 体外实验 | n=970 矫治器（60 序列/30 个患者）Invisalign 切牙转矩控制, n=10 个患者（自身对照转矩<10°+附件）; 前磨牙去扭转, n=10 个患者（自身对照去扭转<10°+附件）; 磨牙远移, n=10 个患者（自身对照远移<1.5mm+附件）; 20 颗牙齿移动（每个患者 2 颗） | 在转矩控制, 去扭转, 远移时有/无附件 | 有/无附件 | 由单独矫治器产生的初始力系统、由一系列矫治器产生的力系统, 以及在力的传递中附件、转矩嵴等附件的影响 |

### 10.2.2 牙齿移动类型

PETG 矫治器可以倾斜上中切牙[12]和压低下尖牙[18]。相反，三项研究表明，由于没有经过改良的隐形矫治器不能产生所需的力偶，因此整体移动和转矩控制是最难实现的移动[7, 16, 17]。在矫治器作用下，上切牙的旋转移动经常伴随着压入力，再加上模拟的咬合力，压入力可能就会增加[9, 13, 15]。哈恩和他的同事发现[15]，旋转移动时每一步仅激活 ±0.17mm 或 0.5mm 就可以产生理想的力，范围估计在0.35~0.6N[21]。西蒙和他的同事提出 Invisalign 矫治器具有传递该理想力的能力，结合合适的附件设计时，就可能倾斜前磨牙、远移磨牙以及进行整体和转矩移动。

特别注意不同厚度矫治器的上切牙腭向倾斜。根据最新的系统回顾[11]，在检索到的所有数据中不同厚度矫治器产生的 M/F 比值没有差异。更具体地说，厚度为 0.5mm 的矫治器与 0.75mm 的矫治器相比，标准差为 −3.33（95% CI：−9.63~2.96；$p$=0.3；$I^2$=82.0%）（图 10.1）。相应地，厚度为 0.5mm 和 0.625mm 或者 0.625~0.75mm 之间（标准差为 −0.98；95% CI：−7.41~5.46；$p$=0.77；$I^2$=89.9%）的矫治器产生的 M/F 比值也没有差异（标准差为 −0.43；95% CI：−4.16~3.29；$p$=0.82；$I^2$=84.1%）。

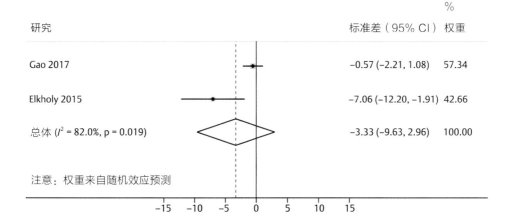

不同厚度的隐形矫治器在腭向倾斜上颌中切牙时产生的力与力矩之比

图 10.1　矫治器厚度对上颌中切牙进行腭向倾斜时产生的力矩／力比（M/F）影响的随机效应 Meta 分析（矫治器厚度：0.5 vs 0.75mm）

体外研究可以有效描述牙齿初始移动的机制。因此，报道的力与力矩水平可能是矫治器产生的最高水平。热塑性矫治器在 2 周内力衰减达初始力值的 1/5~1/2 之间 [10, 22]（图 10.2）。牙齿移动是通过施加的力和力矩的相互作用来实现的，因此，"力矩－力比值"这一衡量标准能说明牙齿移动类型是倾斜移动还是整体移动，而不考虑预期的移动量。然而，已有研究确定矫治器的边缘延伸量是预测矫治器产生的初始力矩／力的重要因素。据报道，压入移动比倾斜移动更容易使矫治器的边缘延伸量增加，而无边缘延伸的矫治器施加的力较低。

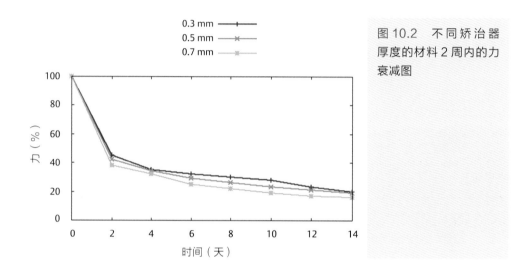

图 10.2 不同矫治器厚度的材料 2 周内的力衰减图

### 10.2.3 隐形矫治器材料

通过比较厚度 1mm 的不同 PETG 矫治器材料发现，Biolon（Dreve Dentamide GmbH，德国翁纳）真空成型矫治器产生的力和力矩最大，在倾斜移动和旋转移动时分别为 1.15~6.19Nmm[12, 16] 和 35.3~71.8Nmm[9, 15]，具体力矩是多少取决于激活量。唯一的例外是在 ±0.17mm 的小范围内旋转时，ideal 矫治器（登士柏 GAC，GräFelfing，德国）产生的平均值最高（18.3~20.2Nmm）[15]。据报道，Erkodur 矫治器（Erkodent Erich Kopp GmbH，德国普法尔茨格拉芬韦勒）在所有激活范围内产生的力和力矩最低 [9, 12, 15, 16]。

摩擦现象和在热成型过程中接触区域产生的变形，以及聚合物材料解释了 Biolon 和 Erkodur 在力学行为方面的差异 [12, 15]。前者是在 600kPa 的压力下热成型的，而后者是 80kPa[9]。此外，根据制造商的说明，在 Erkodur 矫治器的热成型过程中，在牙齿和矫治器之间放置了 0.05mm 厚的分隔膜片 [12, 15]。虽然这种膜片在热成型后会经历一定的收缩，但可以假定分隔膜片的最后厚度相当于一副矫治器的激活量。

制造商和临床医生还描述了诸如压力点之类的改良，以试图实现所需的牙齿旋转 [12, 19, 20]。研究发现，在待治疗的牙齿上增加压力点可以增加 58% 的旋转力 [19]，而在牙冠短、倒凹少的牙齿中放置附件也有助于提供所需的力系统[12]。

### 10.2.4  现有证据的内部有效性

关于隐形矫治器力学特性的体外研究报道总体来说都是正面的。现在刊物报告最多的是实验条件，其中被测试的矫治器均具有可比性[6, 8, 9, 13-18, 20]。然而，总体上没有提供关于研究人员盲法的信息。样本丢失或未纳入的情况不多，排除了磨损偏倚，同时未质疑选择性结果报告。一般说来，应努力优化实验条件，尽量使研究人员在评估不同类型矫治器生物力学方面的效率时使用盲法。此外，应该指出的是，尽管考虑到方法学中报告的变量与结果或检索到的研究充分匹配使选择性结果报告风险达到最小，但缺少预注册研究。

体外研究可能会受到固有偏倚的影响，因为缺乏确定预期效果的标准程序。通常使用的特定测量设备具有允许牙齿移动的坐标系且可模拟牙周韧带，通过一组传感器连接到安装的牙齿模型上。显然，在各个研究中描述的实验室设计中的任何变化都可能会导致不同的结果。因此，遵循临床研究的指导方针，最迫切的需要是在研究开始之前制订一致的研究方案，以及在实验设计和最有价值的核心结果及普遍使用方面达成一致[23]。

## 10.3  结论

很明显，目前实验室研究是矫治器机械力学和牙齿移动相关问题的唯一证据来源。矫治器的制作材料仅限于不同类型的 PETG。在特定的牙齿移动设计和矫治器设计下，矫治器厚度似乎对热塑性材料产生的初始力和力矩没有显著影响。据报道，膜片厚度一般在 0.5~1mm 之间。目前研究最广泛的牙齿移动类型是倾斜和旋转，其中对旋转力的研究更深入。然而，现有的证据和发现可能仅适用于实验室研究特定条件下的牙齿移动。总体而言，需要统一治疗方案、牙齿移动类型或矫治器设计，以便为当前的证据提供更具决定性的支持。

研究之间的异质性以及实验室设计、矫治器材料和牙齿类型和牙齿运动类型的明显差异使不同矫治器之间缺乏可比性。从现有研究中获得的数据都是基于特定条件下或实验室研究条件下的牙齿移动，因此得到的数据不能直接转移到牙周膜内牙齿移动的生物力学机制中。此外，现有研究不考虑相邻牙齿、牙周膜的弹性模量、咬合/咀嚼力或软组织因素，仅研究单颗牙的移动力学机制。

**参考文献**

[1] Kesling HD. The philosophy of the tooth positioning appliance. Am J Orthod Oral Surg. 1945;31:297–304

[2] Kim TW, Echarri P. Clear aligner: an efficient, esthetic, and comfortable option for an adult patient. World J Orthod. 2007;8(1):13–18

[3] Boyd RL, Miller RJ, Vlaskalic V. The Invisalign system in adult orthodontics: mild crowding and

space closure cases. J Clin Orthod. 2000;34:203–212

[4] Kwon JS, Lee YK, Lim BS, Lim YK. Force delivery properties of thermoplastic orthodontic materials. Am J Orthod Dentofacial Orthop. 2008;133(2):228–234, quiz 328.e1

[5] Proffit WR. Contemporary Orthodontics. St Louis, MO: Mosby;2007;359–394

[6] Elkholy F, Panchaphongsaphak T, Kilic F, Schmidt F, Lapatki BG. Forces and moments delivered by PET-G aligners to an upper central incisor for labial and palatal translation. J Orofac Orthop. 2015;76(6):460–475

[7] Elkholy F, Schmidt F, Jäger R, Lapatki BG. Forces and moments delivered by novel, thinner PET-G aligners during labiopalatal bodily movement of a maxillary central incisor: An in vitro study. Angle Orthod. 2016;86(6):883–890

[8] Gao L, Wichelhaus A. Forces and moments delivered by the PET-G aligner to a maxillary central incisor for palatal tipping and intrusion. Angle Orthod. 2017;87(4):534–541

[9] Hahn W, Engelke B, Jung K, et al. The influence of occlusal forces on force delivery properties of aligners during rotation of an upper central incisor. Angle Orthod. 2011;81(6):1057–1063

[10] Vardimon AD, Robbins D, Brosh T. In-vivo von Mises strains during Invisalign treatment. Am J Orthod Dentofacial Orthop. 2010;138(4):399–409

[11] Iliadi A, Koletsi D, Eliades T. Forces and moments generated by aligner-type appliances for orthodontic tooth movement: A systematic review and meta-analysis. Orthod Craniofac Res. 2019;22(4):248–258

[12] Brockmeyer P, Kramer K, Böhrnsen F, et al. Removable thermoplastic appliances modified by incisal cuts show altered biomechanical properties during tipping of a maxillary central incisor. Prog Orthod. 2017;18(1):28

[13] Elkholy F, Schmidt F, Jäger R, Lapatki BG. Forces and moments applied during derotation of a maxillary central incisor with thinner aligners: An in-vitro study. Am J Orthod Dentofacial Orthop. 2017;151(2):407–415

[14] Elkholy F, Mikhaiel B, Schmidt F, Lapatki BG. Mechanical load exerted by PET-G aligners during mesial and distal derotation of a mandibular canine : An in vitro study. J Orofac Orthop. 2017;78(5):361–370

[15] Hahn W, Engelke B, Jung K, et al. Initial forces and moments delivered by removable thermoplastic appliances during rotation of an upper central incisor. Angle Orthod. 2010;80(2):239–246

[16] Hahn W, Zapf A, Dathe H, et al. Torquing an upper central incisor with aligners--acting forces and biomechanical principles. Eur J Orthod. 2010;32(6):607–613

[17] Li X, Ren C, Wang Z, Zhao P, Wang H, Bai Y. Changes in force associated with the amount of aligner activation and lingual bodily movement of the maxillary central incisor. Korean J Orthod. 2016;46(2):65–72

[18] Liu Y, Hu W. Force changes associated with different intrusion strategies for deep-bite correction by clear aligners. Angle Orthod. 2018;88(6):771–778

[19] Mencattelli M, Donati E, Cultrone M, Stefanini C. Novel universal system for 3-dimensional orthodontic force-moment measurements and its clinical use. Am J Orthod Dentofacial Orthop. 2015;148(1):174–183

[20] Simon M, Keilig L, Schwarze J, Jung BA, Bourauel C. Forces and moments generated by removable thermoplastic aligners: incisor torque, premolar derotation, and molar distalization. Am J Orthod Dentofacial Orthop. 2014;145(6):728–736

[21] Proffit WR. Contemporary Orthodontics. 3rd ed. St Louis, MO: Mosby Inc;2000:304–305, 313–315

[22] Barbagallo LJ, Shen G, Jones AS, Swain MV, Petocz P, Darendeliler MA. A novel pressure film approach for determining the force imparted by clear removable thermoplastic appliances. Ann Biomed Eng. 2008;36(2):335–341

[23] Tsichlaki A, O'Brien K, Johal A, et al. Development of a core outcome set for orthodontic trials using a mixed-methods approach: protocol for a multicentre study. Trials. 2017;18(1):366

166

# 11 隐形矫治器与口腔微生物群

William Papaioannou, Iosif Sifakakis, Dimitrios Kloukos, Theodore Eliades

**摘要**

本章主要讨论隐形矫治器对口腔微生物群的影响，这些口腔微生物群对龋病和牙周病可能会产生直接影响。目前隐形矫治器对口腔微生物群影响的文献仍然有限，本章讨论了正畸治疗过程中的口腔卫生变化，正畸治疗对口腔微生物群的影响，以及隐形矫治器与致龋菌和牙周致病菌相关的问题。尽管这些研究设计有各种缺点，但现有的研究结果都倾向于从龋齿和牙周病的角度来看，相比固定矫治器，隐形矫治器在临床应用中更有益。隐形矫治器与传统固定矫治器的明显区别是患者更方便维护口腔卫生，这也是成年人维护牙周健康的关键因素，由于成年人更易患牙周病，因此是这一创新性治疗方法最重要的目标群体。

**关键词**：矫治器、固定矫治器、口腔微生物群、致龋菌、牙周病细菌

## 11.1 简介

固定矫治器使当代的治疗方法和治疗计划发生了革命性的变化；然而，与此同时，它们也是损害牙釉质完整性的主要危险因素，同时菌斑堆积和口腔微生物定植也是造成牙周组织疾病的危险因素 [1]。固定矫治器影响口腔卫生维护，并通过降低酸碱度、增加菌斑堆积，以及由于静电反应增加了细菌对金属表面的亲和力而造成口腔微生物系的改变 [2]。这些矫治器在口内粘接后形成的菌斑滞留区有利于链球菌的局部生长，这又增加了唾液和矫治器周围的微生物水平 [3]。

近年来，由于对美观性正畸矫治器需求的增加，热塑性矫治器越来越受欢迎。传统上，这些材料在正畸治疗结束后以真空成型的保持器形式受到广泛应用。据报道，这种保持器在去除 2 个月后，变形链球菌和乳杆菌的黏附会增加 [4]。然而，热塑性矫治器对口腔微生物影响的相关信息很少。有一些证据表明，矫治器凹陷区域如牙尖和附件周围比平面处的生物膜更多 [5]。最近发表的一项截至 2014 年的文献系统回顾表明，与传统的固定矫治器相比，热塑性矫治器在牙周健康以及菌斑的数量和质量控制方面可能更有优势。此外，一项相关的回顾性研究表明，使用热塑性矫治器治疗的患者的牙周指数可能优于舌侧固定矫治器治疗的患者 [7]。最近的一项随机试验发现 [8]，尽管热塑性矫治器组患者最初的牙周指数比传统或固定

自锁矫治器组患者的牙周指数更佳，但最终在治疗期间，矫治器的选择对牙周健康没有显著影响。一些与矫治器相关的因素可能会影响热塑性矫治器在口腔内的性能。制作热塑性矫治器和保持器使用最多的材料通常是隐形的 PETG（聚对苯二甲酸乙二酯聚乙二醇）。制作 Invisalign 矫治器的材料是聚氨酯基材，与 PETG 相比，具有更高的硬度和弹性模量、更高的脆性和更低的抗蠕变性能 [9]。已有研究表明，矫治器的表面形态可能造成细菌黏附，从而提高唾液中的细菌水平。隐形矫治器表面并不完全光滑，而存在小的磨损和不规则处，这种表面有沟槽的结构造成细菌和生物膜的积聚 [5]。

传统的正畸矫治器，特别是固定矫治器，靠近牙龈边缘，往往会引起牙龈的不良反应，影响患者的整体牙周健康。尤其是正畸弹性牵引，它们的设计本身就是紧挨牙龈的，甚至延伸到龈沟里，特别是在邻间区。由于菌斑滞留再加上口腔卫生不佳，炎症就会随之而来或引起局部刺激。正畸矫治器为菌斑的成熟和堆积提供了必要条件，使菌斑成分中的平衡更易向更复杂的结构发展。随着时间的推移，在这种复杂的生物膜中可以发现更多的革兰阴性菌、厌氧菌和牙周致病菌，这些细菌如果过度生长，将引起牙龈组织的进一步炎症反应 [10]。已有研究证实了这一点，特别是邻间区的细菌受到进一步保护，难以在机械作用下清除。

虽然隐形矫治器本身并没有为细菌聚集提供新的固定滞留区，但它们本身可能会间接影响牙周健康。不同矫治器的牙龈覆盖程度是不同的，可能会直接影响牙周参数和微生物定植。虽然 Invisalign 矫治器没有明显地覆盖牙龈，但为了提高固位力，其他矫治器系统的矫治器可能会覆盖于牙龈上。这种方法声称可以改善矫治器的固位力，然而，这可能会以损害牙周健康为代价。此外，制作工艺对矫治器表面结构有重要影响，例如压力成型比真空成型涉及更高的压力，这可能会影响矫治器内表面的细节，从而影响矫治器的密贴性 [11]。

龋病和牙周病是感染性疾病，与特定的致病菌有关。变形链球菌和远缘链球菌已被证实是龋病的主要致病因素，它们的存在增加了釉质脱矿的风险 [12]。据报道，粘接正畸托槽后，口腔中变形链球菌和乳杆菌检测含量增加，一些研究表明，龋病与这些细菌的感染程度呈正相关。此外，导致牙龈炎和牙周组织吸收的牙周致病菌组成了一个更加多样化的细菌群，主要由革兰阴性厌氧菌组成，其中最多的是牙龈卟啉单胞菌、中间普氏菌、福赛斯坦菌、伴放线杆菌和齿密螺旋体 [13, 14]。

本章的目的是介绍隐形矫治器对口腔微生物群影响的最新证据，这些微生物群可能对龋病和牙周病有直接影响。

## 11.2 正畸治疗期间的口腔卫生

当谈及口腔微生物群及其组成时，以下几个因素特别重要：坚硬不脱落的表面（主要是牙齿的表面，也包括其他假体或修复体表面）、饮食习惯（最重要的是糖的摄入频率），以及日常口腔卫生措施（包括刷牙和牙间隙清洁）。

在牙冠上粘接托槽会影响特定致病菌的数量和平衡，黏附和形成菌斑生物膜的关键细菌主要推动更具致龋成分的形成。事实上，变形链球菌和乳杆菌是主要的致龋菌，通常能在接受正畸治疗的患者中检测到这些细菌增加[15, 16]。这些细菌增加了托槽周围牙釉质脱矿的风险，并以白斑的形式表现为早期龋损。这种情况如果不加以控制，可能会造成龋洞的形成。

在青少年中使用固定矫治器会造成所有牙周指数的暂时性增加，但不会对深层牙周组织产生破坏性影响[10]。研究表明，在使用固定矫治器进行正畸治疗期间，专业的口腔卫生员定期鼓励患者和帮助机械清洁牙齿对于维护口腔卫生是有效的[17]。此外，如果患者对口腔卫生的依从性较低，定期专业洁牙可以改善使用固定矫治器的青少年的牙周状况，使其与未经治疗的患者的牙周状况相同[18]。为接受固定矫治器正畸治疗的患者制订的促进口腔健康的方案可以在短期内（最多5个月）减少菌斑并改善牙龈健康状况[19]。最近的一项系统回顾显示，在9项随机对照试验（randomized controlled trial，RCT）中，只有1项对进行正畸治疗期间使用手动 / 电动牙刷的患者的牙周健康状况进行了对比，结果显示电动牙刷在牙龈指数和出血方面具有统计学上的显著益处，但这些随机对照试验没有提供可量化的龋病活跃性的测量值。作者总结认为为了阐明这些发现的临床相关性，更标准化的研究和更长时间的随访研究是必要的[20]。近来开发了一款智能手机应用程序，通过改善使用固定矫治器的青少年的口腔健康行为和口腔卫生来预防龋齿[21]。

与传统唇侧矫治器相比，戴用舌侧矫治器的患者有更多菌斑滞留和牙龈炎症，粘接2个月后变形链球菌量也更多。在乳酸菌计数、唾液流率和唾液缓冲能力方面，两组之间没有发现差异[22]。另一项研究对比了佩戴舌侧矫治器或隐形矫治器的患者，发现舌侧患者的牙周指数几乎是隐形矫治器佩戴者的2倍，说明舌侧矫治器佩戴患者更难维护口腔卫生。因此，使用隐形矫治器的牙周风险比固定舌侧矫治器要低，因为隐形矫治器是可摘的，不会影响口腔卫生的维护。最近的一项系统回顾表明，尽管在龋病风险方面没有发现差异，但使用舌侧矫治器的患者在保持口腔卫生方面存在更多问题。因此，在进一步的前瞻性研究中，需要更大的样本量和更长的随访期才能证实这些结果[23]。

几项研究对使用传统矫治器和隐形矫治器进行正畸治疗期间的口腔卫生和牙周参数进行了比较后得出结论：隐形矫治器不会影响患者维护口腔卫生。佩戴隐形矫治器的青少年在正畸治疗1年后比使用固定矫治器的同龄人的牙周组织更健康，口腔卫生改善更多[24]。在使用硬质或软质隐形矫治器治疗过程中，平均龈乳头出血评分在统计学上显著下降，但在临床上没有显著意义[25]。对口腔健康有强烈意识的患者在使用隐形矫治器进行正畸治疗的前8个月中，牙龈炎症和菌斑指数保持在相同的水平[26]。

另一项针对成人的研究显示，与使用可摘矫治器相比，在主动治疗1年后使用固定唇侧矫治器患者的牙周状况有所下降。作者采用临床指标和 N- 苯甲酰 -DL- 精氨酸 - 萘酰胺（BANA）水解试验发现，牙周致病菌的增加与使用固定矫治器有关[27]。另一项短期研究也得出了相同的结果：在正畸治疗期间，使用隐形矫治器的患者比使用固定矫治器的患者牙周健康状况更好。只是，两个研究组的平均年龄不同：固定矫治器组纳入人群是青少年，隐形矫治器组纳入人群是成年人[28]。另外两项系统回顾得出了相同的结果[6, 29]。前者的结论是，隐形矫治器是有牙周病风险患者的首选治疗方案[6]。然而，最近一篇综述由于存在偏倚和异质风险，降低了该结论的可靠性。这一领域仍然需要进一步高质量的研究[29]。

最近的一项随机临床试验发现，在主动正畸治疗 18 个月后，未有证据表明隐形矫治器、自锁托槽和传统弹性结扎托槽之间的口腔卫生水平存在差异[8]。

使用高倍镜观察矫治器时会发现它的表面并不完全光滑，存在引起细菌黏附的微小磨损和不规则区域（图 11.1）。这种表面结构及褶皱面更有利于细菌和生物膜的堆积（图 11.2）。因此，可以推测吸附在矫治器表面的唾液蛋白与釉质表面的组成成分不同，随之生物膜中的菌群也就不同[5]。然而，最近的一份报告指出，与定期通过牙刷清洁或在氯己定漱口水中浸泡矫治器相比，使用超声振动仪更能减少生物膜的黏附性[30]。因此，对于口腔健康意识较高的患者，没有必要使用氯己定溶液。

某些菌斑指标不适用于使用固定矫治器的患者。最初的 Silness-Löe 菌斑指数和龈乳头出血指数已用于大多数正畸试验，其中一些包括测量龈沟探查深度[7, 24]和附着水平[31]。然而，如果选择分类指数，修正的 Silness-Löe 指数可能是最有效和最容易鉴别的。直接数字测量斑块覆盖率可能比分类指数更有效、更具重复性，但也更复杂[32]。在相关研究中实验通常不超过 12 个月。

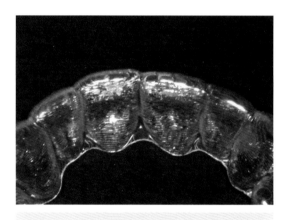

图 11.1 矫治器表面不完全光滑，微小磨损和不规则会导致细菌黏附

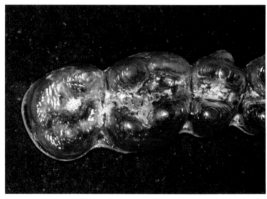

图 11.2 矫治器表面的皱纹面更有利于结石积聚

## 11.3　正畸治疗对口腔微生物群的影响

如前所述，粘接固定正畸矫治器后，短期和长期内可能会出现不良反应。目前的证据表明，正畸矫治器和不适当的正畸力引起的菌斑堆积可能会改变微生物生态系统的平衡，增加致病可能性[33]。粘接托槽后发生的生态变化主要表现为口腔微生物群的数量、组成、代谢活性和致病性增加[31, 34, 35]，随之而来的是牙周恶化和早期龋损增加[1, 35, 36]。已有研究证明成年患者比青少年患者更敏感。

研究人员观察到粘接托槽后主要致龋菌种类如变形链球菌、远缘链球菌和乳酸菌[13, 14, 35]显著增加，以及许多牙周致病菌（如伴生放线菌、牙龈假单胞菌和中间假单胞菌）也显著升高[31, 37]。因此，托槽粘接后不仅增加了菌斑聚集的数量，而且增加了特定致病菌，进而影响口腔微生物群。

固定矫治器阻碍了良好的口腔卫生的建立，矫治器可能通过降低pH值和增加菌斑堆积改变口腔微生物群，这可能是菌斑黏附的复杂性和（或）静电反应导致细菌对金属表面的亲和力所致[2]。这表明正畸托槽可能是釉质脱矿的潜在风险。经过仅仅1个月的治疗，正畸托槽周围的釉质已经脱矿[38]。而且，正畸矫治器会引起周围及其邻近的局部微生物群的变化，托槽靠近牙龈组织也会增加患牙龈炎的风险[39]。一种常见的反应是牙龈炎性增生，特别是使用的固定矫治器的患者。这又可能为牙周致病菌创造必要的生态条件，进一步加重牙周状况。

然而，如热塑性矫治器等可摘矫治器也存在问题。可摘矫治器使患者克服了戴用固定矫治器实施口腔卫生措施时存在的困难，这是相对于传统固定矫治器具有的显著优势。另一方面，可摘矫治器几乎全天（20~22小时）完全覆盖牙齿表面，在某些情况下还覆盖了牙齿周围的软组织[40]，这在很大程度上阻止了唾液在这些区域的流动，导致细菌无法被清除。然而，隐形矫治器治疗（clear aligner treatment，CAT）推荐用于牙周炎高危患者[6, 27]。通过厌氧细菌的代谢活性测量发现，与固定矫治器相比，隐形矫治器可以改善牙周状况，减少牙周致病菌的数量[27]。尽管隐形矫治器患者的牙周指数（如探诊出血和菌斑指数）低于固定矫治器患者，但有研究报道称，CAT期间的牙周指数略高于CAT前。考虑到矫治器几乎全天覆盖牙齿和附着龈，因此从临床的角度来看，正确判断CAT对牙周的影响是很重要的。

隐形矫治器由于限制唾液的流动，不仅阻止了唾液的清洁、缓冲和再矿化作用，此外，也阻断了嘴唇、脸颊和舌头对牙齿的清洁作用，矫治器下的牙菌斑将进一步滞留和发展。一些患者在不取下矫治器的情况下喝饮料，从而使这些液体储存在矫治器下，如果再加上糟糕的口腔卫生条件，牙齿将快速脱矿，通常发生在不易患龋齿的部位，相较使用固定矫治器，患者将会因为口腔卫生维护依从性差，造成更大的牙齿损害[41]。与这些研究结果形成鲜明对比的是，有报道称，使用CAT进行正畸治疗后，白斑病变的发生率很低[42]。

关于特定致病菌，无论是龋病还是牙周病，目前有效的信息很少。

## 11.4　致龋菌

虽然在正畸治疗过程中，特定细菌引起的牙齿表面脱矿是一种相对常见的情况，但当使用热塑性矫治器时，关于这一问题的信息很少。

唯一可用的临床研究数据来自最近的前瞻性队列比较研究 [43]。该研究旨在明确在最初的短期内，使用热塑性矫治器或固定矫治器（自锁托槽）进行正畸治疗的青少年患者（12~18 岁）中，致龋菌（特别是变形链球菌、嗜酸性乳杆菌和血链球菌）所导致的患病率是否存在差异。通过定量聚合酶链反应（polymerase chain reaction，PCR）检测了 30 例患者口腔中特别是唾液中这些细菌的水平。根据两种矫治器，将患者分为两组。在初始、治疗后 2 周和 1 个月进行了比较。两组间致龋菌变形链球菌无明显差异，两组均未检出嗜酸乳杆菌。然而，在隐形矫治器组中发现的血链球菌水平明显较低。血链球菌对口腔中的变形链球菌有拮抗作用，抑制其在牙面的定植 [44]。因此，在隐形矫治器组中，这种较低的微生物水平可能意味着随着时间的推移，牙齿对脱矿的敏感性增加。

然而，只要摘除了矫治器就可以进行更高效的菌斑控制和清除措施，从而有效解决这一问题，这一结果显而易见，因此隐形矫治器组的菌斑明显少于托槽组。虽然这项调查确实提供了一些关于隐形矫治器的微生物学影响的信息，但它也有局限性，最重要的是该调查仅对患者进行了 1 个月的短期随访。

## 11.5　牙周致病菌

热塑性矫治器可以更好地维护口腔卫生，从而降低菌斑水平和牙龈炎症。Abbate 和他的同事在青少年患者中证明了这一点，他们也在寻找特定的牙周病原体（牙龈卟啉单胞菌、中间普氏菌、福赛斯坦菌、伴生放线杆菌和齿密螺旋体）。在 12 个月的评估期内，无论是那些使用固定正畸矫治器（托槽、弓丝）还是那些使用隐形矫治器的患者，均未发现特定牙周病原菌阳性 [24]。成年患者对舌侧矫治器或隐形矫治器等美观性正畸治疗的需求越来越高，但这些患者患牙周病的风险也更高。然而，成年患者对日常口腔卫生维护的依从性通常比青少年患者高 [45]。因此，就牙周致病菌而言，研究成年患者对口腔微生物群的影响是很有意义的。

如上所述，Karkhanechi 和他的同事对两组成年人进行了一年多的跟踪调查，其中一组佩戴隐形矫治器，另一组佩戴固定唇侧矫治器。6 个月后，固定组的菌斑和牙龈指数随着探针深度和探诊出血的增加而显著增加，并持续了一整年，这有利于牙周致病菌的形成。作者通过收集菌斑并使用 BANA 试验来评估其水解 N-苯甲酰 -DL- 精氨酸 - 萘酰胺的能力来检测牙周致病菌的存在，这是对牙龈卟啉单胞菌、福赛斯坦菌、齿密螺旋体是否存在的半定量检测。事实上，他们发现固定组 BANA 高分（即更多的致病菌）的风险更高。他们得出结论，使用隐形矫治器的患者牙周和细菌状况更好。

现代微生物学越来越依赖于分子诊断学这一新技术。有了现代 PCR，检测细菌变得更容易，也可以对总细菌量或特定水平的致病菌进行计数。最近的一项研究利用实时定量 PCR 检测了三组个体（隐形矫治器组、固定矫治器组和对照组）2 颗特定牙齿（右上第一磨牙和左上中切牙）在三个时间段（治疗开始、治疗后 1 个月和 3 个月）的龈沟细菌。这是一个由 77 名青少年和成年人（16~30 岁）组成的混合组，平均年龄为 24.3 岁。总体而言，在最初的 3 个月评估期内，与固定组相比，隐形矫治器组的患者牙周健康状况更好（所有检查的牙周指数都有统计学显著差异），总生物膜量更少。虽然作者提到了针对 4 种主要牙周病原体（伴放线菌、牙龈假单胞菌、中间放线菌和福赛斯坦菌）使用特异性引物和探针，但缺少具体信息，他们只提到在 1 个月和 3 个月时固定组患者中检测到伴放线菌。但目前还不清楚是否检测到了其他致病菌，以及检测到的水平是多少[46]。

最近，郭润智和他的同事用高通量的 16S rRNA 基因测序对 10 名使用隐形矫治器的患者进行评估，这一测序深入检测了有问题的微生物群的复杂性。他们发现，与最初相比，治疗 3 个月后，牙周致病菌在菌属和菌种上没有显著差异。他们的结论是："在治疗的前 3 个月，隐形矫治器引起了龈下微生物群的非致病性改变。"[47]

## 11.6 结论

很明显，关于隐形矫治器对口腔微生物群的影响的研究仍然很少。有必要对它们在口腔的影响进行更多的比较研究，特别是考虑到它们可以长期有效地维护口腔卫生。然而它们与牙齿和牙周组织接触更密切的设计限制了唾液在这些组织上的流动和有益的影响，从长远来看，这可能会产生有害的影响。

尽管现有的研究在设计上存在各种缺陷（群体特征、口腔微生物群的采样、目标细菌等），但确实说明了一个重要的趋势，即无论对于龋齿还是牙周病，隐形矫治器都具有更好的口腔卫生状况。隐形矫治器与传统固定矫治器的明显区别是患者可以更好地维护口腔卫生，也是成年人维护牙周健康的关键，由于成年人更易患牙周疾病，因此是这一创新性治疗方式最重要的目标群体。此外，成年人对日常口腔卫生维护的依从性通常比青少年患者更高，因此更能从 CAT 的上述优势中受益。

**参考文献**

[1] Zachrisson BU. Oral hygiene for orthodontic patients: current concepts and practical advice. Am J Orthod. 1974;66(5):487–497

[2] Ahn SJ, Lee SJ, Lim BS, Nahm DS. Quantitative determination of adhesion patterns of cariogenic streptococci to various orthodontic brackets. Am J Orthod Dentofacial Orthop. 2007;132(6):815–821

[3] Øgaard B, Rølla G, Arends J. Orthodontic appliances and enamel demineralization. Part 1. Lesion

development. Am J Orthod Dentofacial Orthop. 1988;94(1):68–73

[4] Türköz C, Canigür Bavbek N, Kale Varlik S, Akça G. Influence of thermoplastic retainers on Streptococcus mutans and Lactobacillus adhesion. Am J Orthod Dentofacial Orthop. 2012;141(5):598–603

[5] Low B, Lee W, Seneviratne CJ, Samaranayake LP, Hägg U. Ultrastructure and morphology of biofilms on thermoplastic orthodontic appliances in 'fast' and 'slow' plaque formers. Eur J Orthod. 2011;33(5):577–583

[6] Rossini G, Parrini S, Castroflorio T, Deregibus A, Debernardi CL. Periodontal health during clear aligners treatment: a systematic review. Eur J Orthod. 2015;37(5):539–543

[7] Miethke RR, Brauner K. A comparison of the periodontal health of patients during treatment with the Invisalign system and with fixed lingual appliances. J Orofac Orthop. 2007;68(3):223–231

[8] Chhibber A, Agarwal S, Yadav S, Kuo CL, Upadhyay M. Which orthodontic appliance is best for oral hygiene? A randomized clinical trial. Am J Orthod Dentofacial Orthop. 2018;153(2):175–183

[9] Alexandropoulos A, Al Jabbari YS, Zinelis S, Eliades T. Chemical and mechanical characteristics of contemporary thermoplastic orthodontic materials. Aust Orthod J. 2015;31(2):165–170

[10] Ristic M, Vlahovic Svabic M, Sasic M, Zelic O. Clinical and microbiological effects of fixed orthodontic appliances on periodontal tissues in adolescents. Orthod Craniofac Res. 2007;10(4):187–195

[11] Weir T. Clear aligners in orthodontic treatment. Aust Dent J. 2017;62(Suppl 1):58–62

[12] Babaahmady KG, Challacombe SJ, Marsh PD, Newman HN. Ecological study of Streptococcus mutans, Streptococcus sobrinus and Lactobacillus spp. at sub-sites from approximal dental plaque from children. Caries Res. 1998;32(1):51–58

[13] Lundström F, Krasse B. Streptococcus mutans and lactobacilli frequency in orthodontic patients;the effect of chlorhexidine treatments. Eur J Orthod. 1987;9(2):109–116

[14] Lundström F, Krasse B. Caries incidence in orthodontic patients with high levels of Streptococcus mutans. Eur J Orthod. 1987;9(2):117–121

[15] Forsberg CM, Brattström V, Malmberg E, Nord CE. Ligature wires and elastomeric rings: two methods of ligation, and their association with microbial colonization of Streptococcus mutans and lactobacilli. Eur J Orthod. 1991;13(5):416–420

[16] Rosenbloom RG, Tinanoff N. Salivary Streptococcus mutans levels in patients before, during, and after orthodontic treatment. Am J Orthod Dentofacial Orthop. 1991;100(1):35–37

[17] Migliorati M, Isaia L, Cassaro A, et al. Efficacy of professional hygiene and prophylaxis on preventing plaque increase in orthodontic patients with multibracket appliances: a systematic review. Eur J Orthod. 2015;37(3):297–307

[18] Alstad S, Zachrisson BU. Longitudinal study of periodontal condition associated with orthodontic treatment in adolescents. Am J Orthod. 1979;76(3):277–286

[19] Gray D, McIntyre G. Does oral health promotion influence the oral hygiene and gingival health of patients undergoing fixed appliance orthodontic treatment? A systematic literature review. J Orthod. 2008;35(4):262–269

[20] Al Makhmari SA, Kaklamanos EG, Athanasiou AE. Shortterm and long-term effectiveness of powered toothbrushes in promoting periodontal health during orthodontic treatment: a systematic review and meta-analysis. Am J Orthod Dentofacial Orthop. 2017;152(6):753–766.e7

[21] Scheerman JFM, van Meijel B, van Empelen P, et al. Study protocol of a randomized controlled trial to test the effect of a smartphone application on oral-health behavior and oral hygiene in adolescents with fixed orthodontic appliances. BMC Oral Health. 2018;18(1):19

[22] Lombardo L, Ortan YÖ, Gorgun Ö, Panza C, Scuzzo G, Siciliani G. Changes in the oral environment after placement of lingual and labial orthodontic appliances. Prog Orthod. 2013;14:28

[23] Ata-Ali F, Ata-Ali J, Ferrer-Molina M, Cobo T, De Carlos F, Cobo J. Adverse effects of lingual and buccal orthodontic techniques: a systematic review and meta-analysis. Am J Orthod Dentofacial Orthop. 2016;149(6):820–829

[24] Abbate GM, Caria MP, Montanari P, et al. Periodontal health in teenagers treated with removable aligners and fixed orthodontic appliances. J Orofac Orthop. 2015;76(3):240–250

[25] Clements KM, Bollen AM, Huang G, King G, Hujoel P, Ma T. Activation time and material stiffness of sequential removable orthodontic appliances. Part 2: Dental improvements. Am J Orthod Dentofacial Orthop. 2003;124(5):502–508

[26] Schaefer I, Braumann B. Halitosis, oral health and quality of life during treatment with Invisalign(®) and the effect of a low-dose chlorhexidine solution. J Orofac Orthop. 2010;71(6):430–441

[27] Karkhanechi M, Chow D, Sipkin J, et al. Periodontal status of adult patients treated with fixed buccal appliances and removable aligners over one year of active orthodontic therapy. Angle Orthod. 2013;83(1):146–151

[28] Azaripour A, Weusmann J, Mahmoodi B, et al. Braces versus Invisalign ®: gingival parameters and patients' satisfaction during treatment: a cross-sectional study. BMC Oral Health. 2015;15:69

[29] Jiang Q, Li J, Mei L, et al. Periodontal health during orthodontic treatment with clear aligners and fixed appliances: A meta-analysis. J Am Dent Assoc. 2018;149(8):712–720.e12

[30] Shpack N, Greenstein RB, Gazit D, Sarig R, Vardimon AD. Efficacy of three hygienic protocols in reducing biofilm adherence to removable thermoplastic appliance. Angle Orthod. 2014;84(1):161–170

[31] Paolantonio M, Pedrazzoli V, di Murro C, et al. Clinical significance of Actinobacillus actinomycetemcomitans in young individuals during orthodontic treatment. A 3-year longitudinal study. J Clin Periodontol. 1997;24(9 Pt 1):610–617

[32] Al-Anezi SA, Harradine NW. Quantifying plaque during orthodontic treatment. Angle Orthod. 2012;82(4): 748–753

[33] Ong MM, Wang HL. Periodontic and orthodontic treatment in adults. Am J Orthod Dentofacial Orthop. 2002;122(4): 420–428

[34] Diamanti-Kipioti A, Gusberti FA, Lang NP. Clinical and microbiological effects of fixed orthodontic appliances. J Clin Periodontol. 1987;14(6):326–333

[35] Chang HS, Walsh LJ, Freer TJ. The effect of orthodontic treatment on salivary flow, pH, buffer capacity, and levels of mutans streptococci and lactobacilli. Aust Orthod J. 1999;15(4):229–234

[36] van Gastel J, Quirynen M, Teughels W, Carels C. The relationships between malocclusion, fixed orthodontic appliances and periodontal disease. A review of the literature. Aust Orthod J. 2007;23(2):121–129

[37] Lee SM, Yoo SY, Kim HS, et al. Prevalence of putative periodontopathogens in subgingival dental plaques from gingivitis lesions in Korean orthodontic patients. J Microbiol. 2005;43(3):260–265

[38] Gorelick L, Geiger AM, Gwinnett AJ. Incidence of white spot formation after bonding and banding. Am J Orthod. 1982;81(2):93–98

[39] Ellis PE, Benson PE. Potential hazards of orthodontic treatment—what your patient should know. Dent Update. 2002;29(10):492–496

[40] Boyd RL, Miller R, Vlaskalic V. The Invisalign system in adult orthodontics: mild crowding and space closure cases. J Clin Orthod. 2000;34:203–212

[41] Moshiri M, Eckhart JE, McShane P, German DS. Consequences of poor oral hygiene during aligner therapy. J Clin Orthod. 2013;47(8):494–498

[42] Azeem M, Hamid W. Incidence of white spot lesions during orthodontic clear aligner therapy. J World Fed Orthod. 2017;6:127–130

[43] Sifakakis I, Papaioannou W, Papadimitriou A, Kloukos D, Papageorgiou SN, Eliades T. Salivary levels of cariogenic bacterial species during orthodontic treatment with thermoplastic aligners or fixed appliances: a prospective cohort study. Prog Orthod. 2018;19(1):25

[44] Caufield PW, Dasanayake AP, Li Y, Pan Y, Hsu J, Hardin JM. Natural history of Streptococcus sanguinis in the oral cavity of infants: evidence for a discrete window of infectivity. Infect Immun. 2000;68(7):4018–4023

[45] Ramsay DS. Patient compliance with oral hygiene regimens: a behavioural self-regulation analysis with implications for technology. Int Dent J. 2000;Suppl Creating A Successful:304–311

[46] Levrini L, Mangano A, Montanari P, Margherini S, Caprioglio A, Abbate GM. Periodontal health status in patients treated with the Invisalign(®) system and fixed orthodontic appliances: A 3 months clinical and microbiological evaluation. Eur J Dent. 2015;9(3):404–410

[47] Guo R, Zheng Y, Liu H, Li X, Jia L, Li W. Profiling of subgingival plaque biofilm microbiota in female adult patients with clear aligners: a three-month prospective study. PeerJ. 2018;6:e4207

# 12 隐形矫治器口内老化及力学性能改变

Spiros Zinelis, T. Gerard Bradley, Theodore Eliades

**摘要**

本章的目的是提供有关隐形矫治器在临床使用后力学性能退化的内容。力学性能的退化与临床疗效密切相关，硬度、弹性模量、蠕变和松弛是具有重要临床意义的力学特性。硬度与耐磨性有关，而其余三个与施加正畸力的大小和持续时间有关。本章介绍了基于所有文献中隐形矫治器在临床使用老化后的可用证据，并讨论了临床使用过程中相关的所有老化机制。

**关键词**：力学性能，仪器压痕测试，召回分析，正畸矫治器，热塑性材料，口内老化

## 12.1 简介

从生物力学的观点来看，所有用于牙齿移动的正畸矫治器都是一个"储力池"，所施加的力随着牙齿的移动和随着时间的推移而衰减，它们通过激活应变来填充力槽。因此，正畸治疗的疗效很大程度上取决于所用材料的力学性能和力学性能随时间的变化反应。虽然金属和陶瓷材料经过了长期的临床研究，积累了丰富的研究结果，但热塑性矫治器最近刚被引入，且它们的力学性能与上述两类材料都有很大不同。

先前的报告说明，隐形矫治器的疗效从 41%~59% 不等 [1, 2]。此外，治疗过程中矫治器连续施加的力可能会有很大差异，导致牙齿移动不恒定 [3]。一方面，热塑性材料施加的正畸力的大小取决于其在特定激活量和矫治器厚度下的弹性模量 [4]。另一方面，增加硬度可以增强耐磨性从而保持矫治器的完整性。上述讨论表明，不同热塑性材料之间力学性能的差异或在口腔内老化过程中的力学性能的退化都可能对治疗结果产生重大影响 [4]。力学性能的差异在前一章中已经详细介绍过了，因此本章的目的是基于临床证据回顾在口腔内老化过程中的力学性能的退化。然而，关于召回矫治器力学性能的研究很少 [5-7]，很少有研究模拟口腔环境 [8-12]。因为隐形矫治器较薄，形状不规则，所以无法进行典型的力学测试（即拉伸、弯曲

等），因此在有限的召回分析研究下又增加了分析限制。然而，现代技术微纳米仪器压痕测试（instrumented irdentation testing，IIT）可测量多种力学性能（即硬度、弹性模量、延展性、蠕变、松弛），此外，因为马氏硬度是根据力压痕深度曲线获得的数据自动估算的，因此 IIT 克服了传统维氏硬度测量的固有限制，即由于力去除后尖端周围材料的回弹效应而高估了硬度[14, 15]。图 12.1 显示了典型的具有回弹效应的维氏压痕（由箭头所指）和力压痕深度曲线，其中马氏硬度等于最大力除以压痕表面积。最大力由称重传感器记录，而尖端以下的表面则根据压痕深度和压头的几何特征进行计算。

## 12.2　口内老化后的力学性能

如表 12.1 所示，目前可用的大多数隐形矫治器都是由两种基于傅里叶变换衰减全反射红外光谱（attenuated total reflectance Fourier-transformed infrared，ATR-FTIR）测试的材料制成的。一种是聚对苯二甲酸乙二酯 - 聚乙二醇（PETG）[16]，另一种是聚氨酯基材料（PUR）[5, 16, 17]，或者更准确地说，是由亚甲基二苯基二异氰酸酯和 1, 6- 己二醛添加剂制成的聚氨酯，如制造商的材料安全性数据表所示[8]。尽管前三种材料具有相同的傅里叶变换红外光谱，但它们的力学性能却有很大的不同（表 12.1）。这主要由于两个原因。第一个原因是，FTIR 无法识别各种 PETG 聚合物分子量之间的差异。第二个原因是，由于热成型过程中温度、冷却速度和残余应力对力学性能造成很大的影响[8, 16]。尽管材料类型本身不足以表征隐形矫治器的力学性能，但鉴于基于临床证据的相关研究有限，且热成型过程的影响尚不清楚，下面仅阐述 PEGT 和 PUR 之间的区别。

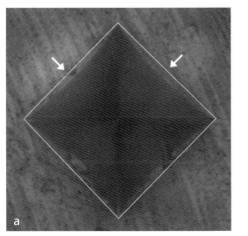
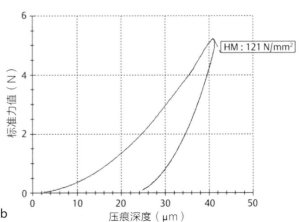

图 12.1　a. 热塑性正畸材料表面的 Vickers 压痕，弯曲的一边表示材料周围的弹性恢复。箭头表示弹性恢复的方向；b. 同一种材料在力加卸载循环过程中的压痕深度曲线。根据曲线数据和压痕几何形状可以直接计算出马氏硬度

表 12.1　品牌名称、材料种类和马氏硬度（HM）、压痕模数（$E_{IT}$）、弹性指数（$\eta_{IT}$）和压痕蠕变（$C_{IT}$）

| 品牌名称 | 材料 | HM (N/mm²) | $E_{IT}$ (GPa) | $\eta_{IT}$ (%) | $C_{IT}$ (%) |
|---|---|---|---|---|---|
| A+ | PETG | 100.0 (0.7)[a] | 2256 (40)[a] | 35.9 (0.6)[a] | 2.2 (0.3)[a] |
| Clear Aligner | PETG | 91.8 (0.8)[b] | 2112 (16)[b] | 35.7 (0.2)[a] | 2.6 (0.4)[a] |
| Essix ACE Plastic | PETG | 100.6 (0.6)[a] | 2374 (4)[c] | 34.0 (0.1)[b] | 2.7 (0.5)[a] |
| Invisalign | PUR | 117.8 (1.1)[c] | 2,467 (19)[d] | 40.8 (0.2)[c] | 3.7 (0.3)[b] |

缩写：PETG，聚对苯二甲酸乙二醇酯；PUR，亚甲基二苯基二异氰酸酯聚氨酯和1，6-己二醇添加剂。
注：上标相同表示平均值无统计学差异。

## 12.3　硬度

在最近的一项研究中对未使用的 PUR 矫治器和临床老化的 PUR 矫治器进行 IIT 测试发现，口内老化后马氏硬度显著降低，表明这一特性在临床老化过程中显著退化[7]。图 12.2 是这两种情况下典型的力 - 压痕深度曲线。上述发现表明，PUR 材料在临床使用过程中更容易出现磨损现象。PUR 和 PETG 材料在口内老化后表面结构发生的变化已得到证实[5, 6, 17]，这意味着磨损在临床使用过程中是一种被激活的退化机制。虽然目前还没有关于 PETG 材料在口内老化后硬度变化的报道，但由于 PETG 的硬度值较低，预计其性能不会优于 PUR（表 12.1）。

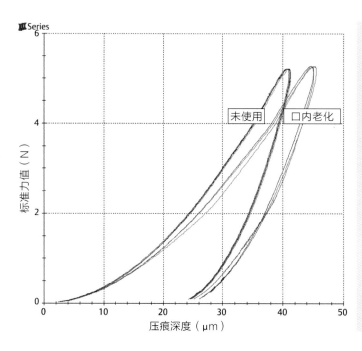

图 12.2　未使用和临床老化（口内老化）Invisalign 矫治器样本典型的压痕深度曲线。压痕深度越深，硬度越低

## 12.4　弹性模量

弹性模量与热塑性矫治器施力能力密切相关[4]。因此，弹性模量较高的矫治器，只需较薄的膜片即可施加更大的正畸力或施加所需的力。与 PUR 相比，所有测试的 PETG 材料的弹性模量都较低（表 12.1）。最近的临床证据表明，PUR 在口内使用 1~2 个月后弹性模量明显下降[7]，表示力传递力能下降。相反，体外研究没有发现任何弹性模量的差异，但这些研究中的样品只在水中 1 天就老化了[8]。另一方面，PETG 在口内老化 2 周后，弹性模量意外地增加了 5 倍[6]。然而，作者指出，弹性模量的增加与坚硬而牢固且过度矿化的生物膜有关，而不是材料本身矿化。体外研究表明，水中老化 1 天后，弹性模量略有增加。

## 12.5　拉伸强度

由于临床应用的局限性，很少有研究测试隐形矫治器拉伸强度这一特性。PUR 和 PETG 这两种材料都表现出广泛的塑性变形（超过 100%）[8]，这意味着它们的长度都是断裂前的 2 倍。然而，在临床应用中，即使是轻微变形的矫治器也会因为无法施加所需的正畸力而被丢弃。目前，只有一篇基于临床数据的报告表明 PETG 的拉伸强度在口内老化 2 周后保持不变。

## 12.6　蠕变和松弛

蠕变和松弛这两个随时间变化的特性对隐形矫治器的临床疗效至关重要。前者指恒定应力下的应变增加，后者指恒定应变下的应力衰减。理想情况下，隐形矫治器能克服这两种情况以避免其对临床疗效造成的不良后果。隐形矫治器对牙齿施加正畸力，但要在牙齿施加的恒定载荷作为反作用力的情况下发挥作用。因此，在正畸治疗过程中，隐形矫治器在恒定的载荷和应变下对牙齿施加正畸力。从理论上讲，在临床使用中都有可能发生矫治器蠕变和松弛，并且都会对正畸治疗的效果产生不利影响。

最近的一项研究通过 IIT 来比较未使用的 PUR 材料和口内老化的 PUR 材料之间的抗蠕变性[7]。该装置施加恒定的力并记录随时间变化的压痕深度（图 12.3）。最终压痕深度和初始压痕深度之间的差值即抗蠕变性，按国际标准化组织 14577[13] 的定义称为压痕蠕变。实际上，被召回的矫治器表现出更高的蠕变，表明老化后的 PUR 抗蠕变性降低。因此，我们有理由认为这一特性在临床使用期间会退化，这意味着正畸力也会衰退。然而，到目前为止，没有证据表明这种退化对正畸治疗有不良影响。

然而，目前没有关于 PETG 材料在临床老化后发生蠕变的信息，也没有关于 PETG 和 PUR 材料松弛的信息。测试 PETG 在外界环境和水中浸泡了 4 小时后发

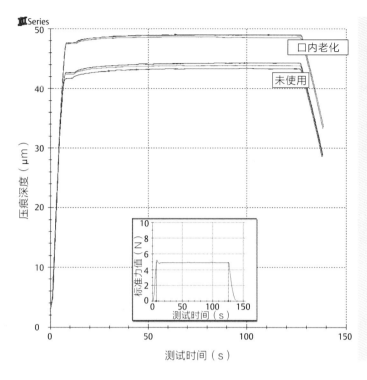

图 12.3 未使用（参考）和临床老化（口内老化）PUR材料的压痕蠕变曲线。在恒定载荷下，压痕深度随时间增加，因此可以测量压痕蠕变。插图：施加的力脉冲

现它更易发生松弛。商用的两种 PETG 材料（Erkodur，德国普法尔茨格拉苏芬韦勒爱科特公司；Duran，德国伊瑟隆肖尔公司）在 37℃的水和 5% 的恒定应变中老化 4 小时后仅保留 66%（Erkodur）和 55%（Duran）的初始应力[12]。毫无疑问，需要对隐形矫治器蠕变和松弛现象进行进一步的研究，以了解隐形矫治器随时间变化的反应。

## 12.7 力学性能的退化机制

隐形矫治器是由热塑性黏弹性材料制成的。众所周知它们的力学性能受到三个不同因素的影响，包括结构特性（晶体 - 非晶态结构），影响结构特性、残余应力大小和方向的热成型工艺，以及与应用相关的环境因素。在口腔环境下，与吸水率、生物膜的形成、临床载荷等有关[6-8, 16]。

到目前为止，人们已经提出了不同的机制来解释热塑性材料的力学性能退化。一种解释与 PUR 的结构有关，称为 "聚氨酯软化机制"[17]。PUR 是由随机嵌段共聚物组成的两相微观结构，这些共聚物通过硬链段和软链段区分。软链段倾向于形成无定形区域，而硬链段倾向于形成有序区域。该软化机制支持与外应力方向垂直的硬链段的取向和碎裂。这一机制还有利于适应进一步的变形[18]。另一种解释是在临床老化过程中增塑剂浸出[5, 7]，导致 PUR 的弹性指数增加，结构更脆（表 12.1）。此外，热成型过程中残余应力松弛也被认为是硬度下降的合理解释[7]。其他研究声称，吸水作用可能通过塑化作用导致材料的应力松弛[9, 10]。有人提出，

吸水性破坏了链内和（或）链间氢键，导致大分子链的移动性增加[12]。虽然所有上述机制都可以在口腔内激活，但到目前为止，还没有任何实验证明在临床中存在以上机制。了解退化机制可能有助于研究人员和临床医生在临床实践中提高隐形矫治器的临床疗效，因此，这是一个很有前景的研究领域。

## 参考文献

[1] Kravitz ND, Kusnoto B, BeGole E, Obrez A, Agran B. How well does Invisalign work? A prospective clinical study evaluating the efficacy of tooth movement with Invisalign. Am J Orthod Dentofacial Orthop. 2009; 135(1):27–35

[2] Simon M, Keilig L, Schwarze J, Jung BA, Bourauel C. Treatment outcome and efficacy of an aligner technique—regarding incisor torque, premolar derotation and molar distalization. BMC Oral Health. 2014;14:68

[3] Simon M, Keilig L, Schwarze J, Jung BA, Bourauel C. Forces and moments generated by removable thermoplastic aligners: incisor torque, premolar derotation, and molar distalization. Am J Orthod Dentofacial Orthop. 2014;145(6):728–736

[4] Kohda N, Iijima M, Muguruma T, Brantley WA, Ahluwalia KS, Mizoguchi I. Effects of mechanical properties of thermoplastic materials on the initial force of thermoplastic appliances. Angle Orthod. 2013;83(3):476–483

[5] Schuster S, Eliades G, Zinelis S, Eliades T, Bradley TG. Structural conformation and leaching from in vitro aged and retrieved Invisalign appliances. Am J Orthod Dentofacial Orthop. 2004;126(6):725–728

[6] Ahn HW, Ha HR, Lim HN, Choi S. Effects of aging procedures on the molecular, biochemical, morphological, and mechanical properties of vacuum-formed retainers. J Mech Behav Biomed Mater. 2015;51:356–366

[7] Gerard Bradley T, Teske L, Eliades G, Zinelis S, Eliades T. Do the mechanical and chemical properties of InvisalignTM appliances change after use? A retrieval analysis. Eur J Orthod. 2016;38(1):27–31

[8] Ryokawa H, Miyazaki Y, Fujishima A, Miyazaki T, Maki K. The mechanical properties of dental thermoplastic materials in a simulated intraoral environment. Orthod Waves. 2006;65:64–72

[9] Boubakri A, Elleuch K, Guermazi N, Ayedi HF. Investigations on hygrothermal aging of thermoplastic polyurethane material. Mater Des. 2009;30:3958–3965

[10] Boubakri A, Haddar N, Elleuch K, Bienvenu Y. Impact of aging condition of mechanical properties of thermoplastic polyurethane. Mater Des. 2010;31:4194–4201

[11] Boubakri A, Haddar N, Elleuch K, Bienvenu Y. Influence of thermal aging on tensile and creep behavior of thermoplastic polyurethane. Comptes Rendus Mécanique. 2011;339:666–673

[12] Fang D, Zhang N, Chen H, Bai Y. Dynamic stress relaxation of orthodontic thermoplastic materials in a simulated oral environment. Dent Mater J. 2013;32(6):946–951

[13] International Organization for Standardization. ISO14577– 1. Metallic materials - Instrumented indentation test for hardness and materials parameters. Geneva, Switzerland: International Organization for Standardization;2002

[14] Shahdad SA, McCabe JF, Bull S, Rusby S, Wassell RW. Hardness measured with traditional Vickers and Martens hardness methods. Dent Mater. 2007;23(9):1079–1085

[15] Zinelis S, Al Jabbari YS, Gaintantzopoulou M, Eliades G, Eliades T. Mechanical properties of orthodontic wires derived by instrumented indentation testing (IIT) according to ISO 14577. Prog Orthod. 2015;16:19

[16] Alexandropoulos A, Al Jabbari YS, Zinelis S, Eliades T. Chemical and mechanical characteristics of contemporary thermoplastic orthodontic materials. Aust Orthod J. 2015;31(2):165–170

[17] Gracco A, Mazzoli A, Favoni O, et al. Short-term chemical and physical changes in Invisalign appliances. Aust Orthod J. 2009;25(1):34–40

[18] Qi H, Boyce M. Stress-strain behavior of thermoplastic polyurethanes. Mech Mater. 2005;37:817–839

# 13 隐形矫治器和热塑性保持器在口内佩戴期间的颜色变化

Anastasios A. Zafeiriadis, Athanasios E. Athanasiou, Theodore Eliades

**摘要**

隐形矫治器的使用率与患者对美观性正畸矫治器的需求同步增长。与传统固定矫治器相比，热塑性矫治器由于更美观，患者的接受度较高。用于制作全天佩戴的隐形矫治器或间隔佩戴的透明保持器的热塑性材料的颜色稳定性和透明度对临床医生和患者来说都是关键参数。了解热塑性矫治器表面染色敏感性的影响因素，可以指导临床医生选择矫治器材料，并指导患者如何佩戴和清洁矫治器，从而利于矫治器和保持器的长期维护以及颜色稳定性。聚合物材料变色的原因很多，既有外部的，也有内部的。最新的研究表明，咖啡、茶和红酒（程度相对较小）使热塑性材料变色的作用正在研究中。这表明，患者在佩戴隐形矫治器或保持器时应避免饮用此类染色饮料。有必要对不同材料或不同保持器进行进一步研究，以研究隐形矫治器或保持器暴露在口腔中时热塑性材料的物理特性和光学特性。

**关键词**：隐形矫治器，正畸保持器，变色，牙科材料，分光光度计，着色剂，牙齿美学

## 13.1 简介

隐形矫治器的使用率与患者对美观性正畸矫治器的需求同步增长。与传统固定矫治器相比，热塑性矫治器由于更美观，患者的接受度也较高。从外观的角度来看，用于制作全天佩戴的主动式隐形矫治器和佩戴时间更长的被动式透明保持器的热塑性材料的颜色稳定性和透明度对临床医生和患者来说仍是关键参数（图 13.1）。

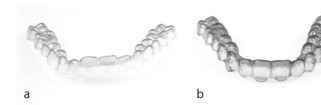

图 13.1　a. 未使用的矫治器；b. 未吸烟者佩戴 2 周后召回的矫治器之间可见色差。由于隐私保护，已将公司 logo 和患者序列号删除

## 13.2  隐形矫治器和热塑性保持器的变色机制

聚合物材料变色的原因有很多。矫治器变色可能与材料的内在特性有关，也可能与影响材料光学特性的外在不利因素有关。化学和光学特性的稳定性，如折射、吸收、反射和光散射，可能会受到口腔中许多因素的影响，包括持续暴露在口腔中的唾液、龈沟液和其他有机和无机成分中。

其中一种持续的外在变色是由食用染料、有色漱口水、菌斑、生色细菌在菌斑中形成的有色成分或生物膜成分的化学转化所引起的[1-3]。此外，诸如蛋白质类物质的吸附和矫治器表面的非活性位点的局部钙化等现象也影响矫治器的颜色变化[4, 5]。

另一种外在因素与着色剂的吸收或渗透引起的表面变色有关，这一表面变色发生在亲水性着色剂扩散引起材料表面化学降解或外层变色之后[6]。由吞咽、说话和磨牙症引起的矫治器外形的变化可能会加剧变色，据报道，这些变化会改变材料的表面和结构特征[4, 5]。当佩戴矫治器并饮用酸性饮料、咖啡、茶、葡萄酒或果汁时，矫治器的外在着色与时间、pH 和温度呈函数变化[8]。尽管目前没有关于吸烟或咀嚼烟草，以及口服各种药物会造成矫治器或保持器染色的报道[7]，但它们已被证实会导致牙齿变色。

矫治器的清洁方式也会影响它们的颜色稳定性。目前已有许多研究调查了清洁方法对微生物堆积的影响，例如氟化物牙膏刷洗[9-11]、氯己定溶液浸泡[9, 10]、氯己定凝胶涂抹[9]或使用带有清洁液的振动仪清洁[10]。然而，目前只有一项研究调查了不同清洁方法对聚氨酯基 Vivera 保持器透光度的影响（爱齐科技公司）。在这项研究中，Vivera 组样本在 6 个月内每周暴露 2 次，使用了 7 种清洁方法：Invisalign 清洁晶冻（爱齐科技公司）、李施德林漱口水（强生，美国新泽西州新布伦瑞克）、保丽净清洁片（葛兰素史克，英国布伦特福德）、2.5% 醋酸、0.6% 次氯酸钠、3% 过氧化氢溶液，以及蒸馏水刷牙。在 6 个月内，所有的清洗方法都显著降低了聚氨酯样品的透光度。在 7 种清洁方法中，Invisalign 清洁晶冻、李施德林漱口水和保丽净清洁片的透光度值变化最小[12]。

变色涉及的其他可能因素是材料不完全聚合引起的内在变色，以及材料的化学结构的后续变化而导致的内在不可逆变色[6]。然而，目前还没有关于化学变化影响保持器颜色的研究，甚至对矫治器浸出物质的相关研究也未得出该结论[4, 13-15]。内在变色也可能是由热能和（或）紫外线辐射引起的，例如，如果将矫治器暴露于高温或阳光下，可能会引起矫治器中聚合物的物理化学反应。再次强调，目前还没有支持性的研究。

## 13.3 影响隐形矫治器和热塑性保持器变色的其他现象

热塑性矫治器的美学特性可能是一个更复杂的现象，涉及所用材料的固有属性之外的因素以及内在和外在因素对它们的影响，因为这也可能受到牙釉质的颜色及其反射率的影响，所以，牙齿颜色的改变也可能对矫治器外观造成不利影响。研究表明在口内牙齿颜色改变可能是由于牙髓和邻近牙龈组织中的血流变化 [16, 17]，或者静息唾液流速影响牙齿水合从而影响牙齿颜色 [18]。虽然在成年人中，天然牙齿的颜色随着年龄的增长有明显的变暗和变黄的趋势 [19, 20]，但这些颜色的变化在较年轻的受试者中不明显 [21, 22]。因此，在相对较短的正畸治疗期内，年龄对矫治器颜色的影响不大。此外，由于矫治器的使用时间很短，通常每 2 周更换一次，因此脱钙引起的牙齿变色对矫治器颜色改变的影响的临床意义不大 [23]。

对于长时间使用的热塑性保持器，从长远来看，釉质变色可能会很重要。此外，使用固定矫治器进行正畸治疗后天然牙釉质的颜色 [24-30] 呈多种方式变化，这些变化受许多因素的影响，包括粘接材料的类型和去胶方法 [26-31]。已有研究证实，牙釉质颜色在佩戴保持器的第一年发生变化，其中大部分发生在前 3 个月 [32]。正畸治疗后的牙釉质变色可能源于树脂成分不可逆转地渗透到牙釉质表面 [24]。这种现象影响镜面反射的光分量，从而影响牙齿基底的 $L^*$ 值 [33, 34]。此外，树脂复合材料的颜色不稳定，归因于材料物理化学反应的内源性变化 [35]、表面吸收食物着色剂的外源性变化 [2]，以及其他固定矫治器托槽底部的腐蚀产物 [36, 37]，都可能造成树脂渗透使牙面变色。体外研究表明，大多数用于正畸的粘接剂在暴露于食品着色剂和人工光老化后颜色稳定性较差（$\Delta E > 3.738$）[6, 39]。粘接剂的变色与 $b^*$ 值变黄有关 [34]，而树脂成分之间的化学差异，以及填料含量和聚合转化率的变化，都会影响各种复合材料的颜色稳定性 [40, 41]。

另一个与牙齿颜色有关的问题是，对牙齿颜色和外观的感知也与个体面部特征有关，例如整个口颌面的吸引力、年龄、肤色，以及嘴唇和牙龈组织的颜色和体积 [42] 等。这些因素都会影响人们对牙齿整体外观的感知，因此可能会对矫治器变色产生的意义和作用造成影响。

## 13.4 隐形矫治器和热塑性保持器变色的研究

目前，关于着色剂和（或）患者口内佩戴后相关的隐形矫治器和透明保持器的变色研究较少。

### 13.4.1 体外研究

不同染液对 Vivera 保持器颜色稳定性的体外影响正在研究中。将聚氨酯基 Vivera 材料制作的 30 个样品分成 5 组，在 37℃的温度下浸泡在蒸馏水（对照）、咖啡、茶、红酒和可口可乐的溶液中。分别于浸泡前、浸泡 12 小时、3 天、1 周后用紫外可见分光光度计测定 CIE 颜色参数（$L^*$、$a^*$、$b^*$）[43-46]。随后计算间隔组之间的色差（$\Delta E$）。结果表明，Vivera 保持器的颜色在上述染色溶液中表现出统计学意义上的显著差异，特别是咖啡、茶、红酒（程度较小）（图 13.2）。通过紫外 - 可见分光光度法对 3 种隐形矫治器样本老化 2 个周期前后的吸光度和透光度进行了体外测试和比较。这些样本来自 3 种不同的制造商（Invisalign，爱齐科技公司；All-in，Micerium，意大利热拉亚阿韦尼奥；F22 Aligner，瑞典 & Martina，Due Carare，意大利帕多瓦）。随后，在体外恒温下将样品暴露于棕色和黄色食用着色剂的人工唾液中进行两个周期老化，每 2 周为一个周期。研究发现，F22 矫治器在老化前后都是最隐形的，其次是 Invisalign 矫治器和 All-in 矫治器，差异具有显著的统计学意义。所有类型的矫治器在老化后都表现出较低的透光度和较高的吸光度，但它们之间在程度上没有统计学上的显著差异。这项研究的结论是，不同商用矫治器在使用前和老化后具有显著不同的光学特性，从而导致不同的美学特性[47]。

对 3 种热塑性矫治器暴露于着色剂中的颜色稳定性也正在体外研究中。将三家制造商（Invisalign、AngelAlign、EA 医疗仪器公司，中国上海；Smartee、SmarteDenti-Technology，中国上海）生产的 60 副隐形矫治器浸泡在 4 种染色溶液中：蒸馏水（对照）、咖啡、红茶和红酒。在浸泡 12 小时和 1 周后，用色度计测

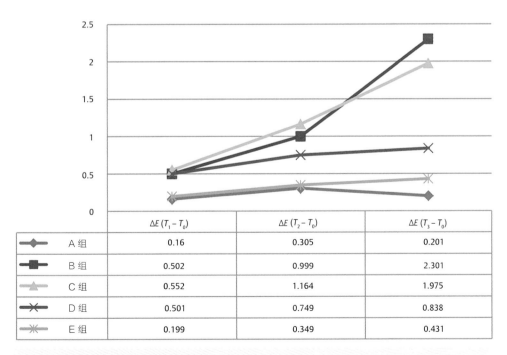

| | | $\Delta E\,(T_1 - T_0)$ | $\Delta E\,(T_2 - T_0)$ | $\Delta E\,(T_3 - T_0)$ |
|---|---|---|---|---|
| | A 组 | 0.16 | 0.305 | 0.201 |
| | B 组 | 0.502 | 0.999 | 2.301 |
| | C 组 | 0.552 | 1.164 | 1.975 |
| | D 组 | 0.501 | 0.749 | 0.838 |
| | E 组 | 0.199 | 0.349 | 0.431 |

图 13.2 由方差分析（ANOVA）产生的在 95% 置信区间预估的平均 $\Delta E$（色差）值显示咖啡组和茶组 $\Delta E(T_1\!\sim\!T_0)$、$\Delta E(T_2\!\sim\!T_0)$ 和 $\Delta E(T_3\!\sim\!T_0)$ 之间以及红酒组 $\Delta E(T_1\!\sim\!T_0)$ 和 $\Delta E(T_2\!\sim\!T_0)$ 之间的差异有统计学意义（经 Zafeiriadis 等许可转载）

量矫治器的光学特性，用 CIE $L^*a^*b^*$ 颜色系统计算颜色变化（$\Delta E$），然后用傅里叶变换红外光谱（Fourier-transform infrared，FT-IR）和扫描电子显微镜（Scanning electron microscopy，SEM）分别观察矫治器材料分子水平和形态学上的变化。在染剂中浸泡 12 小时后，除浸泡在咖啡中的 Invisalign 矫治器显著染色外，其他矫治器都仅表现为轻微的颜色变化；红酒和茶在同一时间段内没有明显变化。聚氨酯基的 Invisalign 矫治器通常比 Angelalign 和 Smartee 矫治器的 $\Delta E$ 值高得多。FT-IR 分析显示在浸泡前后没有显著的化学差异，扫描电镜结果显示 3 种矫治器材料在染色 1 周后表面发生了不同的变化，Invisalign 比 Angelalign 和 Smartee 矫治器更容易发生色素沉着[48]。

咖啡、茶、红酒和可乐等饮料被确定为染色溶液[49-56]，出于这个原因，它们经常用于研究中评估染色效果。在热塑性材料的染色溶液中，咖啡的显色性最强[43, 48]，这一发现与之前调查其他的牙科材料，如义齿的颜色稳定性的研究一致[55, 57]。其他几项关于牙科材料的研究也得出类似的结论，咖啡比茶更容易染色[49, 51, 56-59]。此外，漂洗实验表明，茶中含有的单宁酸能促进牙齿上形成棕色薄膜[60]，已有研究证明红茶和红酒成分可以诱导体外棕色薄膜成熟。

虽然体外研究的结果表明，光学材料某些特性的改变是不可避免的，但必须强调的是，这种测试可能不能可靠地反映临床上对颜色的感知。如上所述，体内颜色的确定受到口腔内多因素的影响，例如周围环境的照明条件、从邻近的口周和牙龈组织散射的光[16]，以及影响牙齿或矫治器水化程度的静息唾液流速。因此，在解释有关口腔诱导效应的体外研究结果时应谨慎。着色剂对矫治器材料的影响在口腔内可能更加明显，这可能与热塑性材料类型及其对某些着色剂的敏感性有关，随着矫治器的长时间佩戴，着色程度也会增加，因此这一点对于保持器尤其重要。

到目前为止，研究已证实了咖啡、茶和红酒（程度较小）有使特定材料变色的作用。这表明当佩戴矫治器或保持器时，患者应避免饮用会染色的饮料，如咖啡和茶。

### 13.4.2 体内研究

关于矫治器和热塑性保持器变色的体内研究也是有限的。

研究 Invisalign 矫治器在口内短期佩戴后的光学、化学和形态学变化。从随机选择的 10 名患者中选择 10 副佩戴 2 周的 Invisalign 矫治器。FT-IR 显微光谱分析用于检测矫治器表面的分子水平变化，而紫外 - 可见分光光度法用于评估颜色和隐形度的变化。研究人员还使用扫描电子显微镜和能量色散 X 射线微区分析检查矫治器表面的形态学变化和其上任何沉积物的组成成分。结果表明，戴用 2 周的矫治器出现微裂纹、磨损、分层，局部钙化生物膜沉积，材料透明度降低。

另一项研究评估了两种不同隐形热塑性保持器长期在体内佩戴的颜色变化[61]。将 30 名完成正畸治疗的非吸烟者随机分为两组。一组使用 Vivera 保持器，另一组使用 EsSix C+ 保持器（Raintree EsSix，美国洛杉矶新奥尔良）。该研究为每个患者都制作了 2 副保持器，一副用于口腔，另一副作为对照。分别于保持器戴入口腔后即刻、15 天、1 个月、3 个月后用分光光度计测量保持器在上颌中切牙处的 CIE 颜色参数（$L^*$、$a^*$、$b^*$），计算各间隔组之间的色差（$\Delta E$）。结果表明，与对照组保持器或未使用保持器相比，使用过的保持器颜色变化更大，并随着使用时间的延长，这些变化会更加明显。Vivera 保持器和 EsSix C+ 保持器在 3 个月的使用期间内显示出相似的颜色稳定性。这表明聚氨酯聚丙烯保持器（分别用于 Vivera 和 EsSix C+ 的材料）在这段时间内表现出相似的光学行为（图 13.3）[38]。尽管长时间使用保持器可能会导致明显的颜色变化，但治疗后 3 个月内在体内观察到的所有保持器的颜色差异在临床上是可接受的（$\Delta E < 3.7$）。

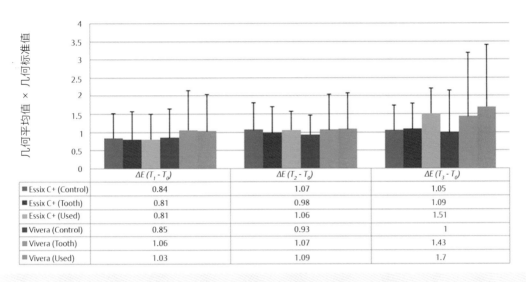

图 13.3　矫治器在右侧上颌中切牙处的 $\Delta E$ 参数 = 几何平均值 × 几何标准差。Vivera 保持器和 EsSix C+ 保持器在口腔内戴用 3 个月中显示出相似的颜色稳定性，两种保持器之间的颜色变化没有显著差异（经 Zafeiriadis 等人许可复制[61]）

## 13.5　结论

　　了解热塑性矫治器表面染色敏感性的影响，可以指导临床医生选择矫治器材料，并指导患者如何佩戴和清洁矫治器，从而利于矫治器和保持器的长期维护以及颜色稳定性。有必要对矫治器的不同材料和使用方式进行进一步的研究来检测矫治器和保持器在口腔特定条件下的物理和光学特性。

**参考文献**

[1] Vogel RI. Intrinsic and extrinsic discoloration of the dentition (a literature review). J Oral Med. 1975;30(4):99–104

[2] Inokoshi S, Burrow MF, Kataumi M, Yamada T, Takatsu T. Opacity and color changes of tooth-colored restorative materials. Oper Dent. 1996;21(2):73–80

[3] Yap AU, Sim CP, Loganathan V. Polymerization color changes of esthetic restoratives. Oper Dent. 1999;24(5):306–311

[4] Schuster S, Eliades G, Zinelis S, Eliades T, Bradley TG. Structural conformation and leaching from in vitro aged and retrieved Invisalign appliances. Am J Orthod Dentofacial Orthop. 2004;126(6):725–728

[5] Gracco A, Mazzoli A, Favoni O, et al. Short-term chemical and physical changes in Invisalign appliances. Aust Orthod J. 2009;25(1):34–40

[6] Eliades T, Gioka C, Heim M, Eliades G, Makou M. Color stability of orthodontic adhesive resins. Angle Orthod. 2004;74(3):391–393

[7] Schott TC, Göz G. Color fading of the blue compliance indicator encapsulated in removable clear Invisalign Teen® aligners. Angle Orthod. 2011;81(2):185–191

[8] Kumar A, Kumar V, Singh J, Hooda A, Dutta S. Drug-induced discoloration of teeth: an updated review. Clin Pediatr (Phila). 2012;51(2):181–185

[9] Chang CS, Al-Awadi S, Ready D, Noar J. An assessment of the effectiveness of mechanical and chemical cleaning of Essix orthodontic retainer. J Orthod. 2014;41(2): 110–117

[10] Shpack N, Greenstein RB, Gazit D, Sarig R, Vardimon AD. Efficacy of three hygienic protocols in reducing biofilm adherence to removable thermoplastic appliance. Angle Orthod. 2014;84(1):161–170

[11] Levrini L, Mangano A, Margherini S, et al. ATP Bioluminometers analysis on the surfaces of removable orthodontic aligners after the use of different cleaning methods. Int J Dent. 2016;2016:5926941

[12] Agarwal M, Wible E, Ramir T, et al. Long-term effects of seven cleaning methods on light transmittance, surface roughness, and flexural modulus of polyurethane retainer material. Angle Orthod. 2018;88(3):355–362

[13] Eliades T, Pratsinis H, Athanasiou AE, Eliades G, Kletsas D. Cytotoxicity and estrogenicity of Invisalign appliances. Am J Orthod Dentofacial Orthop. 2009;136(1):100–103

[14] Eliades T. Bisphenol A and orthodontics: An update of evidence-based measures to minimize exposure for the orthodontic team and patients. Am J Orthod Dentofacial Orthop. 2017;152(4):435–441

[15] Raghavan AS, Pottipalli Sathyanarayana H, Kailasam V, Padmanabhan S. Comparative evaluation of salivary bisphenol A levels in patients wearing vacuum-formed and Hawley retainers: An in-vivo study. Am J Orthod Dentofacial Orthop. 2017;151(3):471–476

[16] Goodkind RJ, Schwabacher WB. Use of a fiber-optic colorimeter for in vivo color measurements of 2830 anterior teeth. J Prosthet Dent. 1987;58(5):535–542

[17] ten Bosch JJ, Coops JC. Tooth color and reflectance as related to light scattering and enamel hardness. J Dent Res. 1995;74(1):374–380

[18] Dawes C. Rhythms in salivary flow rate and composition. Int J Chronobiol. 1974;2(3):253–279

[19] Cook WD, McAree DC. Optical properties of esthetic restorative materials and natural dentition. J Biomed Mater Res. 1985;19(5):469–488

[20] Morley J. The esthetics of anterior tooth aging. Curr Opin Cosmet Dent. 1997;4:35–39

[21] Odioso LL, Gibb RD, Gerlach RW. Impact of demographic, behavioral, and dental care utilization parameters on tooth color and personal satisfaction. Compend Contin Educ Dent Suppl. 2000;29(29):S35–S41, quiz S43

[22] Joiner A. Tooth colour: a review of the literature. J Dent. 2004;32 (Suppl 1):3–12

[23] Bishara SE, Ostby AW. White spot lesions: formation, prevention, and treatment. Semin Orthod. 2008;14:174–182

[24] Eliades T, Kakaboura A, Eliades G, Bradley TG. Comparison of enamel colour changes associated with orthodontic bonding using two different adhesives. Eur J Orthod. 2001;23(1):85–90

[25] Kim SP, Hwang IN, Cho JH, Hwang HS. Tooth color changes associated with the bracket bonding and debonding. Korean J Orthod. 2006;36:114–124

[26] Karamouzos A, Athanasiou AE, Papadopoulos MA, Kolokithas G. Tooth-color assessment after orthodontic treatment: a prospective clinical trial. Am J Orthod Dentofacial Orthop. 2010;138(5):537.e1–537.e8, discussion 537–539

[27] Al Maaitah EF, Abu Omar AA, Al-Khateeb SN. Effect of fixed orthodontic appliances bonded

with different etching techniques on tooth color: a prospective clinical study. Am J Orthod Dentofacial Orthop. 2013;144(1):43–49

[28] Boncuk Y, Cehreli ZC, Polat-Özsoy Ö. Effects of different orthodontic adhesives and resin removal techniques on enamel color alteration. Angle Orthod. 2014;84(4):634–641

[29] Cörekçi B, Toy E, Oztürk F, Malkoç S, Oztürk B. Effects of contemporary orthodontic composites on tooth color following short-term fixed orthodontic treatment: a controlled clinical study. Turk J Med Sci. 2015;45(6):1421–1428

[30] Xu LY, Dong M, Lu YG, Lei L. [Study of factors affecting tooth discoloration during fixed orthodontics in vitro] Shanghai Kou Qiang Yi Xue. 2015;24(4):415–418

[31] Ye C, Zhao Z, Zhao Q, Du X, Ye J, Wei X. Comparison of enamel discoloration associated with bonding with three different orthodontic adhesives and cleaning-up with four different procedures. J Dent. 2013;41(Suppl 5):e35–e40

[32] Karamouzos A, Zafeiriadis AA, Kolokithas G, Papadopoulos MA, Athanasiou AE. In vivo evaluation of tooth colour alterations during orthodontic retention: a split-mouth cohort study. Orthod Craniofac Res. 2019;22(2):124<en dash>130

[33] Chung KH. Effects of finishing and polishing procedures on the surface texture of resin composites. Dent Mater. 1994;10(5):325–330

[34] Leibrock A, Rosentritt M, Lang R, Behr M, Handel G. Colour stability of visible light-curing hybrid composites. Eur J Prosthodont Restor Dent. 1997;5(3):125–130

[35] Ferracane JL. Correlation between hardness and degree of conversion during the setting reaction of unfilled dental restorative resins. Dent Mater. 1985;1(1):11–14

[36] Maijer R, Smith DC. Corrosion of orthodontic bracket bases. Am J Orthod. 1982;81(1):43–48

[37] Hodges SJ, Spencer RJ, Watkins SJ. Unusual indelible enamel staining following fixed appliance treatment. J Orthod. 2000;27(4):303–306

[38] Johnston WM, Kao EC. Assessment of appearance match by visual observation and clinical colorimetry. J Dent Res. 1989;68(5):819–822

[39] Faltermeier A, Rosentritt M, Reicheneder C, Behr M. Discolouration of orthodontic adhesives caused by food dyes and ultraviolet light. Eur J Orthod. 2008;30(1):89–93

[40] Eldiwany M, Friedl KH, Powers JM. Color stability of light-cured and post-cured composites. Am J Dent. 1995;8(4):179–181

[41] Davis BA, Friedl KH, Powers JM. Color stability of hybrid ionomers after accelerated aging. J Prosthodont. 1995;4(2):111–115

[42] Alkhatib MN, Holt R, Bedi R. Age and perception of dental appearance and tooth colour. Gerodontology. 2005;22(1):32–36

[43] Zafeiriadis AA, Karamouzos A, Athanasiou AE, Eliades T, Palaghias G. In vitro spectrophotometric evaluation of Vivera clear thermoplastic retainer discolouration. Aust Orthod J. 2014;30(2):192–200

[44] International Commission on Illumination, ed. Colorimetry, Official Recommendations of the International Commission on Illumination. Publication CIE No. 15 (E-1.3.1). Paris: CIE;1971

[45] Hunter RS, Harold RW, eds. The Measurement of Appearance. New York, NY: John Wiley & Sons;1987

[46] Paul S, Peter A, Pietrobon N, Hämmerle CH. Visual and spectrophotometric shade analysis of human teeth. J Dent Res. 2002;81(8):578–582

[47] Lombardo L, Arreghini A, Maccarrone R, Bianchi A, Scalia S, Siciliani G. Optical properties of orthodontic aligners-- spectrophotometry analysis of three types before and after aging. Prog Orthod. 2015;16:41

[48] Liu CL, Sun WT, Liao W, et al. Colour stabilities of three types of orthodontic clear aligners exposed to staining agents. Int J Oral Sci. 2016;8(4):246–253

[49] Chan KC, Fuller JL, Hormati AA. The ability of foods to stain two composite resins. J Prosthet Dent. 1980;43(5):542–545

[50] Cooley RL, Barkmeier WW, Matis BA, Siok JF. Staining of posterior resin restorative materials. Quintessence Int. 1987;18(12):823–827

[51] Luce MS, Campbell CE. Stain potential of four microfilled composites. J Prosthet Dent. 1988;60(2):151–154

[52] Khokhar ZA, Razzoog ME, Yaman P. Color stability of restorative resins. Quintessence Int. 1991;22(9): 733–737

[53] Um CM, Ruyter IE. Staining of resin-based veneering materials with coffee and tea. Quintessence Int. 1991;22(5):377–386

[54] Polyzois GL, Yannikakis SA, Zissis AJ. Color stability of visible light-cured, hard direct denture reliners: an in vitro investigation. Int J Prosthodont. 1999;12(2):140–146

[55] Mutlu-Sagesen L, Ergün G, Ozkan Y, Bek B. Color stability of different denture teeth materials: an in vitro study. J Oral Sci. 2001;43(3):193–205

[56] Ertaş E, Güler AU, Yücel AC, Köprülü H, Güler E. Color stability of resin composites after immersion in different drinks. Dent Mater J. 2006;25(2):371–376

[57] Koksal T, Dikbas I. Color stability of different denture teeth materials against various staining agents. Dent Mater J. 2008;27(1):139–144

[58] Chan KC, Hormati AA, Kerber PE. Staining calcified dental tissues with food. J Prosthet Dent. 1981;46(2):175–178

[59] Scotti R, Mascellani SC, Forniti F. The in vitro color stability of acrylic resins for provisional restorations. Int J Prosthodont. 1997;10(2):164–168

[60] Nordbo H. Discoloration of dental pellicle by tannic acid. Acta Odontol Scand. 1977;35(6):305–310

[61] Zafeiriadis AA, Karamouzos A, Athanasiou AE, Eliades T, Palaghias G. An in vivo spectrophotometric evaluation of Vivera® and Essix® clear thermoplastic retainer discolouration. Aust Orthod J. 2018;34:3–10

# 14 隐形矫治器的生物学特性

Shaima Rashid Al Naqbi, Harris Pratsinis, Dimitris Kletsas, Athanasios E. Athanasiou,
Theodore Eliades

**摘要**

由于隐形矫治器是以塑料为基材制作的，其使用的一个关键问题是称为外源性雌激素的化学物质会在塑料周围的直接环境中浸出。这些物质能够产生与雌激素相当的生物反应。本章介绍了隐形矫治器生物学特性的各个方面，并阐述了它们与其细胞毒性和雌激素活性的相关性，以及现有体外研究的局限性。

**关键词：** 隐形矫治器，隐形保持器，细胞毒性，雌激素活性，实验室研究 Invisalign，实验室研究 Vivera

## 14.1 简介

目前已经对 Invisalign 矫治器的结构稳定性进行测试，并检测到使用后的形态差异，包括牙尖处磨损、表层吸附以及口内佩戴期间形成局部钙化的生物膜[1]。此外，考虑到使用这些基于塑料制作的矫治器时化学物质可能会浸出到口腔环境中，造成健康和安全问题。本章介绍了隐形矫治器生物学特性的各个方面，并阐述了它们与其细胞毒性和雌激素活性的相关性。

## 14.2 塑料毒性

### 14.2.1 总体介绍

塑料几乎出现在我们生活的方方面面，如食品容器、家居用品、水瓶、牙刷、电脑、电话、眼镜、衣服和玩具等。"塑料"一词来源于希腊语"Plattikos"，意思是可塑的。目前发现这些广受欢迎的聚合物对人体健康有潜在的不良影响。

使用这些塑料基材一个关键问题是一种称为外源性雌激素的化学物质会在塑料周围的直接环境中浸出。这些物质能够产生与雌激素相当的生物反应。它们在大多数情况下的作用形式是在亚毒性浓度下与经典的雌激素受体（estrogenic receptor，ER）——ER α 和 ER β 结合，诱导能改变基因表达的雌激素信号。这种行为叫作雌激素活性[2, 3, 4]。

其中一种材料是双酚 A（bisphenol-A，BPA），它是由苯酚和丙酮在催化剂和催化剂促进剂存在下缩合而成的 [5, 6]。双酚 A 在世界上广泛用于塑料的生产。它与 17β - 雌二醇在结构上有很大的相似之处，可能有相似的作用。

双酚 A 在体内的累积浓度可能会因受试者的发育阶段和性别而有所不同。由于婴儿缺乏能将双酚 A 代谢成生物惰性形式的酶，因此在接触双酚 A 后会导致体内双酚 A 累积浓度高于成年时期。此外，在校正体重和双酚 A 浓度之间的正相关关系时发现双酚 A 浓度还受性别影响，表明男性胎儿的血浆双酚 A 浓度高于女性胎儿 [8, 9]。

根据美国环境保护局（Environmental Protection Agency，EPA）的参考剂量和食品和药物管理局（Food And Drug Administration）可接受的每日摄入量，限定的双酚 A 的"安全"剂量为每日 50μg/（kg·d）[7, 10, 11]。然而，低于上述每日剂量的不良反应也有报道 [12-15]。

双酚 A 的不良生物效应主要表现在实验动物身上，包括：

- 激素相关效应，如女性早熟和男性女性化 [16]。此外，已有研究证明双酚 A 是一种甲状腺激素受体（thyroid hormone receptor，THR）拮抗剂，可干扰 THR 介导的转录 [17]。
- 女性患乳腺癌和男性患前列腺癌的风险较高 [16, 18]。
- 诱导钙离子内流，导致催乳素释放及其相关的行为影响 [19]。
- 出现高血糖和胰岛素耐受性 [10]。
- 氧化应激介质升高 [20]。
- 可抑制细胞凋亡的 cAMP 反应结合因子上调 [3]。
- 潜在的细胞毒性效应，如体内对材料的免疫反应、细胞周期紊乱、细胞凋亡和诱变或致癌 [21]。
- 其他生物效应，包括自闭症和注意力缺陷多动障碍等神经行为问题 [22]。

在口腔模拟环境中对 13 种口内材料进行测试时发现，硅胶婴儿奶瓶乳头样品（20μg）在人工唾液浸泡 3 天后浸出双酚 A[23]。同样有研究发现，双酚 A 以 0.2~0.79ng/h 的速度从聚碳酸酯水瓶中浸出。双酚 A 在室温下浸出与水瓶以前是否使用过无关 [24]。罐装食品也是双酚 A 的浸出源。在未加热的食品罐头的水中发现了低浓度的双酚 A[25]。同时双酚 A 的浓度随着热处理温度的升高而增加。目前每年生产 200 多万吨与双酚 A 相关的产品，预计未来需求每年增长 6%~10%[26]，这反过来将增加双酚 A 对人类健康的潜在风险。

### 14.2.2 口腔环境

在口腔领域，Olea 和他的同事 [27] 首次研究并报道了双酚 A 在口体内的释放，该研究评估了使用树脂封闭剂的患者唾液中的双酚 A 浓度。这项研究将树脂封闭剂用于人乳腺癌细胞的增殖试验，证实了封闭剂的雌激素活性。由于许多树脂材料中都含有由双酚 A 合成的双酚 A 甲基丙烯酸缩水甘油酯（Bis-GMA），因此在 Bis-GMA 树脂中有可能存在双酚 A 残留物。二甲基丙烯酸酯基修复材料也可能含有双酚 A，这时双酚 A 作为非特异性酯酶和其他唾液酶的降解产物，这些酶攻击树脂基质并导致双酚 A 衍生物的降解 [28]。

然而以下研究得出了不同的结论，关于双酚 A 从封闭剂中释放及其可能的雌激素作用一直存在争议。一些研究未检测到从聚合封闭剂中浸出双酚 A[29-31]。另一方面，当比较使用两种不同封闭剂的成年人尿液和唾液中的双酚 A 浓度时，检测到的双酚 A 浓度很低，比其他报道的低 1000 倍 [32]。根据 Zampeli 等的说法 [4]，这可能是由于激活光的衰减或散射导致封闭剂的不完全聚合，从而形成抑氧层和（或）降低封闭剂本身的光学透明度。同一项研究发现，一种名为 "Delton Opaque" 的封闭剂在浓度为 10% 时，其洗脱液具有一定的雌激素活性。

### 14.2.3　正畸材料

正畸中潜在的雌激素危害源于两种情况：①制作封闭剂的单体；②大多数正畸材料，包括粘接剂、塑料聚碳酸酯托槽、弹性材料和其他聚碳酸酯制作的矫治器，如隐形矫治器 [33]。

一方面，一些研究人员认为，用于粘接附件的正畸粘接剂释放的双酚 A( BPA )量低于诱导生物反应所需的阈值 [8, 34]。另一方面，其他研究证实了正畸粘接剂的细胞毒性作用。一项评估 6 种粘接剂对仓鼠口腔黏膜细胞毒性作用的体内研究发现，其中一种粘接剂的液体成分在所有受试动物中都能持续引起炎症反应 [35]。研究还表明，两种非混合粘接剂中的活化剂成分比其他材料具有更大的毒性。此外，当评估不同粘接剂对人类口腔成纤维细胞的细胞毒性作用时，发现化学固化的液体糊状粘接剂比光固化和化学固化的双糊剂有更强的细胞毒性。

值得注意的是，虽然大多数正畸中的细胞毒性研究都是在单层细胞培养上进行的 [38]，但当利用三维重建的人类口腔上皮来确定正畸粘接剂的毒性时，发现由于未固化引物渗透，上皮细胞的结构和超微结构发生了变化 [39]。

另一个参数是，在以前的大多数研究中的样本与口腔修复中的大小一样，而与正畸粘接剂的量有所不同 [36, 37]。这可能会影响这些粘接剂的单体释放量和生物相容性，所得数据与临床情况不完全相关 [40]。一项评估化学固化的非混合粘接剂和光固化粘接树脂在模拟正畸环境中的雌激素作用的研究发现，没有证据表明刺激乳腺癌细胞的增殖，这表明正畸粘接剂洗脱液没有任何雌激素活性。

Sunitha 等的研究强调了确保粘接剂完全聚合以降低双酚 A 释放风险的必要性 [41]。有研究检验正畸粘接剂中双酚 A 释放与不同光固化灯尖端距离的相关性发现，双酚 A 释放量与光固化尖端距离呈负相关，即临床上应尽量使光固化灯尖端靠近粘接剂，以保证完全聚合，从而减少双酚 A 释放量。

固定舌侧保持器已广泛应用于正畸保持中，来最小化治疗后的复发，以保持治疗结果。现已有研究分别在体外和体内环境中对用于粘接这类固位体的正畸粘接剂双酚 A 的释放进行了测试 [42, 43]。体外研究发现，在双蒸水中浸泡 10 天、20 天和 30 天的测试洗脱液中发现了大量双酚 A，1 个月组洗脱液中含量最高（2.9mg/L），而对照组（牙齿保存液）中含量为 0.16mg/L。在体内条件下，用于粘接舌侧保持器的 Bis-GMA 基树脂复合体的双酚 A 浸出量很低，远低于每日摄入的参考剂量[43]。然而，一些研究表明，Bis-GMA 树脂复合体具有 "低剂量效应"，因此不应忽视树脂复合材料释放的双酚 A 的量[14, 44]。

对于其他可能释放双酚 A 和（或）不良生物效应的正畸材料如聚碳酸酯托槽也进行了研究。渡边和同事[45, 46]对未使用的和召回的聚碳酸酯正畸托槽的降解特性和双酚 A 的释放量进行了测试，结果发现这些托槽能够产生大量的双酚 A。这一结论与早先的一项研究结果一致[47]。

一项对正畸材料释放双酚 A 的研究进行的系统回顾发现粘接树脂在体内释放的双酚 A 在 0.85~20.88ng/mL 之间，在体外释放的双酚 A 从微量到 65.67ppm 不等。聚碳酸酯托槽在乙醇溶液中的释放量为 22.24mg/g，在水中 40 个月后的释放量为 697mg/g。由于纳入的研究不是随机对照试验，因此只提供了中等水平的证据[48]。

此外，研究不同的正畸材料在不同的热成型和机械条件下释放的双酚 A 时，发现在人工唾液中浸泡 3 天后，只有热成型的 Bicriyl 丙烯酸树脂保持器材料和完全固化的 Transond XT 正畸粘接剂有双酚 A 浸出[49]。

### 14.2.4 隐适美

聚氨酯是 Invisalign 矫治器材料中使用的基本组成聚合物组分，由于该材料受到热度、湿度和与口腔酶的长时间接触的影响，因此并非是完全惰性的[1, 50]。新一代 Invisalign 矫治器材料是 SmartTrack，这是一种结合弹性体的热塑性聚氨酯[51]。

通过比较未使用和使用过的 Invisalign 矫治器发现了显著的形态学变化，例如包括牙尖处磨损、表层吸附以及口内佩戴期间形成局部钙化的生物膜。关于生物活性物质的渗出，在同一项调查中发现矫治器样品在 23℃下浸泡 2 周后，在乙醇老化溶液中检测到了可追溯量的物质。

隐形矫治器双酚 A 释放的问题已得到解决[50]。研究发现，Invisalign 矫治器对人类牙龈成纤维细胞（图 14.1）没有任何细胞毒性作用，以及在 5%、10% 和 20% VOL/VOL 浓度下对 MCF-7 乳腺癌细胞株进行了测试，没有显示出任何明显的雌激素效应（图 14.2）。

同样，Invisalign 矫治器对人类牙龈成纤维细胞没有任何细胞毒性作用，对 MCF-7 乳腺癌细胞株的测试没有表现出任何明显的雌激素作用，对 8 种矫治器材料进行检验也没有检测到双酚 A 的释放。

几年前，一项研究发现，用 Invisalign 塑料浸泡在生理盐水中得到的洗脱液处理上皮细胞会产生不良影响[21]。在生理盐水环境中，上皮细胞的存活率、膜通透性和黏附性都发生了变化。损害上皮完整性的次要结果可能是微渗漏和形成半抗原，因此，可能导致全身性的或牙龈局部的异氰酸酯过敏。这项研究首次报道了接触 Invisalign 塑料对口腔角质形成细胞的不良影响。然而这些研究是在体外条件下进行的，作者提到在口腔环境中，唾液可能会提供保护。

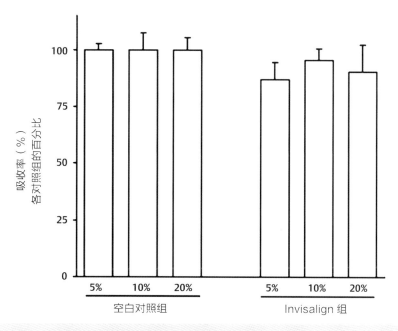

图 14.1 Invisalign 矫治器洗脱液对人类牙龈成纤维细胞增殖的影响。注：缺乏任意浓度矫治器洗脱液的影响（与对照组没有区别；来源：Al Naqbi et al[53]）

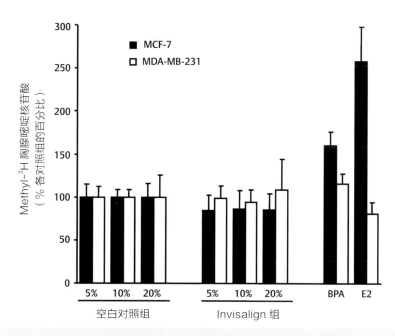

图 14.2 Invisalign 矫治器洗脱液对雌激素敏感的 MCF-7 细胞系和雌激素敏感的 MDA-MB-231 细胞系增殖的结果没有显示洗脱液会产生任何影响。空白对照组为生理盐水；阳性对照组为雌二醇（E2）和双酚 A（BPA）。任何浓度下空白对照组和矫治器洗脱液之间都没有显著差异；然而，E2 和双酚 A 会引起 MCF-7 细胞的强烈增殖。注意缺乏对 MDA-MB-231 细胞的毒性作用，也就缺乏 MCF-7 细胞增殖效果真实表达的证据（来源：al Naqbi et al[53]）

还应注意的是，患者延长使用任何真空成型的矫治器都可能会导致材料的降解和变质。最近的一份报告发现，与 Hawley 等类似保持器相比，使用真空成型保持器的患者唾液中的双酚 A 浓度具有统计学差异 [52]。

与几乎全天佩戴使用最长 2 周的 Invisalign 矫治器不同，Vivera 保持器通常是在间隔佩戴的基础上为长期使用而设计的。这种长时间的使用可能会导致材料的降解和变质。最近的一项研究在体外调查了 Vivera 保持器的细胞毒性和雌激素活性，通过患者使用 4 周后的召回保持器评估其生物学行为效应 [53]。与原始的和召回保持器洗脱液或阴性对照组相比，样品未发现明显的 MCF-7 增殖。正如预期的那样，p- 雌二醇对 MCF-7 细胞有很强的刺激作用，而对 MDA-MB-231 细胞没有影响（图 14.3）。研究结果表明，在本实验条件下，Vivera 的原液和召回洗脱液没有表现出外源性雌激素活性。

最后，值得注意的是，制造商试图将这些矫治器的使用范围从单纯的拥挤扩大到广泛错𬌗畸形，在牙冠表面粘接三维的复合树脂附件，以便更好地控制牙冠的空间方向，然而在许多情况下，当对牙齿进行旋转控制时，特别是在圆锥形牙齿中是有问题的。这一三维轮廓使隐形矫治器易于水解降解，并促进双酚 A 释放，尽管目前还没有关于这一问题的数据。

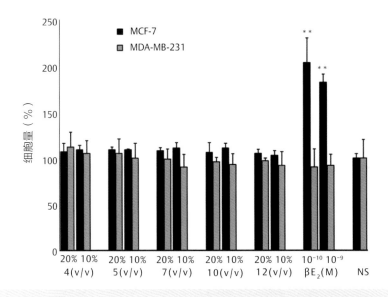

图 14.3　MCF-7 细胞与 MDA-MB-231 细胞在保持器洗脱液样本中的增殖反应（平均值分别来自两个实验）。样本 7、10 和 12 与召回的保持器浸出液（样本 4 和 5）或阴性对照组相比，均未引起明显的 MCF-7 增殖。正如预期的那样，β- 雌二醇对 MCF-7 细胞有很强的刺激作用，而没有观察到对 MDA-MB-231 细胞的影响（来源：Al Naqbi et al[53]）

此外，这些复合树脂块的硬度远远大于矫治器的硬度。矫治器材料是聚氨酯聚合物的 PET 变体。因此，聚合物与复合材料的连续接触可能会导致硬度较低的聚合物磨损，特别是在摘取和佩戴矫治器的过程中，这一潜在的不良影响可能会导致矫治器释放不良物质，但不良物质是什么尚未确定。

## 参考文献

[1] Schuster S, Eliades G, Zinelis S, Eliades T, Bradley TG. Structural conformation and leaching from in vitro aged and retrieved Invisalign appliances. Am J Orthod Dentofacial Orthop. 2004;126(6):725–728

[2] Azarpazhooh A, Main PA. Pit and fissure sealants in the prevention of dental caries in children and adolescents: a systematic review. J Can Dent Assoc. 2008;74(2):171–177

[3] Quesada I, Fuentes E, Viso-León MC, Soria B, Ripoll C, Nadal A. Low doses of the endocrine disruptor bisphenol-A and the native hormone 17beta-estradiol rapidly activate transcription factor CREB. FASEB J. 2002;16(12):1671–1673

[4] Zampeli D, Papagiannoulis L, Eliades G, Pratsinis H, Kletsas D, Eliades T. In vitro estrogenicity of dental resin sealants. Pediatr Dent. 2012;34(4):312–316

[5] Eramo S, Urbani G, Sfasciotti GL, Brugnoletti O, Bossù M, Polimeni A. Estrogenicity of bisphenol A released from sealants and composites: a review of the literature. Ann Stomatol (Roma). 2010;1(3–4):14–21

[6] Staples CA, Dorn PB, Klecka GM, O'Block ST, Harris LR. A review of the environmental fate, effects, and exposures of bisphenol A. Chemosphere. 1998;36(10):2149–2173

[7] Fleisch AF, Sheffield PE, Chinn C, Edelstein BL, Landrigan PJ. Bisphenol A and related compounds in dental materials. Pediatrics. 2010;126(4):760–768

[8] Eliades T, Gioni V, Kletsas D, Athanasiou A, Eliades G. Oestrogenicity of orthodontic adhesive resins. Eur J Orthod. 2007;29(4):404–407

[9] Schönfelder G, Wittfoht W, Hopp H, Talsness CE, Paul M, Chahoud I. Parent bisphenol A accumulation in the human maternal-fetal-placental unit. Environ Health Perspect. 2002;110(11):A703–A707

[10] Alonso-Magdalena P, Ropero AB, Soriano S, Quesada I, Nadal A. Bisphenol-A: a new diabetogenic factor? Hormones (Athens). 2010;9(2):118–126

[11] Richter CA, Birnbaum LS, Farabollini F, et al. In vivo effects of bisphenol A in laboratory rodent studies. Reprod Toxicol. 2007;24(2):199–224

[12] Bouskine A, Nebout M, Brücker-Davis F, Benahmed M, Fenichel P. Low doses of bisphenol A promote human seminoma cell proliferation by activating PKA and PKG via a membrane G-protein-coupled estrogen receptor. Environ Health Perspect. 2009;117(7):1053–1058

[13] Sekizawa J. Low-dose effects of bisphenol A: a serious threat to human health? J Toxicol Sci. 2008;33(4):389–403

[14] vom Saal FS, Hughes C. An extensive new literature concerning low-dose effects of bisphenol A shows the need for a new risk assessment. Environ Health Perspect. 2005;113(8):926–933

[15] Welshons WV, Nagel SC, vom Saal FS. Large effects from small exposures. III. Endocrine mechanisms mediating effects of bisphenol A at levels of human exposure. Endocrinology. 2006;147(6, Suppl):S56–S69

[16] Timms BG, Howdeshell KL, Barton L, Bradley S, Richter CA, vom Saal FS. Estrogenic chemicals in plastic and oral contraceptives disrupt development of the fetal mouse prostate and urethra. Proc Natl Acad Sci U S A. 2005;102(19):7014–7019

[17] Zoeller RT. Environmental chemicals as thyroid hormone analogues: new studies indicate that thyroid hormone receptors are targets of industrial chemicals? Mol Cell Endocrinol. 2005;242(1–2):10–15

[18] Tsai WT. Human health risk on environmental exposure to Bisphenol- A: a review. J Environ Sci Health Part C Environ Carcinog Ecotoxicol Rev. 2006;24(2):225–255

[19] Palanza PL, Howdeshell KL, Parmigiani S, vom Saal FS. Exposure to a low dose of bisphenol A during fetal life or in adulthood alters maternal behavior in mice. Environ Health Perspect. 2002;110(Suppl 3):415–422

[20] Ooe H, Taira T, Iguchi-Ariga SMM, Ariga H. Induction of reactive oxygen species by bisphenol A and abrogation of bisphenol A-induced cell injury by DJ-1. Toxicol Sci. 2005;88(1):114–126

[21] Premaraj T, Simet S, Beatty M, Premaraj S. Oral epithelial cell reaction after exposure to Invisalign plastic material. Am J Orthod Dentofacial Orthop. 2014;145(1):64–71

[22] vom Saal FS, Akingbemi BT, Belcher SM, et al. Chapel Hill bisphenol A expert panel consensus statement: integration of mechanisms, effects in animals and potential to impact human health at current levels of exposure. Reprod Toxicol. 2007;24(2):131–138

[23] Sharma R, Kotyk MW, Wiltshire WA. An investigation into bisphenol A leaching from materials used intraorally. J Am Dent Assoc. 2016;147(7):545–550

[24] Le HH, Carlson EM, Chua JP, Belcher SM. Bisphenol A is released from polycarbonate drinking bottles and mimics the neurotoxic actions of estrogen in developing cerebellar neurons. Toxicol Lett. 2008;176(2):149–156

[25] Takao Y, Lee HC, Kohra S, Arizono K. Release of Bisphenol A from food can lining upon heating. J Health Sci. 2002;48:331–334

[26] Burridge E. Bisphenol A: product profile. European Chemical News. 2003;17:14–20

[27] Olea N, Pulgar R, Pérez P, et al. Estrogenicity of resin-based composites and sealants used in dentistry. Environ Health Perspect. 1996;104(3):298–305

[28] Söderholm KJ, Mariotti A. BIS-GMA--based resins in dentistry: are they safe? J Am Dent Assoc. 1999;130(2):201–209

[29] Hamid A, Hume WR. A study of component release from resin pit and fissure sealants in vitro. Dent Mater. 1997;13(2):98–102

[30] Matasa C. Polymers in orthodontics: a present damage? In: Graber TM, Eliades T, Athanasiou AE, eds. Risk Management in Orthodontics: Experts' Guide to Malpractice. Chicago, IL: Quintessence Publishing;2004:113–130

[31] Nathanson D, Lertpitayakun P, Lamkin MS, Edalatpour M, Chou LL. In vitro elution of leachable components from dental sealants. J Am Dent Assoc. 1997;128(11):1517–1523

[32] Joskow R, Barr DB, Barr JR, Calafat AM, Needham LL, Rubin C. Exposure to bisphenol A from bis-glycidyl dimethacrylate-based dental sealants. J Am Dent Assoc. 2006;137(3):353–362

[33] Kloukos D, Eliades T. Bisphenol A and orthodontic materials. In: Eliades T, Eliades G, eds. Plastic in Dentistry and Estrogenicity. London: Springer;2014:125–137

[34] Gioka C, Bourauel C, Hiskia A, Kletsas D, Eliades T, Eliades G. Light-cured or chemically cured orthodontic adhesive resins? A selection based on the degree of cure, monomer leaching, and cytotoxicity. Am J Orthod Dentofacial Orthop. 2005;127(4):413–419, quiz 516

[35] Davidson WM, Sheinis EM, Shepherd SR. Tissue reaction to orthodontic adhesives. Am J Orthod. 1982;82(6):502–507

[36] Terhune WF, Sydiskis RJ, Davidson WM. In vitro cytotoxicity of orthodontic bonding materials. Am J Orthod. 1983;83(6):501–506

[37] Tang AT, Liu Y, Björkman L, Ekstrand J. In vitro cytotoxicity of orthodontic bonding resins on human oral fibroblasts. Am J Orthod Dentofacial Orthop. 1999;116(2):132–138

[38] Vande Vannet B, Mohebbian N, Wehrbein H. Toxicity of used orthodontic archwires assessed by three-dimensional cell culture. Eur J Orthod. 2006;28(5):426–432

[39] Vande Vannet BM, Hanssens JL. Cytotoxicity of two bonding adhesives assessed by three-dimensional cell culture. Angle Orthod. 2007;77(4):716–722

[40] Gioka C, Eliades T, Zinelis S, et al. Characterization and in vitro estrogenicity of orthodontic adhesive particulates produced by simulated debonding. Dent Mater. 2009;25(3):376–382

[41] Sunitha C, Kailasam V, Padmanabhan S, Chitharanjan AB. Bisphenol A release from an orthodontic adhesive and its correlation with the degree of conversion on varying light-curing tip distances. Am J Orthod Dentofacial Orthop. 2011;140(2):239–244

[42] Eliades T, Voutsa D, Sifakakis I, Makou M, Katsaros C. Release of bisphenol-A from a light-cured adhesive bonded to lingual fixed retainers. Am J Orthod Dentofacial Orthop. 2011;139(2):192–195

[43] Kang YG, Kim JY, Kim J, Won PJ, Nam JH. Release of bisphenol A from resin composite used to bond orthodontic lingual retainers. Am J Orthod Dentofacial Orthop. 2011;140(6):779–789

[44] Wozniak AL, Bulayeva NN, Watson CS. Xenoestrogens at picomolar to nanomolar concentrations trigger membrane estrogen receptor-alpha-mediated Ca2+ fluxes and prolactin release in GH3/B6 pituitary tumor cells. Environ Health Perspect. 2005;113(4):431–439

[45] Watanabe M, Hase T, Imai Y. Change in the bisphenol A content in a polycarbonate orthodontic bracket and its leaching characteristics in water. Dent Mater J. 2001;20(4):353–358

[46] Watanabe M. Degradation and formation of bisphenol A in polycarbonate used in dentistry. J Med Dent Sci. 2004;51(1):1–6

[47] Suzuki K, Ishikawa K, Sugiyama K, Furuta H, Nishimura F. Content and release of bisphenol A from polycarbonate dental pr oducts. Dent Mater J. 2000;19(4):389–395

[48] Kloukos D, Pandis N, Eliades T. Bisphenol-A and residual monomer leaching from orthodontic adhesive resins and polycarbonate brackets: a systematic review. Am J Orthod Dentofacial Orthop. 2013;143(4, Suppl):S104–12.e1, 2

[49] Kotyk MW, Wiltshire WA. An investigation into bisphenol- A leaching from orthodontic materials. Angle Orthod. 2014;84(3):516–520

[50] Eliades T, Pratsinis H, Athanasiou AE, Eliades G, Kletsas D. Cytotoxicity and estrogenicity of Invisalign appliances. Am J Orthod Dentofacial Orthop. 2009;136(1):100–103

[51] Sifakakis I, Zinelis S, Eliades T. Aligners for orthodontic applications. In: Eliades T, Brantley WA, eds. Orthodontic Applications of Biomaterials: A Clinical Guide. Cambridge, MA: Woodhead Publishing, Elsevier;2017:276–285

[52] Raghavan AS, Pottipalli Sathyanarayana H, Kailasam V, Padmanabhan S. Comparative evaluation of salivary bisphenol A levels in patients wearing vacuum-formed and Hawley retainers: An in-vivo study. Am J Orthod Dentofacial Orthop. 2017;151(3):471–476

[53] Al Naqbi SR, Pratsinis H, Kletsas D, Eliades T, Athanasiou AE. In vitro assessment of cytotoxicity and estrogenicity of Vivera® retainers. J Contemp Dent Pract. 2018;19(10):1163–1168

# 15 患者视角的隐形矫治器

Eleftherios G. Kaklamanos, Theodore Eliades, Athanasios E. Athanasiou

**摘要**

无论是青少年还是成年人，对隐形矫治器接受程度和评价都很高。戴隐形矫治器的年轻人比那些戴固定矫治器的年轻人更有吸引力，也更高级。此外，目前已有学者从患者视角对隐形矫治器进行了研究，例如生活质量、疼痛体验和治疗满意度。由于固定矫治器治疗与这些因素有关，因此可以合理地认为隐形矫治器对于患者的体验感或是不同的。虽然目前的数据可能表明隐形矫治器在与健康相关的生活质量评估、疼痛体验和治疗满意度方面取得了积极的结果，但仍有必要进行进一步的研究，以加强我们从患者的视角对隐形矫治器的认识。

**关键词**：隐形矫治器、正畸治疗、错𬌗、与健康相关的生活质量、与口腔健康相关的生活质量

## 15.1 简介

正畸干预旨在建立稳定、健康、功能性和美观的咬合以及和谐的面貌[1]。由于治疗的好处很多，因此可以合理地假设患者关于牙齿美学、面部外观、口腔健康和口颌系统功能的主观感觉也会得到改善。当在社交媒体上进行情绪分析时，人们观察到了正畸治疗后的积极结果[2, 3]。此外，许多已发表的研究调查了正畸治疗对生活质量的潜在影响[4, 5]，目前已有研究显示患者在正畸治疗后认为与口腔健康相关的生活质量有所改善[6-9]。也有研究从患者视角观察到了治疗过程中的负面影响，主要与疼痛和功能限制以及心理不适有关[6, 7]。

最近，由于成年人的治疗需求增加以及对美观性矫治器需求的增加，成年人已经成为正畸人群中非常重要的一部分[10]。并不是每个患者都能接受传统的金属托槽[11, 12]。出于这个原因，陶瓷和塑料制成的美观性托槽、舌侧托槽和隐形矫治器作为金属唇侧矫治器的替代品而越来越多地应用于临床。

目前，利用 CAD/CAM 技术和 3D 打印设备已经开发出了几种可用于临床的隐形矫治器系统。青少年和成年人对隐形矫治器接受程度和评价都很高。戴隐形矫治器的年轻人比那些戴固定矫治器的年轻人更有吸引力，也更高级。此外，目前已有学者从患者视角对隐形矫治器进行了研究，例如生活质量、疼痛体验和治

疗满意度。

## 15.2 与口腔健康相关的生活质量

基于健康的多维性，即"身体、精神和社会全面健康的状态，而不仅仅是没有疾病或虚弱"，生活质量被定义为"一个人在其生活的文化和价值体系背景下，相对于其目标、期望、行为准则和关注点，对其生活地位的看法"。这一定义意味着人们对生活质量的认知取决于历史时代、文化环境和个人经历，并可能因此而有所不同。这个定义的直接结果是，生活质量侧重于人们对其总体健康状况或口腔健康的感受，特别是与健康相关的或与口腔健康相关的生活质量[16]。

与健康相关的生活质量包括生理、心理及社会领域，被认为是受个人经历、信仰、期望和感知影响的领域[17]。与健康相关的生活质量的调查补充了所需的人群和个体健康需求评估的临床评价，以及健康干预措施和政策的评价，增加了不同时间个体身心健康报告的要素[18]。与健康相关的生活质量评估提供的大量信息有助于调查疾病和治疗对身体、精神和社会的影响，了解患者对同一疾病或干预反应不同的原因，并为他们制订临床策略和服务[19]。

与健康有关的生活质量定义中最常包含的因素涉及身体、情感、心理、社会、精神和功能领域[18]。因此，在研究与健康有关的生活质量时，重要的是从整体上理解健康，不仅是身体上的健康，而且包括个人心理、社会及精神方面[20, 21]。通常，与健康相关的生活质量评估集中在四个主要方面：身体、功能、社会和心理领域[16]。然而，其还需要调查的重要因素包括在学校、工作和社会环境中获得的机会、健康期望和患者从治疗中获得的满意度[22]。

口腔健康是总体健康中的一个方面，它可以影响个人的日常功能，以及患者对健康状况和生活质量的总体评价[23]。口腔健康相关的生活质量被定义为"口腔状况对社会生活没有负面影响和口腔面部自信的积极感觉"[16]。与健康相关的生活质量类似，它是一个多维的概念，但主要侧重于反映人们在进食、睡眠和社交时的舒适性、自尊心和对口腔健康的满意度。因此，口腔健康相关的生活质量是个体在一生中口腔和面部的各种疾病以及与社会环境和身体其他部分相关的因素之间动态相互作用的结果[25, 26]。

## 15.3 与健康及口腔健康相关的生活质量评估

在调查与个体健康相关的生活质量和与口腔健康相关的生活质量的多维性、主观性和动态性时，使用适当的工具尤为重要[18]。在过去几年中，许多研究致力于设计研究多领域和多维度的调查问卷，以及能评估具体情况的调查问卷，并验证其有效性[27]。

现有的测量工具在目标、测量方法和评级方面各不相同[27]。大多数工具是通用的，它们通过评估个人的各个方面，如社会、家庭和职业、心理健康状况及其生活条件的特征如自然环境、经济资源和就业机会、娱乐和教育来评估人口的整体健康水平 [27]。这些通用的测量工具构成了不同社会经济领域和文化背景下的健康状况评估系统。它们的心理测量学特性可用于将患者与普通公众和患者群体进行比较，但不能就特定情况下的个别问题提供具体的数据 [27]。因此，通用工具可能对个别情况或变化不敏感，其有效性和敏感性是有限的 [28]。

由于通用工具在评估与健康相关或与口腔健康相关的生活质量的具体方面上的不足，以及不能发现某些情况下的变化等缺点，有必要设计其他更具体的工具 [27]。一般而言，针对具体情况的评估应侧重于与疾病或紊乱相关的特定问题，对微小的变化更加敏感，也能使受试者更容易接受 [29]。然而，到目前为止，还没有确定什么是最合适的措施。因此，一般调查问卷和具体情况调查问卷通常同时使用，以便尽可能广泛地调查人们的看法，同时提高对患者的理解 [30]。

## 15.4 与口腔健康相关的生活质量与错𬌀畸形

传统上，错𬌀的严重程度和正畸干预的结果是通过以临床医生为主导的诊断结果来评估的，例如咬合和 X 线头影测量数据 [31]。然而，错𬌀及其治疗引起的一些影响，如功能、感觉和情绪，只有患者知道。因此，临床医生所做的评估可能在概念上有所不同，且与患者的视角不同 [32, 33]。认为正畸与健康相关的生活质量有关的说法很大程度上源于将身体、社会和心理痛苦与错𬌀联系起来的研究 [34, 35]。几项研究表明，错𬌀可能会影响年轻人的日常生活和活动 [36, 37]，并报告了错𬌀对儿童的影响 [36, 38-40]。例如，在明确需要正畸治疗的儿童中，口腔外伤的患病率几乎是没有或轻微需要正畸治疗的儿童的 2 倍 [38]。类似的，有研究发现咬合较差的澳大利亚儿童的口腔健康相关的生活质量较差 [41]。一项对 414 名大学生的研究支持这些发现；前牙拥挤和上颌前牙排列不齐超过 2mm 的个体在"微笑、大笑和露齿"时受影响的可能性是正常者的 2 倍。此外，覆盖大于 5mm 的个体受到情绪状态影响的可能性几乎高出 4 倍 [42]。总的来说，错𬌀的自我感觉主要影响到心理和社交日常活动，如微笑、情感和社交 [38, 42]。

由于正畸治疗的益处很多，因此可以合理地假设患者的牙齿美学、面部外观、口腔健康和口颌系统功能的主观感觉也会得到改善。大量研究表明，正畸治疗可以改善与口腔健康相关的生活质量 [9, 43]。然而，大多数研究本质上是横断面研究，而且样本纳入均来自诊所患者。总之，目前收集的数据或正在进行的分析普遍缺乏理论基础 [43, 44]。许多研究中假设错𬌀的临床特征与口腔健康相关的生活质量之间存在直接关系，而没有考虑其他可能影响这种关系的因素，例如个人的心理健康状况或社会经济状况 [29, 38, 45]。还有研究者对目前广泛使用的一些通用测量工具是否适合于评估寻求正畸治疗的年轻人的口腔健康相关生活质量表示怀疑 [46]。虽然这些通用测量工具可用于不同疾病之间的比较，但它们的含义和临床意义一直受到质疑[47]。此外，有研究者认为，由于这些通用工具侧重于病理情况、疾病、疼痛和不适而不适用于正畸患者[46, 47]。

Marshman等进行了一项涉及青少年错𬌗的定性研究。该研究是由16个项目组成的儿童感知问卷，旨在检测评估儿童口腔健康相关生活质量的通用测量工具有效性[48]。他们发现了几个测量方面的问题，包括回答格式、"双重"问题的使用，以及对某些词语的解释。受试的年轻人认为一些问题与错𬌗的影响无关，一些与日常生活相关的领域也没有包括在内。作者由此得出结论，需要进一步考虑与口腔健康生活质量相关且以儿童为中心的错𬌗畸形的特异性调查评估。这些调查可作为结果来评估治疗益处，并结合儿童早期矫治需求评估标准，以确定是否需要治疗，从而提供医疗质量。错𬌗畸形的影响问卷是最近新开发的一种工具，用于测量存在错𬌗畸形的年轻人的口腔健康相关的生活质量。

## 15.5　与口腔健康相关的生活质量与隐形矫治

虽然使用固定矫治器的正畸治疗会对身体和心理等与健康相关的生活质量产生负面影响[6, 7]，但关于使用隐形矫治器治疗错𬌗的相关信息仍是有限的。

Miller和他的同事[51]调查了在正畸治疗的第1周，使用隐形矫治器治疗的患者和使用唇侧固定矫治器的患者之间对生活质量影响的差异。他们使用患者的日记对60名成年正畸患者进行前瞻性评估，以衡量治疗对功能和心理社会相关领域的影响。在调查期间，与使用固定矫治器的患者相比，隐形矫治器组的患者报告对总体生活质量的负面影响较少。随后的一项前瞻性研究调查了成年患者在接受唇侧、舌侧和隐形矫治器治疗的前2周内的适应情况[52, 53]。样本包括68名个体报告的口腔功能障碍（说话、吞咽或张口困难）、进食障碍（进食困难、享受食物减少、味觉改变）、总体活动参数（睡眠、参与日常活动的能力以及上学/工作）和口腔症状（舌头、脸颊或嘴唇上的溃疡）；与其他组相比，隐形矫治器组口腔症状水平最低。一般活动障碍和口腔功能障碍方面与唇舌侧矫治器患者相似，总体适应情况相对正常，受夸张、躯体化、强迫症、抑郁、焦虑、敌对、偏执等心理特征影响较小。此外，值得注意的是许多使用舌侧矫治器的患者和一些使用唇侧矫治器的患者在调查结束时没有报告饮食困难是否完全恢复。总体而言，舌侧矫治器对口腔和全身功能障碍影响最大，恢复起来最困难、时间最长。从更长远的角度来看，在为期8个月的调查期间，隐形矫治器几乎不影响口腔健康相关的生活质量[54]。在前3个月内，患者偶尔会遇到某些单词的发音问题。然而，大多数患者几乎没有与味觉、进食和日常活动有关的问题，以及由于佩戴矫治器而感到害羞或不安全感等问题。在最近的一项调查中，患者报告说在治疗接近完成时，外表、进食和咀嚼等方面都有了显著的改善。当问及患者对矫治器的舒适度和性能等方面是否有负面印象时，他们中的大多数人的回答都比较中立。

## 15.6　疼痛体验

正畸患者感到不适、酸痛或牙齿压迫感的情况很常见[56]。在正畸治疗期间70%的患者报告疼痛，其中25%~42%的疼痛会延长。只有15%的患者认为这种疼痛感觉很严重，而且只有一小部分人会因此而中断正畸治疗。

正畸治疗期间的疼痛通常与特定的治疗程序有关，如放置分牙装置、更换弓丝和激活矫治器[56]。最近的一项研究表明，疼痛感每天都在变化，特别是在加力的前两天，这种变化在女性患者中更大[58]。一些患者使用对乙酰氨基酚或布洛芬等药物来缓解疼痛[39]，但是治疗前后服用这些药物没有明显地缓解疼痛。

关于隐形矫治器治疗，研究表明，在使用新矫治器的前2~3天内会感觉到一些轻到重度的疼痛。然而，这种感觉在随后的阶段逐渐减弱[54, 61, 62]，总体上，在治疗完成时对疼痛的体验感受是中性的[55]。除了更换新的矫治器，托盘变形（矫治器变形）是治疗期间感到不适的另一个原因[61]。较新的材料可能有助于减少疼痛强度和持续时间，以及在戴入矫治器时感觉到的压力。

与固定矫治器相比，隐形矫治器在治疗初期引起的疼痛感较小[51, 61, 64]。然而，这些结论没有得到其他研究的证实[52]。最近，在一项单盲、前瞻性、随机试验中评估了隐形矫治器和传统固定正畸矫治器治疗期间患者不适程度的差异[65]。将41名患有Ⅰ类错𬌗的成年人随机分为两组，分别使用唇侧固定矫治器或隐形矫治器进行非拔牙治疗。患者报告了他们在休息、咀嚼、咬合时以及服用止痛剂时的不适感。在治疗的第1周，固定矫治器组患者报告的不适感明显大于隐形矫治器组，尤其是在咀嚼和咬合时。在第1次和第2次的每月复诊后，使用传统托槽患者的不适程度也明显高于隐形矫治器组。此外，前者服用的止痛药更多。

## 15.7　治疗满意度

患者对医疗保健服务的满意度受到各种因素的影响，如患者的信仰和所提供的服务质量[66]。在正畸治疗中，诸如审美结果和感知的社会效益等参数与患者的满意度高度相关[67]。在牙医－工作人员－患者互动过程中的护理和关注对于患者满意度也是非常重要的[5, 68]。目前，有限的研究数据表明与传统矫治器治疗相比，隐形矫治器治疗能带来更大的满意度。医患关系对于患者满意度的重要性也在隐形矫治器治疗中得到了强调[55]。

## 15.8　结论

由于固定矫治器治疗与患者感知（如功能、感觉和情绪）有关，因此可以合理地认为隐形矫治器的错𬌗矫治效果可能会随患者的体验不同而不同。用固定矫治器进行矫治时，会对患者的口腔功能及其感受和情绪都产生影响；用隐形矫治器进行矫治时，就患者的体验感而言和固定矫治器是截然不同的。虽然最初的数据表明可能隐形矫治器在与健康相关的生活质量评估、疼痛感和治疗满意度方面取得了积极的结果，但是仍有必要进行进一步的研究，以加强我们从患者的角度对隐形矫治器的认识。

## 参考文献

[1] Proffit WR, Fields HW, Sarver DM. Contemporary Orthodontics. St. Louis, MO: CV Mosby;2013

[2] Livas C, Delli K, Pandis N. "My Invisalign experience": content, metrics and comment sentiment analysis of the most popular patient testimonials on YouTube. Prog Orthod. 2018;19(1):3

[3] Noll D, Mahon B, Shroff B, Carrico C, Lindauer SJ. Twitter analysis of the orthodontic patient experience with braces vs Invisalign. Angle Orthod. 2017;87(3):377–383

[4] Zhou Y, Wang Y, Wang X, Volière G, Hu R. The impact of orthodontic treatment on the quality of life a systematic review. BMC Oral Health. 2014;14:66

[5] Feldmann I. Satisfaction with orthodontic treatment outcome. Angle Orthod. 2014;84(4):581–587

[6] Chen M, Wang DW, Wu LP. Fixed orthodontic appliance therapy and its impact on oral health-related quality of life in Chinese patients. Angle Orthod. 2010;80(1):49–53

[7] Feu D, Miguel JA, Celeste RK, Oliveira BH. Effect of orthodontic treatment on oral health-related quality of life. Angle Orthod. 2013;83(5):892–898

[8] Zheng DH, Wang XX, Su YR, et al. Assessing changes in quality of life using the Oral Health Impact Profile (OHIP) in patients with different classifications of malocclusion during comprehensive orthodontic treatment. BMC Oral Health. 2015;15:148

[9] Kolenda J, Fischer-Brandies H, Ciesielski R, Koos B. Oral health-related quality of life after orthodontic treatment for anterior tooth alignment: Association with emotional state and sociodemographic factors. J Orofac Orthop. 2016;77(2):138–145

[10] American Association of Orthodontists. Economics of Orthodontics and Patient Census. Available at: www.aaoinfor. og. Published 2015. Accessed July 31, 2017

[11] Ziuchkovski JP, Fields HW, Johnston WM, Lindsey DT. Assessment of perceived orthodontic appliance attractiveness. Am J Orthod Dentofac Orthop. 2008;133:S68e78

[12] Rosvall MD, Fields HW, Ziuchkovski J, Rosenstiel SF, Johnston WM. Attractiveness, acceptability, and value of orthodontic appliances. Am J Orthod Dentofac Orthop. 2009;135:276 e1e12

[13] Walton DK, Fields HW, Johnston WM, Rosenstiel SF, Firestone AR, Christensen JC. Orthodontic appliance preferences of children and adolescents. Am J Orthod Dentofacial Orthop. 2010;138(6):698.e1–698.e12, discussion 698–699

[14] Jeremiah HG, Bister D, Newton JT. Social perceptions of adults wearing orthodontic appliances: a cross-sectional study. Eur J Orthod. 2011;33(5):476–482

[15] World Health Organization. The World Health Organization quality of life assessment (WHOQOL): position paper from the World Health Organization. Soc Sci Med. 1995;41(10):1403–1409

[16] Inglehart MR, Bagramian RA. Oral health-related quality of life: an introduction. In: Inglehart MR, Bagramian RA, eds. Oral Health-Related Quality of Life. Carol Stream, IL: Quintessence Publishing Co Inc;2002: 1–6

[17] Testa MA, Simonson DC. Assessment of quality-of-life outcomes. N Engl J Med. 1996;334(13):835–840

[18] Gimprich B, Paterson AG. Health-Related Quality of Life: conceptual issues and research applications. In: Inglehart MR, Bagramian RA, eds. Oral Health-Related Quality of Life. Carol Stream, IL: Quintessence Publishing Co Inc;2002:47–54

[19] Fontaine KR, Barofsky I. Obesity and health-related quality of life. Obes Rev. 2001;2(3):173–182

[20] Atchison KA. Understanding the "quality" in quality care and quality of life. In: Inglehart MR, Bagramian RA, eds. Oral Health-Related Quality of Life. Carol Stream, IL: Quintessence Publishing Co Inc;2002:13–28

[21] Slade DG. Assessment of oral-health-related quality of life. In: Inglehart MR, Bagramian RA, eds. Oral Health-Related Quality of Life. Carol Stream, IL: Quintessence Publishing Co Inc;2002:29–46

[22] Sischo L, Broder HL. Oral health-related quality of life: what, why, how, and future implications. J Dent Res. 2011;90(11):1264–1270

[23] Naito M, Yuasa H, Nomura Y, Nakayama T, Hamajima N, Hanada N. Oral health status and health-related quality of life: a systematic review. J Oral Sci. 2006;48(1):1–7

[24] United States Department of Health and Human Services. Oral health in America: a report of the Surgeon General. Rockville, MD: National Institutes of Health;2000

[25] Atchison KA, Shetty V, Belin TR, et al. Using patient self-report data to evaluate orofacial surgical outcomes. Community Dent Oral Epidemiol. 2006;34(2):93–102

[26] Locker D, Jokovic A, Tompson B. Health-related quality of life of children aged 11 to 14 years with orofacial conditions. Cleft Palate Craniofac J. 2005;42(3):260–266

[27] Fayers PM, Machin D, eds. Quality of Life: The Assessment, Analysis and Interpretation of Patient-Reported Outcomes. 2nd ed. West Sussex: John Wiley & Sons, Ltd;2007

[28] Allen PF, McMillan AS, Locker D. An assessment of sensitivity to change of the Oral Health Impact Profile in a clinical trial. Community Dent Oral Epidemiol. 2001;29(3):175–182

[29] Bernabé E, Sheiham A, de Oliveira CM. Condition-specific impacts on quality of life attributed to malocclusion by adolescents with normal occlusion and Class I, II and III malocclusion. Angle Orthod. 2008;78(6):977–982

[30] Allen PF. Assessment of oral health related quality of life. Health Qual Life Outcomes. 2003;1:40

[31] Tsichlaki A, O'Brien K. Do orthodontic research outcomes reflect patient values? A systematic review of randomized controlled trials involving children. Am J Orthod Dentofacial Orthop. 2014;146(3):279–285

[32] Valladares-Neto J, Biazevic MG, Paiva JB, Rino-Neto J. Oral health-related quality of life in patients with dentofacial deformity: a new concept in decision-making treatment? Oral Maxillofac Surg. 2014;18(3):265–270

[33] Feu D, de Oliveira BH, de Oliveira Almeida MA, Kiyak HA, Miguel JA. Oral health-related quality of life and orthodontic treatment seeking. Am J Orthod Dentofacial Orthop. 2010;138(2):152–159

[34] Gherunpong S, Tsakos G, Sheiham A. A socio-dental approach to assessing children's orthodontic needs. Eur J Orthod. 2006;28(4):393–399

[35] Shaw WC, Addy M, Ray C. Dental and social effects of malocclusion and effectivenessof orthodontic treatment: a review. Community Dent Oral Epidemiol. 1980;8(1):36–45

[36] O'Brien C, Benson PE, Marshman Z. Evaluation of a quality of life measure for children with malocclusion. J Orthod. 2007;34(3):185–193, discussion 176

[37] O'Brien K, Wright JL, Conboy F, Macfarlane T, Mandall N. The child perception questionnaire is valid for malocclusions in the United Kingdom. Am J Orthod Dentofacial Orthop. 2006;129(4):536–540

[38] Bernabé E, de Oliveira CM, Sheiham A. Condition-specific sociodental impacts attributed to different anterior occlusal traits in Brazilian adolescents. Eur J Oral Sci. 2007;115(6):473–478

[39] Johal A, Cheung MY, Marcene W. The impact of two different malocclusion traits on quality of life. Br Dent J. 2007;202:E2

[40] Foster Page LA, Thomson WM, Jokovic A, Locker D. Validation of the Child Perceptions Questionnaire (CPQ 11–14). J Dent Res. 2005;84(7):649–652

[41] Do LG, Spencer AJ. Evaluation of oral health-related quality of life questionnaires in a general child population. Community Dent Health. 2008;25(4):205–210

[42] Traebert ES, Peres MA. Do malocclusions affect the individual's oral health-related quality of life? Oral Health Prev Dent. 2007;5(1):3–12

[43] Palomares NB, Celeste RK, Oliveira BH, Miguel JA. How does orthodontic treatment affect young adults' oral health-related quality of life? Am J Orthod Dentofacial Orthop. 2012;141(6):751–758

[44] Liu Z, McGrath C, Hägg U. The impact of malocclusion/ orthodontic treatment need on the quality of life. A systematic review. Angle Orthod. 2009;79(3):585–591

[45] Bernabé E, Flores-Mir C. Influence of anterior occlusal characteristics on self-perceived dental appearance in young adults. Angle Orthod. 2007;77(5):831–836

[46] Marshman Z, Gibson BJ, Benson PE. Is the short-form Child Perceptions Questionnaire meaningful and relevant to children with malocclusion in the UK? J Orthod. 2010;37(1):29–36

[47] Locker D, Allen F. What do measures of 'oral health-related quality of life' measure? Community Dent Oral Epidemiol. 2007;35(6):401–411

[48] Jokovic A, Locker D, Guyatt G. Short forms of the Child Perceptions Questionnaire for 11–14-year-old children (CPQ11–14): development and initial evaluation. Health Qual Life Outcomes. 2006;4:4

[49] Patel N, Hodges SJ, Hall M, Benson PE, Marshman Z, Cunningham SJ. Development of the Malocclusion Impact Questionnaire (MIQ) to measure the oral health-related quality of life of young people with malocclusion: part 1 - qualitative inquiry. J Orthod. 2016;43(1):7–13

[50] Benson PE, Cunningham SJ, Shah N, et al. Development of the Malocclusion Impact Questionnaire (MIQ) to measure the oral health-related quality of life of young people with malocclusion: part 2 - cross-sectional validation. J Orthod. 2016;43(1):14–23

[51] Miller KB, McGorray SP, Womack R, et al. A comparison of treatment impacts between Invisalign aligner and fixed appliance therapy during the first week of treatment. Am J Orthod Dentofacial Orthop. 2007;131(3):302.e1–302.e9

[52] Shalish M, Cooper-Kazaz R, Ivgi I, et al. Adult patients' adjustability to orthodontic appliances. Part I: a comparison between Labial, Lingual, and Invisalign™. Eur J Orthod. 2012;34(6):724–730

[53] Cooper-Kazaz R, Ivgi I, Canetti L, et al. The impact of personality on adult patients' adjustability to orthodontic appliances. Angle Orthod. 2013;83(1):76–82

[54] Schaefer I, Braumann B. Halitosis, oral health and quality of life during treatment with Invisalign(®) and the effect of a low-dose chlorhexidine solution. J Orofac Orthop. 2010;71(6):430–441

[55] Pacheco-Pereira C, Brandelli J, Flores-Mir C. Patient satisfaction and quality of life changes after Invisalign treatment. Am J Orthod Dentofacial Orthop. 2018; 153(6):834–841

[56] Roy J, Dempster LJ. Dental anxiety associated with orthodontic care: Prevalence and contributing factors. Semin Orthod. 2018;24:233–241

[57] Chow J, Cioffi I. Pain and orthodontic patient compliance: A clinical perspective. Semin Orthod. 2018;24:242–247

[58] Sandhu S, Leckie G. Diurnal variation in orthodontic pain: clinical implications and pharmacological management. Semin Orthod. 2018;24:217–224

[59] Hoy SH, Antoun JS, Lin W, Chandler N, Merriman T, Farella M. Ecological momentary assessment of pain in adolescents undergoing orthodontic treatment using a smartphone app. Semin Orthod. 2018;24:209–216

[60] Polat O, Karaman AI. Pain control during fixed orthodontic appliance therapy. Angle Orthod. 2005;75(2):214–219

[61] Fujiyama K, Honjo T, Suzuki M, Matsuoka S, Deguchi T. Analysis of pain level in cases treated with Invisalign aligner: comparison with fixed edgewise appliance therapy. Prog Orthod. 2014;15:64

[62] Allereau B, Sabouni W. [Perception of pain in orthodontic treatment with thermoformed aligners] Orthod Fr. 2017;88(4):383–389

[63] Bräscher AK, Zuran D, Feldmann RE, Jr, Benrath J. Patient survey on Invisalign® treatment comparing [corrected] the SmartTrack®material to the previously used [corrected] aligner material. J Orofac Orthop. 2016;77(6):432–438

[64] Almasoud NN. Pain perception among patients treated with passive self-ligating fixed appliances and Invisalign® aligners during the first week of orthodontic treatment. Korean J Orthod. 2018;48(5):326–332

[65] White DW, Julien KC, Jacob H, Campbell PM, Buschang PH. Discomfort associated with Invisalign and traditional brackets: A randomized, prospective trial. Angle Orthod. 2017;87(6):801–808

[66] Kravitz R. Patient satisfaction with health care: critical outcome or trivial pursuit? J Gen Intern Med. 1998;13(4):280–282

[67] Pachêco-Pereira C, Abreu LG, Dick BD, De Luca Canto G, Paiva SM, Flores-Mir C. Patient satisfaction after orthodontic treatment combined with orthognathic surgery: A systematic review. Angle Orthod. 2016;86(3):495–508

[68] Pachêco-Pereira C, Pereira JR, Dick BD, Perez A, Flores-Mir C. Factors associated with patient and parent satisfaction after orthodontic treatment: a systematic review. Am J Orthod Dentofacial Orthop. 2015;148(4):652–659

# 索 引

注：粗体页码或斜体页码分别代表标题或数字